国家自然科学基金项目（82003313）

湖南省自然科学基金项目（2020JJ8063）

湖南省科技创新计划资助项目（2020RC5010）

湖南创新省份建设专项科普专题项目（2019ZK4029）

李旭英　　谌永毅　　刘高明　主编 --------------------------------

淋巴水肿康复护理技术

学苑出版社

图书在版编目（ＣＩＰ）数据

淋巴水肿康复护理技术 / 李旭英，谌永毅，刘高明
主编. -- 北京：学苑出版社，2021.5
ISBN 978-7-5077-6169-6

Ⅰ. ①淋… Ⅱ. ①李… ②谌… ③刘… Ⅲ. ①淋巴水
肿—康复医学—护理学 Ⅳ. ①R473.55

中国版本图书馆 CIP 数据核字(2021)第 074540 号

责任编辑：黄小龙
出版发行：学苑出版社
社　　　址：北京市丰台区南方庄 2 号院 1 号楼
邮政编码：100079
网　　　址：www.book001.com
电子邮箱：xueyuanpress@163.com
销售电话：010-67601101（销售部）67603091（总编室）
印　刷　厂：北京建宏印刷有限公司
开本尺寸：710mm×1000mm　1/16
印　　　张：19.25
字　　　数：235 千字
版　　　次：2021 年 5 月第 1 版
印　　　次：2021 年 5 月第 1 次印刷
定　　　价：78.00 元

主　编

李旭英　谌永毅　刘高明

副主编

黄　钢　曾元丽　刘　英　胡　进

主　审

唐四元

编　委

（以姓氏笔画为序）

王　玲（中南大学湘雅三医院）　　　胡　进（湖南省肿瘤医院）

韦　迪（湖南省肿瘤医院）　　　　　袁美芳（湖南省肿瘤医院）

叶　沙（湖南省肿瘤医院）　　　　　夏　丹（长沙市第四医院）

朱小妹（湖南省肿瘤医院）　　　　　夏铃丽（浙江省肿瘤医院）

刘　英（湖南省肿瘤医院）　　　　　唐四元（中南大学湘雅护理学院）

刘高明（湖南省肿瘤医院）　　　　　陶　艳（中国科学技术大学附属

刘媛媛（湖南省肿瘤医院）　　　　　　　　　第一医院　安徽省立医院）

汤清波（湖南省肿瘤医院）　　　　　黄　钢（湖南省肿瘤医院）

许湘华（湖南省肿瘤医院）　　　　　崔松丽（株洲市中心医院）

孙　洋（海南省肿瘤医院）　　　　　康　虹（湖南省肿瘤医院）

李旭英（湖南省肿瘤医院）　　　　　谌永毅（湖南省肿瘤医院）

吴小霞（中南大学湘雅三医院）　　　辜梦聃（湖南省肿瘤医院）

沈波涌（湖南省肿瘤医院）　　　　　焦迎春（湖南省肿瘤医院）

陈红芳（南华大学附属第一医院）　　曾元丽（湖南省肿瘤医院）

金自卫（中南大学湘雅二医院）　　　满　琳（湖南省肿瘤医院）

赵旭凡（湖南省肿瘤医院）　　　　　谭江红（株洲市中心医院）

胡元萍（中南大学湘雅医院）　　　　魏　涛（湖南省肿瘤医院）

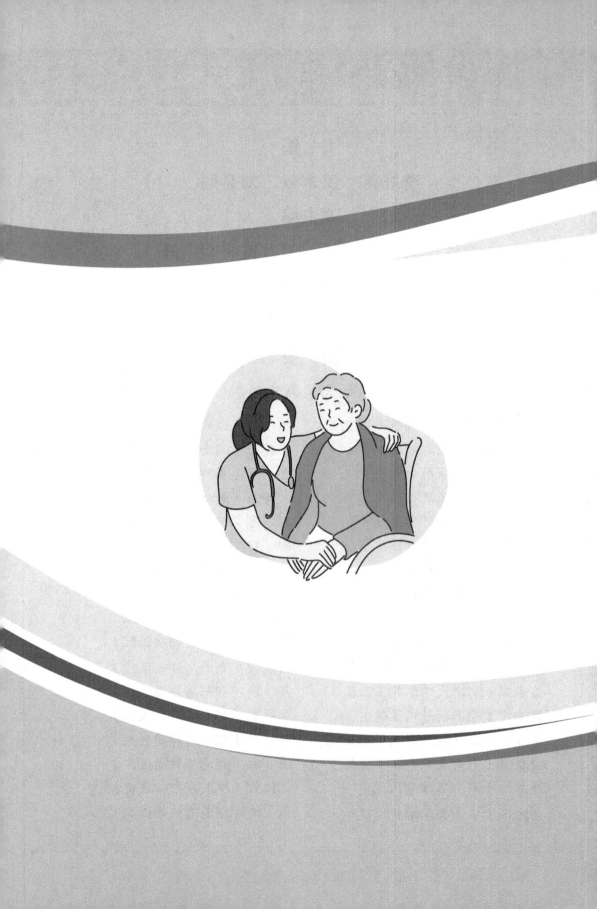

我渴望：我的微笑是您肿胀痛苦的一缕阳光；

我愿意：我的汗水是您顺利康复的满满甘露；

我希望：我的关爱是您重返社会的坚定信念！

前　言

淋巴水肿是严重影响人类健康和生活质量的疾病之一，是由于淋巴液生成障碍或淋巴循环障碍导致的淋巴液在组织间隙滞留所引起的包括组织水肿、慢性炎症、组织纤维化及脂肪纤维化等一系列的病理改变。淋巴水肿如果得不到及时治疗，可引起疼痛、活动障碍，甚至肢体残疾，世界卫生组织（WHO）认为其致残率居致残疾病第二位，严重影响患者的健康和生活质量。

目前淋巴水肿尚不能根治，亦无有效药物治疗，国际淋巴水肿协会（International Lymphoedema Framework，ILF）认为淋巴水肿的早预防、早发现、早干预及有效康复管理是关键。尽管目前我国淋巴水肿的诊疗与康复工作越来越受到各大型医疗机构重视，但由于起步较晚、发展缓慢，相对于数量庞大的淋巴水肿患者，我国能正规治疗淋巴水肿的专业机构及从事淋巴水肿康复工作的专业人员仍然严重不足，导致很多患者"投医无门""投医无果"，甚至"病急乱投医"，影响治疗，延误病情。

特别是随着肿瘤发病率的上升及规范化治疗的普及，包括乳腺癌、宫颈癌、子宫内膜癌、卵巢癌以及少数男性前列腺癌、阴茎癌等肿瘤综合治疗后继发性淋巴水肿就诊患者越来越多。近年来，随着以手法淋巴引流、弹性压力包扎、患肢功能锻炼及个性化皮肤护理为主的手法淋巴引流综合消肿治疗（complex decongestion therapy，CDT）成为世界范围内应用最广的淋巴水肿康复管理手段，淋巴水肿康复护士应运而生，其在继发性淋巴水肿康复管理中的职能日趋明确，充当了具体治疗者、健康教育者、沟通协调者、延续护理管理者、科研教学者和专科发展者等多元化角色，具有重要作用。

有鉴于此，作为国家自然科学基金、湖南省自然科学基金及湖南创新省份建设专项科普专题等项目成果，本书的出版具有重要意义：首先，为淋巴水肿患者提供有效、优质及连续的康复护理已成为淋巴水肿康复学科必然的发展趋势，本书的出版能够为从事淋巴水肿康复护理的专业人员提供科学参考；其次，本书包括淋巴水肿的预防、发现和诊疗，以及对患者终身管理（吃喝拉撒睡）的全过程，能成为淋巴水肿患者的学习用本，对"健康中国"的建设发挥至关重要的作用；最后，本书的出版能够为淋巴水肿康复护理人才的培养、队伍的壮大提供理论和实践的指导。

本书由具有丰富临床护理经验的护理工作者和高校资深护理教学专家编写，主要面向临床护士、医学院护理专业学生。全书共分为十三章，前四章主要是理论指导，第一章阐明淋巴系统的概念和相关理论，第二章阐明淋巴水肿的概念与相关理论，第三章是继发性淋巴水肿的概念和理论知识，在此基础上，第四章讲解继发性淋巴水肿的预防与健康教育知识。第五章至第十章为本书的核心部分，是对从淋巴水肿评估测量至 CDT 治疗四个主要技术及其他辅助康复治疗方法的全面阐述。第十一章与第十二章讲解淋巴水肿的生活管理与心理护理，第十三章是编委单位较成熟的淋巴水肿康复护理门诊经验总结，以为相关医疗机构与护理部提供借鉴。

为兼顾本书的理论性和实用性，力图反映最新研究成果，全体编者付出了很大的努力，但由于受学科发展现状及编者水平的限制，本书尚需接受实践检验，有待逐步完善。由衷希望学界及广大读者给予热忱关注并提出宝贵意见，特恳请不吝赐教。

编者

2021 年 3 月

目　录

| 第一章 |

绪　论

本章介绍

　　概述了淋巴系统的组成和主要功能、淋巴水肿的认知发展史，详细介绍了淋巴水肿康复治疗发展史和淋巴水肿专科护理发展现状。

学习目标

　　1. 了解淋巴系统的组成和主要功能。

　　2. 熟知淋巴水肿康复治疗发展史。

　　3. 掌握淋巴水肿专科护理发展现状。

第一节　淋巴系统概述

　　淋巴系统（lymphatic system）是人体相对独立的第二套循环系统，由淋巴细胞、淋巴管道、淋巴组织（如淋巴小结、弥散淋巴组织）以及淋巴器官（如淋巴结、扁桃体、脾脏、胸腺等）构成。分散于身体各部分的淋巴结可过滤并对抗外来入侵的病毒及细菌，另外也制造淋巴细胞。淋巴细胞属于白细胞的一种，它负责身体的免疫功能，人受伤以后组织会肿胀，要靠淋巴系统来排出积聚的液体，恢复正常的液体循环。沿着毛细淋巴管有 100 多个淋巴结，身体的颈部、腹股沟和腋窝特别密集。每个淋巴结里有一连串纤维质的瓣膜，淋巴液从此处流过，滤出微生物和毒素，并加以消灭，以阻止感染蔓延。

一、淋巴系统的组成

（一）淋巴细胞

淋巴系统可分为中枢淋巴器官（又名初级淋巴器官）和周围淋巴器官（又名次级淋巴器官）两类。

淋巴组织中的淋巴细胞具有下列重要特性：

1. 特异性（specificity）

淋巴细胞表面有抗原受体，用以识别抗原；不同淋巴细胞的抗原受体是不同的，每一种受体只能与相应的抗原相结合，这就是特异性。抗原受体类型约有 100 万种，全身的淋巴细胞总合起来就能识别各种抗原。

2. 转化性（transformation）

正常体内大多数淋巴细胞均处于静止状态，只有当某种淋巴细胞受到相应抗原刺激后才被激活，这个过程称为转化，一般需经过 40 小时，淋巴细胞形态上发生了明显变化，由一个直径 5 ～ 7 μm 的小淋巴细胞转变为一个 20 ～ 30 μm 的大淋巴细胞。细胞的代谢增强，核增大，染色质变细，核仁明显，胞体内核糖体增多，胞质染色呈较强的嗜碱性；淋巴细胞转化后，进行分裂增生，其中大部分可形成参与免疫应答的效应细胞，如能破坏靶细胞的 T 效应细胞，或能分泌抗体的浆细胞（B 效应细胞），这些细胞代谢活跃，能产生免疫效应，但寿命短（约数天或数周）。

3. 记忆性（memory）

淋巴细胞经抗原激活转化后，分裂增殖形成的细胞中有一部分再度转化为静息状态的淋巴细胞，称为记忆性（T 或 B）淋巴细胞，其寿命长，可达数年或随人体终生存在，它们在遇到相应抗原刺激后，能迅速转化为效应细胞，及时清除抗原，使机体免于发病。这些特性保持淋巴细胞正常形态和生理动态活动。

（二）淋巴管道

淋巴管道（图 1-1）是淋巴的运输系统，包括毛细淋巴管、淋巴管、淋巴干、淋巴导管。

1. 毛细淋巴管（lymphatic capillary）（图 1-2）

毛细淋巴管是淋巴管道的起始段，以膨大的盲端起始。毛细淋巴管相互吻合形成毛细淋巴管网，进而形成淋巴管丛，发出集合淋巴管。毛细淋巴管对物质的通透性要比毛细血管大得多，特别是对那些较大的分子，如红细胞可以通过淋巴管但不能通过毛细血管。毛细淋巴管一般有三个活动周期，即充盈期、中间期、排空期。正常情况下，毛细淋巴管呈闭合状，当组织间隙水分增多，压力增高时（-7 ～ 2 mmHg），毛细淋巴管受管壁微丝的牵拉，内皮细胞间的连接开放，管腔容积增大，以输送更多的水分。

淋巴管受到过度牵拉或挤压都会破坏其功能。此外，毛细淋巴管的功能受细胞外基质成分的影响，细胞外基质过度分解，会导致淋巴管塌陷。

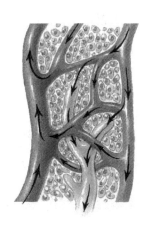

图 1-1 淋巴管道

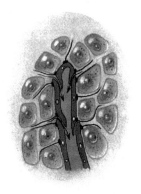

图 1-2 毛细淋巴管

2. 淋巴管（lymphatic vessel）（图 1-3）

淋巴管由毛细淋巴管汇合而成，管壁与静脉相似，外形呈串珠状或藕节状，管壁内有瓣膜，防止淋巴逆流。集合淋巴管从毛细淋巴管丛发出，集合淋巴管在行进过程中可相互吻合，一般与一个或数个淋巴结相通连。分为浅、深集合淋巴管，浅、深淋巴管间有交通支相连。全身各部的集合淋巴管经过局部淋巴结中继后，汇合成 9 条较粗大的淋巴干，最终汇合成右淋巴导管和胸导管。这非常像河流，一些小的支流不断汇合成较大的支流，最后形成最大的河流。

3. 淋巴干（lymphatic trunk）（图 1-4）

淋巴干由淋巴管汇合形成，全身淋巴干共有 9 条，分别为：

左、右颈干：收集头颈部淋巴液。

左、右锁骨下干：收集上肢、胸壁淋巴液。

左、右支气管纵隔干：收集胸腔、部分腹腔淋巴液。

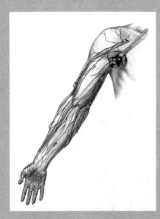

图 1-3　淋巴管

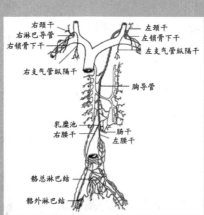

图 1-4　淋巴干

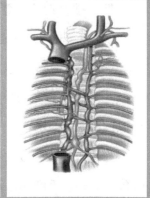

图 1-5　淋巴导管

左、右腰干：收集下肢、盆腔、腹腔成对脏器淋巴液。

肠干：收集腹腔不成对脏器淋巴液。

4. 淋巴导管（lymphatic duct）（图 1-5）

淋巴导管有两条：胸导管（左淋巴导管，thoracic duct）和右淋巴导管（right lymphatic duct）。胸导管起于乳糜池（起始部的膨大池内所含的淋巴呈乳糜状白色，故称为乳糜池），其位于第 11 胸椎与第 2 腰椎之间。乳糜池接收左、右腰干和肠干。胸导管穿经膈肌主动脉裂孔进入胸腔，再上行至颈根部，注入左静脉角，沿途接收左支气管左颈干和左锁骨下干、纵隔干，收集下半身及左上半身的淋巴。右淋巴导管短，收集右支气管纵隔干、右颈干和右锁骨下干的淋巴，注入右静脉角。

（三）淋巴结的位置和淋巴引流范围

1. 头颈部淋巴结（图 1-6）

（1）头部的淋巴结：位于头颈交界处，注入颈外侧上深淋巴结的下颌下淋巴结（位于下颌下腺的附近和下颌下腺实质内，引流面部和口腔器官的淋巴）。

（2）颈部的淋巴结：包括颈前淋巴结（anterior cervical lymph node）、颈前浅淋巴结、颈前深淋巴结、喉前淋巴结、甲状腺淋巴结、气管前淋巴结、气管旁淋巴结、颈外侧淋巴结、颈外侧浅淋巴结、颈外侧深淋

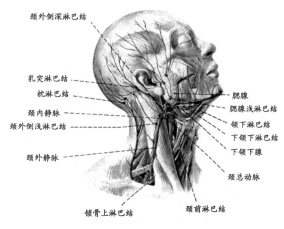

图 1-6 头颈部淋巴结

巴结（图1-7）、锁骨上淋巴结、斜角肌淋巴结、咽后淋巴结。

2. 上肢的淋巴管和淋巴结（图1-8）

深浅淋巴管伴行于浅静脉和（或）深血管，注入腋淋巴结。

（1）肘淋巴结（cubital lymph node）：位于肱骨内上髁上方和肘窝深血管周围。引流手及前臂尺半侧的淋巴，注入腋淋巴结。

（2）锁骨下腋淋巴结（axillary lymph node）：位于腋窝内，沿血管排列。

（3）胸肌淋巴结（pectoral lymph node）：位于胸小肌下缘，胸外侧动、静脉周围，收集胸、腹外侧壁和乳房外侧以及中央部的淋巴，注入中央淋巴结和尖淋巴结。

（4）外侧淋巴结（lateral lymph node）：沿腋静脉远侧段周围排列，收集上肢大部分浅、深淋巴管，注入中央淋巴结。

3. 胸部的淋巴管和淋巴结

（1）胸壁淋巴结（图1-9）：大部分注入腋淋巴结及胸骨旁淋巴结（沿胸廓内血管排列），引流胸腹前壁和乳房内侧部的淋巴。

肋间淋巴结（沿肋间后血管排列）：引流胸后壁的淋巴，注入胸导管。

膈上淋巴结（膈的胸腔面）：引流膈、壁胸膜、心包、肝的淋巴液。

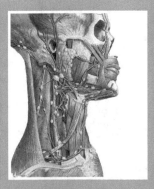

图1-7 颈外侧深淋巴结

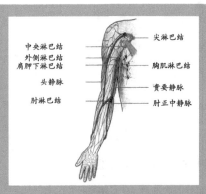

图1-8 上肢的淋巴管和淋巴结

（2）胸腔脏器淋巴结（图1-10）：胸腔脏器的淋巴管回流至以下三群淋巴结。

①纵隔前淋巴结（anterior mediastinal lymph node）：位于上纵隔前部和前纵隔内，大血管和心包的前面，引流胸腺、心、心包、纵隔胸膜的淋巴，输出管与气管旁淋巴结及胸骨旁淋巴结的输出管共同合成左右支气管纵隔干（bronchomediastinal trunks）。左侧注入胸导管，右侧注入右淋巴导管。

②纵隔后淋巴结（posterior mediastinal lymph node）：位于上纵隔后部和后纵隔内，沿胸主动脉和食管排列，引流心包、食管、膈的淋巴，注入胸导管。

③气管、支气管、肺的淋巴结（图1-11）

气管旁淋巴结（paratracheal lymph node）：位于沿气管两侧。

气管支气管淋巴结（tracheobronchial lymph node）：位于气管权的上下方。

支气管肺淋巴结（bronchopulmonary hilar lymph node）：位于肺门处。

肺淋巴结（pulmonary lymph node）：位于肺叶支气管和肺段支气管分叉处。

4.下肢的淋巴管和淋巴结

下肢的浅深淋巴管分别与浅静脉和深血管伴行，注入腹股沟淋巴结。

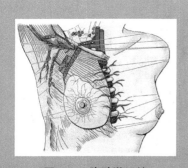

图1-9　胸壁淋巴结

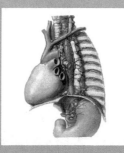

图1-10　胸腔脏器淋巴结

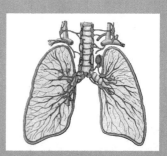

图1-11　气管、支气管、肺的淋巴结

（1）腘淋巴结（popliteal lymph node）（图1-12）：位于腘窝内，分深浅两群，分别沿小隐静脉末端和腘血管排列，收集足外侧缘和小腿后外侧部的浅淋巴管和足、小腿的深淋巴管腹股沟淋巴结。

（2）腹股沟浅淋巴结（superficial inguinal lymph node）（图1-13）：位于腹股沟韧带下方。淋巴管造影示腹股沟淋巴管和淋巴结（图1-14）。

上群：沿腹股沟韧带下方排列，收集腹前壁下部、臀部、外阴、子宫底。

下群：大隐静脉末端排列，收集除足外侧缘和小腿后外侧部外的下肢浅淋巴管，其输出管注入腹股沟深淋巴结和髂外淋巴结。

5. 盆腔的淋巴管和淋巴结（图1-15）

①髂内淋巴结：引流大部分盆壁、盆腔脏器，外阴深部，臀部及大腿后部的深淋巴管。

②骶淋巴结：收集骨盆后壁及直肠、阴道后壁的淋巴管。

③髂外淋巴结：收集腹股沟浅、深淋巴结的输出管以及腹前壁下部深层、膀胱、前列腺或子宫颈、阴道上部的部分淋巴管。

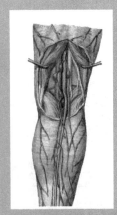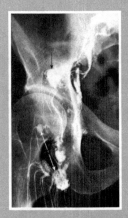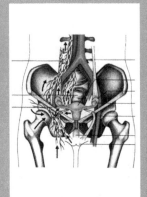

图1-12　腘淋巴结　　图1-13　腹股沟浅淋巴结　　图1-14　淋巴管造影示腹股沟淋巴管和淋巴结　　图1-15　盆腔的淋巴管和淋巴结

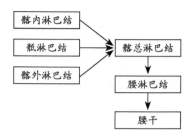

图1-16　盆腔的淋巴管和淋巴结引流示意图

6.腹部的淋巴管和淋巴结

（1）腹壁的淋巴管和淋巴结

腰淋巴结（lumbar lymph node）：位于腹后壁下腔静脉和腹主动脉周围，其引流是腹后壁深层结构、腹腔成对器官，髂总淋巴结输出管汇合成腰干。

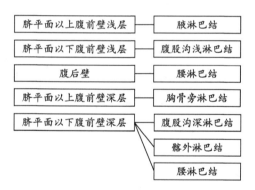

图1-17　腹壁的淋巴管和淋巴结引流示意图

（2）腹腔脏器的淋巴管和淋巴结

①腹腔淋巴结（celiac lymph node）：位于腹腔干周围，引流肝、胆囊、胰、脾、胃、十二指肠等器官的淋巴。

②肠系膜上淋巴结：肠系膜上动脉根部。

③肠系膜下淋巴结：肠系膜下动脉根部。

④肠干（intestinal trunk）：腹腔淋巴结，肠系膜上、下淋巴结的输出淋巴管汇合处。

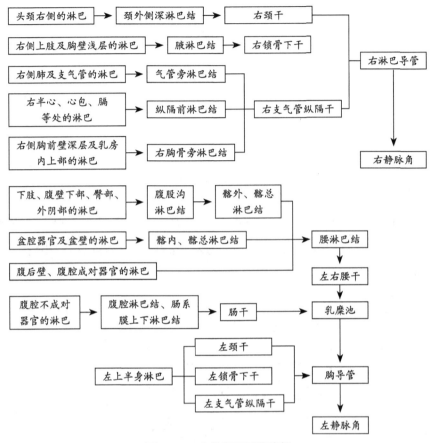

图 1-18　人体淋巴回流路径

（四）淋巴组织

淋巴组织（lymphoid tissue），又称免疫组织（immune tissue），是以网状组织为基础，网孔中充满大量的淋巴细胞和一些巨噬细胞、浆细胞等。淋巴组织主要有两种形态。

1. 弥散淋巴组织

弥散淋巴组织（diffuse lymphoid tissue）无固定的形态，是以网状细胞和网状纤维形成支架，网孔中分布有大量松散的淋巴细胞，与周围的结缔组织无明显分界，除含有 T、B 淋巴细胞外，还有浆细胞和巨噬细胞、肥大细胞等。弥散淋巴组织中有毛细血管后微静脉（postcapillary venule），其特征是内皮为单层立方或矮柱状，故又称高内皮微静脉（high endothelial venule），是淋巴细胞由血液进入淋巴组织的重要通道。

2. 淋巴小结

当弥散淋巴组织受抗原刺激时，可出现淋巴小结。

（五）淋巴器官

包括淋巴结、扁桃体、脾和胸腺，其功能是协助体循环静脉回流；滤过淋巴、产生淋巴细胞、免疫应答。

1. 淋巴结（lymph node）（图 1-19）

淋巴结呈扁圆形或椭圆形小体，成群聚集，多沿血管分布，按所处动脉命名。人体有 600 ～ 700 枚淋巴结，肠系膜的淋巴结数目最多，其次是腋淋巴结、颈淋巴结和腹股沟淋巴结群。淋巴结有两大功能：一是过滤淋巴液，去除微生物和细胞碎片；二是激活免疫功能。两个功能区，即外围的皮质区和中心的髓质区。

2. 脾（spleen）

脾是体内最大的淋巴器官，其外观呈暗红色，位于左季肋区，胃底与

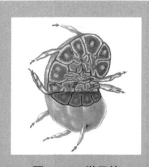

图 1-19 淋巴结

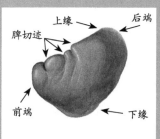

图 1-20 膈面

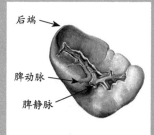

图 1-21 脏面

膈之间，平第 9 ～ 11 肋，长轴与第 10 肋一致，前端可达腋中线，正常时左肋弓下触不到。

两面（two surfaces）：膈面（图 1-20）：光滑隆凸，对向膈；脏面（图 1-21）：脾门。

两端（two extremities）：前端：较宽阔，朝向前外下方；后端：圆钝，朝向后内方。

两缘（two border）：上缘：锐利，2 ～ 3 脾切迹（splenic notch）；下缘：圆钝，向后下。

功能：造血，储血，清除衰老血细胞，参与免疫反应。

3. 胸腺（thymus）

位于胸骨柄后方，心包上方，大血管的前面，分左右两叶，每叶呈扁条状，新生儿和幼儿的胸腺较大，性成熟时最大，成人胸腺被结缔组织代替。

二、淋巴系统的主要功能

1. 淋巴系统的主要功能是回收血管渗出的细胞间液，并将其送回血管内。淋巴液内有水分、血浆蛋白质，从组织间液内回收的大分子、细胞成分、细胞因子、细菌和外来生物。其具体功能总结为以下几点：

（1）通过输送组织中的水分和大分子来维持机体细胞内外环境的稳定。

（2）清除体内坏死细胞和组织碎片。

（3）清除外来微生物、输送抗原提呈细胞、产生淋巴细胞、调节淋巴循环、担负机体的免疫防御功能。

（4）吸收脂肪。

2. 正常组织中淋巴管的再生能力很强，器官移植时无须吻合淋巴管，平均术后第 9 天受区的淋巴管能够与移植器官的淋巴管再通。皮片移植后首先与受区建立血液循环，随后皮片淋巴管与受区的淋巴管自行吻合，淋巴循环随后再通。

第二节 淋巴水肿认知发展史

1. Aselli 在 1622 年首次发现淋巴管可以节律性自主收缩，而早期淋巴管流动的研究都是在实验动物上进行的。

2. Kinmonth 和 Taylor 于 1964 年报道人的胸导管的自主收缩，并且还观察到乳糜返流患者腹膜后淋巴管自主收缩。

3. Olszewski 和 Engeset 于 1980 年通过测量并且记录站立时和平卧位下肢皮下输入（淋巴结前）淋巴管输送淋巴液有效的的自主收缩的频率，淋巴管侧压和终端压力。Olszewski 对正常人小腿淋巴管插管后测得平卧时淋巴管终端压力（将淋巴管和淋巴回流完全阻断）为 37 mmHg，站立时为 44 mmHg，淋巴自主收缩的频率为 5 ～ 7 次 /min。

4. 1932 年，丹麦的 Vodder 医生及他的夫人为治疗肿大的淋巴结，最先创立了手法淋巴引流的四项基本技术，后来被不断改善以适应人体的不同特殊部位。这四项基本技术分别是："固定打圈""旋转技术""泵送手法""铲形技术"。

5. 1963 年，德国的 Foldi 夫妇将手法淋巴引流技术加以改良和发展，增加了弹力绷带包扎、皮肤护理和功能锻炼等辅助治疗，形成了目前被广泛接受的综合消肿治疗。

6. 我国刘宁飞教授于 2008 年开展淋巴水肿综合消肿治疗（CDT）；并在国内于 2009 年开发治疗慢性淋巴水肿的复方中药制剂，消除水肿和预防丹毒的发作效果明显。

第三节 淋巴水肿康复治疗发展史

一、淋巴水肿康复治疗概述

淋巴水肿是由于淋巴液回流障碍而出现淋巴液阻滞的一种病理状态，分为淋巴管发育异常所致的原发性淋巴水肿和手术、放疗、创伤等原因引起的继发性淋巴水肿。

虽然淋巴循环系统与血液循环系统差不多在同一时期被发现，但是人们对淋巴系统的了解远远落后于血液循环系统。2016 年 *Science* 杂志将发现小鼠脑部淋巴管列为十大科学发现之一，而德国著名淋巴学家 Foldi 早在 20 世纪 90 年代就已经在其著作中描述过脑部淋巴管。在 20 年之后脑部淋巴管被重新发现说明淋巴系统的知识未被广泛地了解和普及。

由于对淋巴系统的胚胎发育和生理功能，以及疾病的病理生理、发生后的归转了解得不充分，也因为缺少先进的、分辨率高的影像检查手段，淋巴水肿的治疗难有突破。早期的外科手术治疗大都带有盲目性，难以严格规范适应证。当前综合消肿治疗是主要的治疗手段。近年开展的多模态淋巴显像新技术提升了淋巴循环障碍疾病诊断的准确性，因此，对外周淋巴水肿的治疗也应该有新的要求和预期，有针对性的个性化治疗应该成为终极目标。

二、国内外淋巴水肿康复治疗方式介绍

1. 测量方式

淋巴水肿的测量、评定工具或设备可以分成三大类：①直接测量肢体的围度或体积，在临床中应用最广，包括臂围测量、水置换法以及使用精度更高的专业设备 Perometer 等进行测量；②通过分析淋巴水肿肢体的体液成分，使用间接评价肿胀程度的生物电阻抗分析设备（bioimpedance spectroscopy，BIS）；③淋巴水肿的影像类辅助检查，包括同位素淋巴造影、近红外荧光成像、磁共振成像等。

2. 保守治疗

淋巴水肿治疗是一个缓慢的过程，没有一种非手术或手术治疗能完全恢复受累肢体。有效的治疗是在显著皮下组织纤维化以前，采用各种手段引流淋巴，有效地移出富含蛋白的液体。目前治疗淋巴水肿的方法有数百种之多。最新的研究资料表明，世界各国的淋巴学专家均倾向于首选非手术治疗，其中公认最有代表性的是烘绑疗法、复合物理疗法。对淋巴水肿病症的理学疗法是以欧洲为中心发展起来，以 1892 年 Winiwater 的报告为发端，Vodder、Asdonik 进行了后续的整理和发展，现在广为大家接受的是 Foldi 法。

（1）手法淋巴引流（manual lymph drainage，MLD）：MLD 是法国物理治疗师 Emil 和 Vodder 通过深入研究淋巴系统解剖、结合临床水肿病例，最终总结发明出的一套用来提高淋巴管内液体回流速度，以达到减轻水肿目的的手法。二人经过不断的临床总结和改进，制定相应的操作方法，并于 1932 年正式将这种技术命名为手法淋巴引流。

（2）手法淋巴引流综合消肿治疗（comprehensive decongestive therapy，CDT）：CDT 是目前国际公认的淋巴水肿标准治疗方法之一，在国外较早就有研究，目前在国际上为多数国家推广应用。该治疗方式包括手法淋巴引流、压力治疗、皮肤护理和功能锻炼四项基本要素，其基本目的是促进淋巴引流，减轻水肿，防止组织再充盈。治疗分为减轻水肿体积的强化阶段和稳定水肿体积的维持阶段。强化阶段以具有专业资质的淋巴水肿治疗师在门诊治疗为主，包括压力治疗、手法淋巴引流、功能锻炼和皮肤护理；维持阶段以经过培训的照护者或患者进行居家管理为主，除压力治疗、功能锻炼和皮肤护理外，必要时进行手法淋巴引流或简化版手法淋巴引流，即自我淋巴引流。

（3）压力治疗：①绷带压迫疗法（compressive baneaging therapy，CBT）：首次被 Winiwater 在 1892 年治疗象皮肿时所使用。它需要数层低延展性绷带缠绕水肿肢体，并使远侧压力大于近侧，此法可重建组织压，对皮下组织有机械支持作用，可以预防淋巴液的再蓄积并增加淋巴流量。在正常活动及功能锻炼时，病人在几乎没有空间的情况下收缩被绑肢体的肌肉，这样增加了组织压也改善淋巴流量。大部分研究建议在运用 MLD 后运用 CBT；②压力服装：压力服装已成功地用于淋巴水肿的治疗和预防，特别是在乳腺癌相关的淋巴水肿和预防方面，在 CDT 维持治疗阶段得到充分使用。

（4）远红外辐射热疗：又称为烘绑疗法，是我国最著名的淋巴水肿非手术治疗方式，是张涤生院士在 20 世纪六七十年代发明的，上海第九人民医院沿用至今。这项采用特制的远红外治疗仪结合弹力绷带包扎治疗肢体淋巴水肿的技术，最大优点是在减轻水肿的同时显著降低丹毒等皮肤感染并发症的发生率。

（5）药物治疗：包括使用利尿剂、中医辨证治疗、中药外敷等方法，对部分患者有效，但仍处在研究中。

（6）低强度激光治疗（low level laser therapy，LLLT）：LLLT 疗法在临床中是一种低强度激光治疗方法，能够通过刺激作用生成淋巴管，提升淋巴液活动，降低患者皮下组织纤维化情况，实现对淋巴水肿的有效改善。它主要通过非热力学效应起到组织修复的作用。研究表明低能量激光是治疗乳腺癌术后上肢淋巴水肿的一种有效辅助手段。Jang 等应用鼠尾动物模型证实 LLLT 具有抗炎及促进淋巴、血管形成作用，初步解释了其作用机理，但仍需要更多研究进一步探索，且目前仍缺乏 LLLT 是否增加乳腺癌术后复发率的研究，故该方法的安全性有待进一步评估。

3. 手术治疗

外科治疗始于 19 世纪，手术方法主要包括以组织切除或抽吸术为主的减负手术以及生理重建手术。组织切除或抽吸术能有效减少中、晚期患者淤积的淋巴液、肥厚的脂肪组织和纤维组织，但术后仍需长期维持非手术治疗，且由于对淋巴管系统的进一步损伤，可能加重水肿症状，目前仅用于严重淋巴水肿治疗。生理重建手术主要通过各种方法重建淋巴通道，使淤积的淋巴液自发地持续回流，从而长期改善症状。2010 年第 1 届欧洲超显微大会达成共识，将直径在 0.3 ～ 0.8 mm 的吻合称为超显微技术，而淋巴管生理重建手术是这项技术的重要应用领域，目前应用最广的包括淋巴管静脉吻合术（lymphatic-venous anastomosis，LVA）、血管化淋巴结移植术（vascularized lymph node transfer，VLNT）以及其他淋巴管再造术等，旨在恢复受损淋巴系统的结构与功能。

三、国内外淋巴水肿治疗师发展现状

1. 国外淋巴水肿治疗师发展

北美淋巴水肿治疗师认证是要通过由北美淋巴学会（Lymphology Association of North America，LANA）举办的 LANA 认证淋巴水肿治疗师考试（LANA certified lymphedema therapist examination，CLT - LANA），LANA 要求淋巴水肿治疗师在注册执照到期前进行认证更新。淋巴水肿治疗师执照有效期为 6 年。在北美，淋巴水肿治疗师的职责是识别有淋巴水肿风险的人群，识别淋巴水肿的分期和严重程度，有计划地实施皮肤护理方案并评估实施效果。

2.国内淋巴水肿治疗师发展

由于我国淋巴水肿治疗起步较晚，目前国内淋巴水肿治疗师资源严重匮乏。多数医护人员在毕业前基本未涉及专业淋巴水肿知识，且工作后所接受的继续教育涉及这方面的知识也较少，并且在肿瘤专科中鲜有专业的淋巴水肿治疗师。因此，关于淋巴水肿的培训很少。目前，国内尚无官方的资质认证，国内淋巴水肿治疗师资质大多是通过参加国外淋巴水肿治疗培训获得，培训费用高、门槛高，严重阻碍淋巴水肿治疗队伍的发展。因此，加快建立我国淋巴水肿治疗师资格认证制度，完善淋巴水肿专科护士培养体系，鼓励护士及康复师等向淋巴水肿治疗师发展，对提高淋巴水肿病人的生活质量、加快我国淋巴水肿专科的发展至关重要。

第四节 淋巴水肿专科护理发展现状

淋巴水肿在世界卫生组织的《国际疾病分类》当中被定义为一种疾病，目前的淋巴水肿尚不能根治，需长期甚至终生的维护及调养。护士在淋巴水肿的康复管理中承担着评估、诊断、指导、实施康复锻炼及监测治疗效果的重要角色，是淋巴水肿多学科团队诊治必不可少的角色。

淋巴水肿的治疗分为手术治疗及保守治疗，无论何种治疗手段，要取得良好的治疗效果，都要注意皮肤卫生和精心护理，需要对患者进行教育和培训。而保守治疗主要指的是综合消肿疗法（CDT），包括手法淋巴引流、压力治疗、功能锻炼及皮肤护理四个方面，能有效促进滞留组织的淋巴液回流，是目前外周淋巴水肿的主要治疗手段。近年来，随着CDT技术在临床上不断的推广及应用，护士的角色得到了拓宽，工作内容得到了极大延伸，衍生出一批从事淋巴水肿护理的专职护士，这些护士经过系统的理论及实践培训，能够很好地满足淋巴水肿患者的医疗服务需求。如湖南省肿瘤医院建立的淋巴水肿康复护理中心自 2017 年建立后两年时间内，接诊患者 1300 余例，治疗 900 余例；南京医科大学第一附属医院推进建设乳腺专科淋巴水肿护理门诊后一年，接受治疗 96 人，实施 CDT 合计 2130 余次。

CDT 治疗在我国开展起步较晚，最早是由上海第九人民医院自 2005 年开展，在 2014 年，开办第一期"手法淋巴引流和压力治疗淋巴水肿培训班"，为我国淋巴水肿领域输送了一大批人才。之后各省市陆续引进各种形式的培训班，如 2018 年中南大学湘雅医学院附属肿瘤医院与英国淋巴水肿训练学院合作成立的"湖南省国际淋巴水肿治疗师培训学校"；2020 年中国康复医学会从澳洲淋巴学会引进的 Casley-Smith DLT 之专项疾病康复课程。这些引进的课程在丰富了淋巴水肿保守治疗方法的同时，也存在培训效果异质性大的风险，缺乏统一量化的认证标准，若无法保证培训效果的同质性，就存在一定的安全隐患。

目前，国内尚无官方的淋巴水肿专科护士的资质认证机构，具备淋巴水肿治疗师资质的护士大多是参加引进的淋巴水肿治疗培训课程获得，培训费用高、门槛高，阻碍了淋巴水肿从业护士队伍的发展，而目前淋巴水肿在慢性疾病中排第 11 位，在致残类疾病中居第 2 位，目前淋巴水肿治疗师资源严重匮乏，建立符合我国国情的淋巴水肿专科护士培养体系迫在眉睫。

|第二章|

淋巴水肿概述

本章介绍

　　概述了淋巴水肿的概念、流行病学特点、淋巴水肿的发生机制以及淋巴水肿的危害和结局；详细介绍了淋巴水肿的类型及其发展；淋巴水肿的诊断；淋巴水肿的分期；淋巴水肿的常见并发症及处理；淋巴水肿的治疗。

学习目标

　　1.了解淋巴水肿的概念、流行病学特点、淋巴水肿的发生机制以及淋巴水肿的危害和结局。

　　2.熟知淋巴水肿的类型及其发展和淋巴水肿的治疗。

　　3.掌握淋巴水肿的诊断；淋巴水肿的分期；淋巴水肿的常见并发症及处理。

第一节　淋巴水肿概论

一、淋巴水肿的概念

　　淋巴水肿是由于淋巴循环障碍引起淋巴液在组织间隙滞留，出现组织水肿、脂肪沉积、慢性炎症及组织纤维化等病理改变的疾病。淋巴水肿是一种慢性病，病情呈进行性发展，目前尚不能根治，但通过恰当的治疗可以控制其进展。

二、淋巴水肿的流行病学特点

据世界卫生组织统计，淋巴水肿在常见疾病中排第 11 位，在致残类疾病中排列第 2 位，全世界罹患淋巴水肿的人数约在 1.4 亿～ 2.5 亿之间，约有 4000 万人处于象皮肿阶段。新生儿中约每 6000 人中有 1 人发生原发性淋巴水肿，71％原发性淋巴水肿在儿童期或青春期发病且没有明显诱因。世界范围内丝虫病是继发性淋巴水肿的主要类型，据估计患病人数近亿，主要聚集在非洲和东南亚，我国本土已经多年没有新发病例。在全球其他地区慢性淋巴水肿的患病人数占 0.13％ ～ 2％，其中肿瘤治疗后的继发性淋巴水肿约占一半。

在西方发达国家，最为常见的是乳腺癌治疗后发生的继发性淋巴水肿。据研究报告显示：接受过乳腺改良根治切除术和放疗的患者超过 40％出现了淋巴水肿；接受了乳房肿块切除术或象限切除术的患者约 30％出现了淋巴水肿；即使未进行大面积的腋窝淋巴结清扫术的女性，也有约 7％发生了淋巴水肿。另有报道：47％的患者在接受外阴癌根治手术后接受放疗出现了淋巴水肿，罹患泌尿肿瘤的患者中，淋巴水肿的发生率为 50％。在接受髂腹股沟淋巴结清扫术后，40％伤口愈合良好的患者出现了淋巴水肿，而伤口愈合不良的患者，发生率则为 80％。随着我国恶性肿瘤发病率的不断攀升，癌症治疗后的淋巴水肿也成为我国继发性淋巴水肿的主要类型。

三、淋巴水肿的病因与发生机制

（一）病因

1.原发性淋巴水肿

原发性淋巴水肿发病原因尚不明，约10％为家族遗传性，非家族遗传性约占90％。原发性淋巴水肿的发生因素包括：淋巴管、淋巴结以及淋巴管与淋巴结双重因素。

淋巴管因素：淋巴管稀少、淋巴管扩张或增生。

淋巴结因素：包括淋巴结病变导致的淋巴结数目少、体积小、增生或结构不良。

淋巴管和淋巴结双重因素：原发性淋巴水肿的淋巴管功能异常较常见，表现为淋巴管收缩或瓣膜关闭功能障碍。淋巴管和淋巴结结构及功能障碍导致输送能力不足，引发组织水肿。

2.继发性淋巴水肿

继发性淋巴水肿是有明确致病因素的淋巴水肿。发病原因主要为肿瘤手术、炎症、放射治疗、外伤、寄生虫、真菌、细菌、肿瘤转移、妊娠等。目前恶性肿瘤根治术后的肢体淋巴水肿是继发性淋巴水肿的常见表现，女性患者多见于乳腺癌、宫颈癌、子宫内膜癌、卵巢癌根治术后，男性患者多见于前列腺癌、阴茎癌、外阴Paget病术后。上肢负荷过重、感染、外伤被认为是上肢淋巴水肿最常见的诱发因素。另外，女性患者的脂肪水肿通常也会导致淋巴水肿，有研究报道肥胖会影响淋巴管生长与发育，增加淋巴管通透性，降低淋巴管吸收和转运淋巴液的能力，这在一定程度上解释了肥胖患者更易发生淋巴水肿的原因。

（二）发生机制

1. 淋巴管输送功能障碍

淋巴系统的重要功能是将组织间隙中的组织液输送回静脉循环系统，淋巴系统的最大运输能力是休息状态下淋巴流量的 10 倍。从毛细淋巴管、集合管、淋巴干到淋巴导管，任何一级淋巴管发生形态与功能损坏，将直接导致淋巴系统输送功能障碍，从而引发蛋白质、透明质酸、水以及细胞碎片等滞留组织间隙，发生淋巴水肿引起的一系列病理改变。

淋巴管输送功能障碍可分为三种类型。

（1）高输出障碍：淋巴管正常，但是负荷增加超出了其运输能力而发生水肿，又称淋巴系统动力性障碍。

（2）低输出障碍：淋巴系统受损，其输送能力低于正常生理状态下的淋巴负荷，又称为淋巴系统机械性障碍。

（3）以上两种类型的结合。在急性炎症的情况下，淋巴系统可能出现暂时性的动力性障碍，如果炎症波及淋巴管本身，就可能发展成双重淋巴管功能障碍。

2. 淋巴水肿机体的代偿机制

当淋巴液回流不畅滞留时，机体通过四种途径进行代偿。

（1）淋巴管网内的侧支循环形成。

（2）淋巴的形成增加，淋巴容量增大。

（3）淋巴—淋巴管吻合支开放或流量增加。

（4）淋巴—静脉吻合支开放或容量增加。

3. 原发性淋巴水肿的发生制

目前尚不清楚，一般认为淋巴系统的异常发育与基因变异相关。原发性淋巴水肿的病变类型复杂，致病基因数目多。先天性淋巴水肿由

FLT4 基因突变导致，是常染色体显性遗传病。有研究表明，显性基因 IL4rs2070874、IL6rs1800795、IL4rs2243250 会导致液体潴留从而产生淋巴水肿，同时显性基因 VEGF-Crs3775203 和 IL13rs1800925 与肢体的不舒适感有关。然而已知致病基因的临床体征及淋巴系统病变之间的关联尚处于研究阶段，开展致病基因的研究和临床筛查将有助于产前检查、遗传家族患者的早期诊断以及原发性淋巴水肿新治疗方法的制定。

4.继发性淋巴水肿的发生机制

正常组织中淋巴管的再生能力很强，器官移植时无须吻合淋巴管，术后平均 9 天左右受区的淋巴管能够与移植器官的淋巴管再通。但肿瘤根治术使淋巴结和淋巴管受损且难以再生，加之局部放射治疗还会破坏术后新生的毛细淋巴管，淋巴液回流受阻，滞留在组织中是继发性淋巴水肿发生的病理基础。另外，恶性肿瘤淋巴结转移是一类比较特殊的外周淋巴水肿，常见于腹股沟和髂、腋窝、锁骨上淋巴结的转移性占位以及淋巴瘤等恶性病变。因恶性肿瘤扩散至淋巴结，可以堵塞淋巴结内的淋巴循环通路，进一步引发淋巴管的扩张和回流受阻，造成该淋巴结群引流区域水肿，由此引发的淋巴水肿进展较快。

5.淋巴水肿组织病理学改变

淋巴水肿是渐进性发展的慢性疾病，病理学改变主要包括透明质酸含量增高、组织纤维化、脂肪沉积和慢性炎症。组织纤维化是淋巴水肿发生发展过程中的重要病理改变之一，也是判断淋巴水肿严重程度与分期的重要指标之一。目前淋巴水肿皮肤组织发生纤维化的具体机制尚不明确。可能的机制是，由于淋巴回流障碍，组织中大量侵入的细菌和抗原得不到及时清除，引发炎症反应，炎症介质能促进组织细胞合成胶原纤维和细胞外基质沉积。另外，富含大分子物质，如蛋白质、透明质酸的淋巴液能刺激成纤维细胞大量合成胶原纤维。胶原纤维增生和细胞外基质沉积导致纤维化发展，使皮肤组织变硬，影响淋巴管的生长和运输功能，集合淋巴管管壁纤维化还可引起淋巴管收缩功能下降或丧失，进一步加重淋巴液的淤滞，使淋巴水肿加剧，形成恶性循环。

四、淋巴水肿的危害与结局

淋巴水肿进展缓慢，为高致残类疾病，引发的病理改变一般是不可逆的，目前还不可治愈。早期治疗是控制疾病发展的关键，如果未及时治疗，淋巴水肿可能造成严重后果。

1.患肢（患部）肿胀增粗，不断加重的组织纤维化和脂肪沉积，导致肢体或器官畸形，晚期可致残，严重影响患者的生活质量。

2.反复发作的淋巴管及周围组织炎症（丹毒和蜂窝织炎），不仅给患者带来痛苦，严重感染时还可能导致脓毒血症甚至危及生命，且每次感染都会使原有的淋巴水肿加重，由此形成恶性循环。

3.合并有静脉疾病的淋巴水肿肢体晚期会形成难以治疗的慢性溃疡。

4.除影响生活质量外，对患者的工作和社交活动也有影响，患者易出现焦虑、抑郁等负性情绪，严重时可能出现精神迟缓、注意力下降、记忆减退等。

5.晚期淋巴水肿还可能从良性病变进展成恶性病变，如导致淋巴管/血管内皮肉瘤。

第二节　淋巴水肿的类型及其发展

一、原发性淋巴水肿

由淋巴管、淋巴结发育异常所致，但确切病因尚不明了。

（一）按水肿发生的早晚分类

1.先天性淋巴水肿（lymphedema congenital）

先天性淋巴水肿，出生时或出生后数月发病，占发病总人数的10%。

2.早发性淋巴水肿（lymphedema praecox）

早发性淋巴水肿，35岁前即儿童或青春期发病，占发病总人数的71%。

3.迟发性淋巴水肿（lymphedema tarda）

迟发性淋巴水肿，35岁以后发病，占发病总人数的19%。

（二）按有无家族遗传史分类

1.家族遗传性原发性淋巴水肿

按发病的早晚家族遗传性淋巴水肿又分以下两种类型。

（1）遗传性淋巴水肿Ⅰ型：又称Nonne-Milroy病。特征为出生时或出生不久即发病，是显性遗传。病变可累及下肢、上肢、生殖器及面部。起初多见于一侧下肢，也可能发展到双下肢。淋巴系统的病变有淋巴管和淋巴结发育不良。2000年Karkkainen等研究者发现血管生长因子3的受体（VEGFR3）与淋巴管的发育密切相关。

（2）遗传性淋巴水肿Ⅱ型：又称Meige综合征。为最常见的遗传性淋巴水肿，占遗传性病例的65%～80%。遗传性淋巴水肿Ⅱ型为染色体显性遗传，特征为青春期发病，发病年龄20～59岁。男女均可遗传。双下肢都可患病，以踝关节周围和小腿胫骨前水肿最常见，也可发生在外生殖器、上肢或面部，常常伴有感染。淋巴水肿—双睫综合征（lymphedemadisti-chiasis syndrome，LD）是其中的一个类型。

2. 非家族遗传性原发性淋巴水肿

约占原发性淋巴水肿总发病率的 90%。一般将 35 岁前发病的称为早发性，35 岁以后发病则称为迟发性。早发性多见于女性，常在 10～20 岁间发病。可能因为此阶段体内雌激素的水平增高，引起水分和钠在体内的滞留和毛细血管的通透性增加以及淋巴管收缩功能的减弱。水肿最先出现在足背和踝部，70% 的病例为单侧，经过数月或数年蔓延至整个小腿，较少波及大腿。数年后约 30% 的健侧肢体也发病。一次轻微的外伤，如扭伤或蚊虫叮咬都可能成为发病的诱发因素。

（三）按淋巴系统病变分类

1. 基于直接淋巴造影的分类

在直接淋巴造影的基础上按淋巴管的病理改变将原发性淋巴水肿分为：

（1）淋巴管发育不全。

（2）淋巴管发育过度。

（3）淋巴管缺失。

（4）腹股沟淋巴结纤维化。

2. 基于 MR 淋巴造影的最新分类

刘宁飞教授等研究者对 378 例原发性淋巴水肿的淋巴系统做了详尽检查和研究，提出原发性淋巴水肿淋巴系统最新的病变分类，包括三大类型及其亚型：

（1）单纯淋巴结病变：淋巴结组织结构异常。

（2）单纯淋巴管病变：①淋巴管稀少或缺失，扩张增生；②淋巴管扩张增生。

（3）淋巴管和淋巴结均有病变：①淋巴管或淋巴结稀少或缺失；②淋巴管稀少或缺失，淋巴结增生；③淋巴管稀少或缺失，淋巴结结构不良；④淋巴管和淋巴结均增生；⑤淋巴管扩张增生，淋巴结少而小；⑥淋巴管扩张增生，淋巴结组织结构异常。

以上分类结果表明，淋巴管和淋巴结的病变并不总是一致的，淋巴管缺失和淋巴结增生可发生在同一个人身上，淋巴管扩张增生和淋巴结稀少也可发生在同一个人身上，这表明在胚胎发育过程中多种因素影响淋巴系统的发育。

（四）按发病部位分类

1. 上肢原发性淋巴水肿：单侧上肢、双上肢。

2. 下肢原发性淋巴水肿：单侧下肢、双下肢。

3. 不对称上下肢原发性淋巴水肿。

4. 面颈部原发性淋巴水肿。

5. 外生殖器原发性淋巴水肿。

6. 不同部位混合型原发性淋巴水肿：双下肢面部原发性淋巴水肿，外生殖器单侧下肢原发性淋巴水肿。

二、继发性淋巴水肿

继发性淋巴水肿指有明确继发因素的淋巴水肿。常见引起继发性淋巴水肿的原因如下：放射治疗后、外伤后、医源性、感染后、恶性肿瘤治疗或转移引起的淋巴水肿。

（一）恶性肿瘤或恶性肿瘤治疗相关继发性淋巴水肿

1. 乳腺癌相关淋巴水肿

乳腺癌相关淋巴水肿为常见的继发性淋巴水肿。随着乳腺癌发病率的增高，乳腺癌根治术和放疗后发生的上肢淋巴水肿的患病总人数随之增加，上肢淋巴水肿的发生率占乳腺癌根治手术治疗总人数的 10％～30％。每年上肢继发性淋巴水肿患者新增 3 万～5 万人。

2. 妇科肿瘤相关淋巴水肿

肿瘤切除加上盆腔淋巴结清扫结扎淋巴管以及手术后的放射治疗造成淋巴结损失、淋巴管断裂未能修复是女性宫颈癌、子宫内膜癌和卵巢癌治疗后下肢淋巴水肿发生的原因。虽然手术摘除双侧的盆腔淋巴结，并且盆腔均经过放射治疗，但水肿多发生在一侧下肢。根治术后淋巴水肿可发生在术后的数月、数年甚至数十年后。晚期双下肢都可累及。由于放疗和手术的原因，宫颈癌、子宫内膜癌、卵巢癌手术后的患者腹股沟淋巴结多有不同程度的病变，如淋巴结结构破坏、萎缩或数量减少，此时临床表现以大腿内侧的水肿为主，下腹部或腹股沟区的皮下也同时出现广泛的水肿。水肿发生的早晚有较大的差异，但是总体早于乳腺癌术后上肢水肿发生的时间。

3. 头颈部肿瘤相关淋巴水肿

头颈部继发性淋巴水肿常见于头颈部恶性肿瘤根治术及放射治疗后的面部水肿。如口腔舌或颊癌、甲状腺癌、甲状旁腺癌、鼻咽癌等作颈淋巴结清扫，可能还切除上下颌骨。手术后水肿立即发生，随时间延长水肿可缓解，但是放射治疗后水肿更加重，而且持续的时间更长。

4. 男性泌尿生殖系统肿瘤相关淋巴水肿

前列腺癌、直肠癌、膀胱癌根治术和放射治疗后所致的淋巴水肿，早期水肿局限在外阴部或发生在足背和踝周，随病期延长水肿的范围扩大至整个肢体或外阴、下腹部。这类水肿的发生率较女性盆腔肿瘤治疗后的要低。发病的原因是盆腔内淋巴结在根治术中被广泛摘除，术后淋巴管循环未能重建，导致外阴部或下肢上行的淋巴通路被阻断，淋巴液在组织间滞留。由于盆腔广泛的淋巴管被结扎或切断，术后在盆腔或腹股沟区也可形成淋巴囊肿。霍奇金和非霍奇金淋巴瘤治疗也可发生类似的下肢继发性淋巴水肿。

5.恶性肿瘤淋巴道转移引发的恶性淋巴水肿

此类病例临床上有增多的趋势，也称恶性淋巴水肿。恶性肿瘤细胞可以穿透淋巴管壁阻塞淋巴管，肿瘤本身也可能压迫淋巴管而阻挡淋巴循环，更常见的是转移到腹股沟髂窝淋巴结从而阻断淋巴回流而引发淋巴水肿。与常见的慢性淋巴水肿不同，恶性肿瘤淋巴道转移引发的淋巴水肿具有病程短、发展快等特点，又称急性淋巴水肿。由于原发性病变往往比较隐匿，患者最初因为下肢水肿而就诊。部分患者在腹股沟区可以扪及"肿块"即肿大的淋巴结。肢体远端如足背、小腿，最先出现水肿，多为凹陷性，呈进行性发展，可累及下腹部、外阴部和臀部。如果受累淋巴结内肿瘤组织以及局部扩散，波及肌肉甚至骨组织，则受侵犯的淋巴管和淋巴结周围组织的水肿最明显，如腹股沟和大腿根部，并逐步向远心端如小腿扩展，水肿的发展一般较快，皮肤张力较大，并有不同程度的充血伴有局部疼痛。这些特点与非恶性的淋巴水肿不同。

（二）创伤后继发性淋巴水肿

最多见于车祸造成的下肢广泛的皮肤撕脱伤或挤压伤。严重的外伤，如较大范围的软组织（皮肤、皮下组织、肌肉）缺损伴有或不伴有骨折，由于创伤深且范围大，浅表淋巴管甚至深淋巴管也损伤或缺失，留下大面积或者是环状的紧贴骨头的瘢痕，可以造成远端肢体淋巴水肿，以下肢多见。

（三）感染相关继发性淋巴水肿

1.丝虫性淋巴水肿

丝虫性淋巴水肿是世界范围内患者人数最多的继发性淋巴水肿。丝虫性淋巴水肿的致病丝虫有斑氏丝虫和马来丝虫两种。血中的丝幼虫经蚊子叮咬后传播扩散，它们寄生在淋巴系统，生活期达 4 ～ 6 年，此间繁殖出成百万的微丝虫进入血液。丝虫感染对淋巴系统造成的损害是丝虫抗原引起淋巴管和淋巴结过敏和免疫反应，造成淋巴管和淋巴结的结构损伤，如管腔扩张瓣膜闭合不全或闭塞以及淋巴结纤维化，淋巴循环因而受阻形成组织水肿。目前在我国丝虫感染引发的淋巴水肿已罕见，现存的多为 20 世纪五六十年代遗留的老患者。2007 年世界卫生组织致信我国原卫生部承认我国已经成功消灭丝虫病。

2. 淋巴管（结）炎引发的淋巴水肿

反复发作的淋巴结炎和淋巴管炎（丹毒）会造成淋巴管和淋巴结结构的破坏，如管壁水肿、增厚、纤维化、狭窄和闭塞，最终阻塞淋巴回流通路。足癣引发的皮肤溃烂，继而细菌侵入淋巴管是淋巴管炎的主要诱因。临床可见一次或数次丹毒发作导致持续的不可逆肢体淋巴水肿。

（四）医源性淋巴水肿

指由于误诊或治疗措施不当引发的继发性淋巴水肿，也是临床医师在医疗实践中应该避免发生的。多数原因是淋巴管意外受损。医源性的淋巴水肿并非少见。许多外科手术有可能损伤淋巴管。例如乳腺癌根治术，髂窝和腹股沟淋巴结摘除术。心脏手术可能损伤胸导管，其他还有肢体动脉重建手术、腹膜后区域的手术和肾移植术等手术后发生淋巴管受损后淋巴水肿、淋巴漏、乳糜胸水、乳糜腹水、心包乳糜积水。黑色素瘤摘除腹股沟淋巴结后约 64 ％的患者发生淋巴水肿，随手术后时间的延长淋巴水肿的发生频率和严重程度逐渐增加。外伤或骨折也有可能损伤淋巴管引起水肿。下肢静脉曲张剥离术后淋巴管损伤及冠状动脉搭桥术取下肢隐静脉作移植物也是医源性淋巴水肿的原因。

第三节　淋巴水肿的诊断

一、淋巴水肿的临床诊断

淋巴水肿的确诊对于制定治疗方案至关重要。作为淋巴水肿专科护士，应根据淋巴水肿的临床特征，详细询问患者临床病史并进行体格检查，综合收集信息进行确诊。因继发性淋巴水肿有明确的发病因素，晚期淋巴水肿具有明显的特征，在临床上可以根据病史和体征确诊。

（一）临床特征

1.病程特点：起病缓慢，从早期的凹陷性水肿进展到晚期的象皮肿可以迁延数年到数十年。

2.发病部位：原发性淋巴水肿以四肢为主，尤其是下肢多见，也可发生在面部、外生殖器、下腹部和臀部；可以是单个部位、单侧肢体，也可能是多个部位、双侧肢体，多为不对称分布；继发性淋巴水肿通常发生于手术、炎症、放射治疗、外伤、肿瘤转移等部位，多为单侧肢体。

3.水肿特点：水肿早期出现在肢体远端的足背和手背，呈凹陷性水肿，逐渐向近心端蔓延，发展为非凹陷性水肿。通常淋巴水肿特异性体征检查包括两种：Stemmers 征和 Pitting 征。详见第五章第一节。

4.皮肤改变：水肿部位皮肤干燥、粗糙，肤色正常，随着病情进展，皮肤褶皱加深，质地变硬，皮下脂肪沉积和纤维化，发展为乳头状瘤，甚至发生皮肤淋巴液漏，可合并真菌感染。绝大多数淋巴水肿患者常因细菌感染反复发生丹毒和蜂窝组织炎。

5.自觉症状：淋巴水肿不伴有疼痛和压痛，但自觉肢体酸胀、沉重感。

（二）病史采集

1.既往病史：询问患者患病前有何疾病，有无淋巴水肿家族史，有无心、肝、肾等脏器疾病及治疗情况，是否有手术、恶性肿瘤、静脉疾病等病史，是否有东南亚和非洲热带地区旅居史。

2. 发病情况：了解发病是否有明显的诱因，发病缓慢还是突然发生，水肿持续时间，是否合并呼吸困难。

3. 加重因素：检查患者抬高肢体后水肿是否减轻，长时间坐或站立后是否加重，傍晚水肿是否加重，是否摄盐过多。

4. 严重程度：评估患者能否行走，是否影响到日常生活和工作；有无反复发生丹毒和蜂窝织炎。

（三）体格检查

1. 肿胀部位：检查水肿为全身性还是局限于某一特定部位，发生于上肢还是下肢，一侧还是双侧肢体，是否有对称性，是近心端还是远心端。

2. 水肿特征：是凹陷还是非凹陷性水肿，Stemmers 征是否阳性，测量肢体周径，患者身高和体重。

3. 伴随体征：是否有疼痛和压痛，浅表静脉是否显露，皮肤颜色、温度变化，是否有皮下组织增生、溃疡、淋巴液渗漏及乳头状瘤等改变；是否有颈静脉怒张、心脏扩大、肺部啰音、腹水和肝颈回流征阳性等。

二、淋巴水肿的辅助诊断

大多数情况下，通过全面完整的病史和体格检查便可获得诊断，但在病变早期、水肿较轻、原发性淋巴水肿时，需要通过辅助检查来进行诊断。辅助检查主要针对淋巴水肿的病因诊断、病变程度判断及了解发病机制，以便更好地指导临床治疗。

（一）直接淋巴管造影（direct lymphangiography）

1952 年 Kinmonth 为诊断下肢淋巴水肿首创直接淋巴管造影，是一种创伤性检查方法。先在皮内或皮下注射美兰，然后在其上方3厘米处切开皮肤，在显微镜下找到蓝染的淋巴管，穿刺淋巴管，注入少许生理盐水证实针头通畅无渗漏后，注入油性造影剂，立即拍X线片，观察淋巴管的显影情况。注入油性造影剂后16～24小时再拍X线片，进一步观察淋巴结的情况。直接淋巴管造影法虽被视为淋巴系统显像的经典方法，但穿刺难度大，有一定失败率，且碘油对淋巴管有损害，甚至可能引起肺栓塞。因此，近几年来，直接淋巴管造影已很少在临床应用。

（二）间接淋巴管造影（indirect lymphangiography）

随着新型水溶性非离子型造影剂的问世，间接淋巴管造影术被应用于临床。检查时采用细针头连接注射泵，通常选择在手背和足背近第1、4趾（指）蹼处，分别皮内注射水溶性非离子型造影剂如碘帕醇，2～3分钟后用干放射照相技术，或数字化发光X线摄影和数字化图像增强成像，可以看注射池的形状轮廓、起始淋巴管及集合淋巴管的数量和形态。与直接淋巴管造影相比，其缺点为不能观察淋巴结的情况。但间接淋巴管造影操作简便，对淋巴管刺激作用小，检查可重复进行，在临床上有重要的意义。

（三）淋巴闪烁造影（lymphsienti-raphy）

淋巴闪烁造影检查也称为放射性核素淋巴造影。患者取仰卧位，使用淋巴造影剂如T99右旋糖苷，注入手背第2、3指蹼或足背第1、2趾蹼的皮下后，局部作轻微按摩。从注射造影剂开始，采集至20～30分钟结束。通过γ闪烁相机，将显影的淋巴管及局部淋巴结数据输入计算机内，经过数据处理系统，描绘出淋巴回流动态曲线，可测定淋巴回流速度。另一种方法，注射后要求患者行走或做握拳运动1小时，然后测腹股沟和盆腔淋巴结或腋窝淋巴结的放射量及注射点的放射量，定量分析淋巴结对显影剂的摄取量，计算淋巴管输送率。淋巴闪烁造影以其无创伤、较安全、可重复等优点，在淋巴系统疾病的诊断中已被广泛采用，在一定程度上反映淋巴管和淋巴结的输送功能，其不足为对淋巴管和淋巴结的结构显像不如直接淋巴造影和核共振淋巴造影，且造影剂具有放射性。

（四）磁共振成像（magnetic resonance imaging，MRI）

MRI 是一种多参数的影像检查，通过变换参数能够检查多种组织的病变。刘宁飞于 2002 年开展了三维 MRI 淋巴系统显像，又称为淋巴管水成像，无须注入造影剂，利用淋巴液本身为显影剂，可以显示病理性扩张（直径＞1 毫米）的淋巴管，但不能显示非充盈的淋巴管，因此，该项检查主要用于原发性淋巴水肿病理类型不明的诊断，尤其是淋巴管扩张增生型病变。另外，三维 MRI 能够对体内的淋巴结群显影及鉴别软组织结构，以判断是否有淋巴结转移、软组织肿瘤，鉴别诊断淋巴水肿、脂肪水肿、静脉水肿及严重程度等。近年来，利用 MRI 新开展了淋巴管磁成像检查。采用一种水溶性、低分子顺磁造影剂如钆贝萄胺注射液，在手背或足背第 1、2、3、4 指（趾）蹼进行皮内注射，造影剂注射完毕后进行五次动态扫描，动态扫描时间间隔为 5～10 分钟。除采集淋巴管和淋巴结图像外，还可根据不同时间点显影淋巴管的长度计算出淋巴液流速。因此，动态淋巴管磁成像检查是目前最佳的淋巴系统疾病的检查方法，是一种形态和功能兼备的诊断手段。

（五）近红外荧光（near infrared fluorescence，NIRF）淋巴造影

NIRF 淋巴造影，也被称为吲哚氰绿淋巴系统造影。吲哚氰绿（indocyanine green，ICG）是常用的淋巴系统荧光造影剂，是一种经胆汁排泄的可溶性物质，可以通过静脉注射和皮下注射进入人体，无辐射作用。临床对于淋巴水肿的诊断主要采用皮下注射 0.2 mL ICG 进行示踪观察。ICG 注入体内后通过淋巴管回吸收，与淋巴管中相应蛋白结合，进入静脉系统，在红外光激发下发出荧光，利用红外摄像仪获取实时动态淋巴引流图像。因此，ICG 造影不仅能准确诊断淋巴水肿，还能对严重程度进行分期。还可以通过实时动态观察淋巴流动来观察浅表淋巴系统的病变，也适用于在显微外科手术中对淋巴管的辨认和吻合口通畅情况的检查。ICG 具有操作简便灵活、可重复、可以对体表任何部位进行检查等优点，但也存在淋巴显影速度不能量化及深部淋巴管（结）难以显影等方面的问题。

（六）超声检查

B 型超声显像具有方便、快捷、价廉等优点，现已被广泛应用于淋巴水肿的诊断及疗效的评估。B 超可以发现腹股沟、腋窝淋巴结以及主动脉旁、腔静脉旁淋巴结，还可探及皮下组织的水分。Suresh 等研究报道在 B 超下清楚地看到丝虫病患者扩张淋巴管中丝虫的蠕动及丝虫性淋巴水肿的其他特征表现。

（七）干板 X 线照相术

干板 X 线照相术检查可用于观察肢体皮肤、皮下组织的变化及水肿程度，但对淋巴系统提供的信息十分有限，现已很少应用于淋巴系统检查。

三、淋巴水肿的鉴别诊断

淋巴水肿早期由于皮肤及皮下组织改变较轻，易与其他病因所致水肿相混淆。通过全面收集病史资料，掌握常见疾病所致水肿的临床特征及诊断方法，进行鉴别诊断并不困难。

（一）静脉性水肿

静脉性水肿多见于深静脉血栓形成和慢性静脉功能不全。深静脉血栓形成发生的肿胀，以单侧下肢常见，起病急，常伴有疼痛、皮色青紫、浅静脉显露，Homans 征阳性等体征。收集病史时，可能存在血栓形成的危险因素，通过血管多普勒超声检查及血液 D-dimer 检查，一般可以确诊。腿部发生急性肿胀时，首先要排除深静脉血栓形成。慢性静脉功能不全的常见疾病为慢性静脉曲张，其所致水肿是单侧或双侧凹陷性水肿，早期抬高肢体可消退，随着疾病发展，水肿也可转为非凹陷性，除有浅静脉曲张外，肢体可出现色素沉着、皮炎和内踝上足靴区溃疡，而肢体疼痛较为少见。

（二）心源性水肿

心源性水肿是由于心脏功能障碍引发的机体水肿。水肿常局限于下肢远端，特征是双侧、凹陷性水肿，抬高肢体水肿可消退，无疼痛。收集病史时，评估患者心功能情况，水肿时可能伴有颈静脉露张、心动过速、呼吸困难、易疲劳、尿少等心功能不全的临床表现。

（三）肾性水肿

肾性水肿是由于肾脏的功能障碍引起的机体水肿，一般是肾小球滤过率明显下降或大量尿蛋白导致血浆蛋白过低所致。其肿胀的特点为：晨起较重，主要为颜面部肿胀，为凹陷性水肿，后期可有双下肢肿胀。尿液检查可发现异常，常伴有蛋白尿。

（四）营养不良性水肿

营养不良性水肿是一种因营养缺乏出现长时间的负氮平衡，导致血浆蛋白减少，胶体渗透压降低引起的一种全身性水肿。水肿出现在身体的低垂部位，为凹陷性水肿。往往伴有低蛋白血症的病因，血液检查可发现血清蛋白值偏低。

（五）脂肪水肿

脂肪水肿是一种脂肪代谢障碍的遗传疾病，通常发生在青春期。其特征是从髋部至踝部脂肪不正常分布，大腿、小腿和臀部均匀增大，一般不累及足部、踝部和上身躯干部。Stemmers 征阴性，组织软和，非凹陷性水肿，皮肤不出现粗糙、角化等改变。

（六）恶性淋巴水肿

恶性淋巴水肿是由癌细胞淋巴道转移或恶性肿瘤压迫淋巴管引起，需与良性淋巴水肿进行鉴别。多见于单侧肢体，水肿病程短，发展快，进行性加重，腹股沟或腋窝可扪及肿大的淋巴结，通过超声、CT 或 MRI 可明确病因。

（七）黏液性水肿

对于胫前黏液性水肿的具体病因目前尚无一致结论，可能与患者自身免疫紊乱有关。胫前黏液性水肿是 Graves 病较为少见的临床表现，其临床特征主要为双侧、对称性、非凹陷性水肿，皮肤增厚干燥，指甲易碎，甲状腺功能检查明显异常。

（八）特发性水肿

病因尚不清楚，可能与毛细血管括约肌收缩降低导致毛细血管床渗透性增加，抗利尿激素（ADH）水平上升，导致水排泄障碍有关。在绝经前妇女中较为多见，表现为白天体重增加和晚间多尿，手部和面部浮肿，水肿发生与月经周期无关。

（九）药物性水肿

常是双侧性的，发展缓慢，了解患者长期使用某些易引起水肿的药物，包括钙通道阻滞剂、噻唑烷二酮类（TZD）、抗惊厥抗焦虑药、类固醇类激素、非类固醇类抗炎药等，已知普加巴林和加巴喷丁会引起 5% ～ 20% 的病人水肿，特别是联合使用噻唑烷二酮类（TZD）药物或心功能衰竭 III–IV 级的病人。

第四节　淋巴水肿的分期

淋巴水肿是由于淋巴系统的损伤或功能障碍而导致的组织中细胞外液的积聚，其包括进行性肿胀、慢性组织炎症和组织纤维化等一系列病理改变。除肿胀、疼痛等不适之外，会导致肢体运动功能下降，复发性软组织感染，如蜂窝组织炎或丹毒等。

淋巴水肿分为原发性和继发性淋巴水肿。原发性淋巴水肿是先天性淋巴系统发育不良所致，分为单纯性和遗传性两类。分别是：

1. 单纯性

发病无家族或遗传因素，发病率占原发性淋巴水肿的 12%，出生后即有一侧肢体局限或弥漫性肿胀，不痛、无溃疡，极少并发感染，一般情况良好，多见于下肢。

2. 遗传性

遗传性又称 Milroy 病，较罕见，同一家族多人患病，出生后即发病，多为一侧下肢受累。

继发性淋巴水肿常发生于淋巴结清扫及放射治疗后，其中最常见的病因为乳腺癌及各类妇科肿瘤。继发性肢体淋巴水肿是乳腺癌和妇科恶性肿瘤术后常见并发症之一，手术切除淋巴结，导致淋巴循环障碍，组织液在组织间隙中滞留，发生水肿、慢性炎症和纤维化等一系列病理改变，组织纤维化是淋巴水肿重要的病理改变，也是判断淋巴水肿严重程度和治疗效果的重要观察指标。

一、国际淋巴协会淋巴水肿分期标准

临床上常用的淋巴水肿分期标准，对组织纤维化程度做了症状表述，在临床评定时，可将患者症状表现与分期标准进行对照，根据组织纤维化程度，国际淋巴协会将淋巴水肿分成 4 个阶段。

0 级：潜伏期或亚临床阶段，该阶段没有明显临床症状，可持续数月甚至数年，此期没有纤维化。

Ⅰ级：富含蛋白的淋巴液在结缔组织中积聚，可见明显肢体肿胀，若抬高肢体，肿胀可以暂时消退，此期可能有凹陷性水肿（Pitting 征），可伴有纤维化，但症状较隐匿，需要专业设备检测。

Ⅱ级：上抬肢体时肿胀不会消退，组织开始纤维化，导致肢体变硬；随着脂肪和纤维堆积，Pitting 征逐渐消失。该期最大特点就是肢体组织的纤维化改变。

Ⅲ级：淋巴象皮肿，皮肤非常厚，有巨大皱褶，出现皮肤改变，如脂肪沉积、棘皮症和疣状增生，此期组织重度纤维化。

二、其他分期标准

（一）根据临床体征分期

按照水肿程度和纤维化程度，将肢体淋巴水肿分为Ⅳ期。

Ⅰ期：此期又称可逆性淋巴水肿。特点是用手指按压水肿部位，会出现局部的凹陷，下午或傍晚水肿最明显，休息一夜后，肿胀大部分或全部消退。

Ⅱ期：此期水肿已不会自行消退。由于结缔组织开始增生，水肿区组织质地不再柔软，凹陷水肿逐渐消失，组织变硬。

Ⅲ期：肿胀肢体体积增加显著，组织由软变硬，纤维化明显。皮肤发生过度角化，生长乳突状瘤。

Ⅳ期：也称象皮肿，晚期下肢淋巴水肿的特征性表现，由于肢体异常增粗，皮肤增厚，角化，粗糙呈大象腿样改变，尤以远端肢体更加明显。由于患肢体积异常增大，沉重，以及外形的明显畸形，影响患者的日常生活及工作。

（二）根据淋巴水肿的严重程度分期（参照健康的肢体）

检查方法为，把肢体放入盛水容器中，通过测量溢出的水量来评估肢体体积的大小，即对比患侧肢体体积与健侧肢体体积的差异。轻度水肿：患侧肢体体积差小于20％；中度水肿：两侧体积差在20％～40％；重度水肿：两侧体积差大于40％。应用此标准进行分级的结果相对滞后于临床表现，且标准不很确切，虽然这种分期不是很精准但对于患者来说实用性较强。然而应用此标准进行分级的结果相对滞后于临床表现，且标准不很确切，因此目前临床大多不采用此标准。

第五节　淋巴水肿的常见并发症及处理

一、淋巴水肿相关感染

（一）淋巴水肿相关感染原因

淋巴水肿的组织学表现为小血管周围大量的淋巴细胞、单核细胞渗出以及胶原结缔组织沉积。淋巴水肿常易发生感染，感染的发生与淋巴液的成分相关，淋巴液的成分包括：大分子（透明质酸、蛋白质）、水分、细胞、脂肪、病原体（细菌、病毒等），它们经输入淋巴管到达淋巴结，然后被吞噬。从病理学角度分析，淋巴水肿其实就是组织的慢性炎症。值得注意的是，每一次的感染都会加重淋巴水肿并有可能对淋巴系统造成损害，引起淋巴管和淋巴结的组织结构破坏甚至管腔闭塞，致使其运输能力降低，淋巴液回流受阻，从而加重局部淋巴液的淤积；而淋巴液的淤积反过来又会使感染进一步加剧，从而形成恶性循环。因此在淋巴水肿治疗过程中感染的控制与治疗非常关键，需要引起高度重视。淋巴回流障碍引发感染的原因可归结为：

1. 淋巴回流受阻

淋巴水肿发生时，淋巴液回流障碍滞留在组织中，无法及时回流至淋巴结，细菌和病毒等病原体未能及时被输送至淋巴结清除，在淋巴结中增殖，进而加大了淋巴水肿部位的感染概率。

2. 通路受阻

一是淋巴水肿导致正常情况下随淋巴进入淋巴结的抗原提呈细胞（树突细胞、巨噬细胞等）通路受阻，二是淋巴水肿致使进入淋巴结再循环的淋巴细胞通路受阻。

3. 大分子堆积

正常情况下通过淋巴循环输出组织的大分子物质，如蛋白质和透明质酸等在组织中堆积，也会成为诱发或加重感染的因素。

（二）淋巴水肿相关感染分类及临床表现

1. 淋巴管炎（丹毒）

淋巴管炎（丹毒）的典型临床表现为沿着肢体长轴的一条红线，其主要感染大的淋巴管，伴有皮温升高和感染部位的疼痛。主要致病菌是 A 族 B 型溶血性链球菌，也包括葡萄球菌或其他细菌。感染的诱发因素通常包括足癣、慢性皮肤溃疡、静脉炎、皮肤抓伤或者蚊虫叮咬等。发病急，一般数分钟内会出现明显症状，也可迁延至数周，有的病例首发表现为寒战、高热、头痛、呕吐等全身性症状。临床上，个体间丹毒发作的程度和频率方面会有很大的差异，有的患者终身未发，有的患者每周发作数次。然而这些患者的皮肤组织病理检查都有显示程度不同的炎症改变，包括毛细血管周围的单核细胞（白细胞和巨噬细胞）渗出明显增多。

反复发作的淋巴管炎最常见于下肢，大多数是先由足癣（见图 2-1）导致皮肤糜烂，进而细菌（主要是溶血性链球菌）侵入淋巴管及腹股沟淋巴管导致的。单次淋巴管炎就可能会造成皮肤的毛细淋巴管的病理性改变，包括管腔和走向的不规则，还有集合管的病理性阻塞。严重的感染还可能导致败血症进而危及生命。

2. 蜂窝织炎

蜂窝织炎也称皮肤淋巴管及周围组织炎，指较为广泛的皮肤及皮下组织感染。其特点是扩散迅速，不易局限，与正常组织界限不明显，一般较急性淋巴管炎的感染范围更广，症状更严重。如蜂窝织炎侵及皮下、筋膜或深部结缔组织，则呈急性、弥漫性感染，或形成化脓性病灶，常并发淋巴管炎及淋巴结炎。常为溶血性链球菌、金黄色葡萄球菌及厌氧菌或腐败性细菌感染所致。溶血性链球菌引起的急性蜂窝织炎，由于链激酶和透明质酸的作用，病变进展非常迅速，有时能引起败血症。由葡萄球菌引起的蜂窝织炎一般容易局限为脓肿，炎症常在皮肤和软组织损伤后才发生。机体抵抗力下降后以及化学性物质刺激，如药物注射不当或异物存留于软组织也可诱发感染。临床表现因细菌的种类、毒性和发病的部位、深浅而不同，同时伴有寒战、发热、头痛、乏力等全身症状，白细胞增加，病情严重时可引起败血症。因此，早期诊断和治疗非常重要。

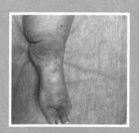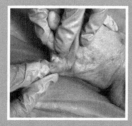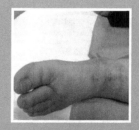

图 2-1　淋巴水肿患者足部足癣

（三）淋巴水肿相关感染治疗

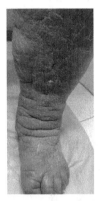

图 2-2 淋巴水
肿患者足部足癣

淋巴水肿相关感染临床表现为大片状皮肤红、肿、热、痛，一旦诊断明确应尽早使用抗生素进行治疗，其中青霉素类为首选，青霉素过敏患者可选用克林霉素。给药途径常包括口服、肌注和静脉注射，局部症状为主的以口服抗生素为主，如果全身症状不明显的可口服阿莫西林或头孢克洛分散片。若全身症状明显者可肌注或静滴抗生素，体温高和白细胞计数高的患者需要进行静脉给药，在血培养和药敏试验后选用敏感抗生素。

二、淋巴水肿相关皮肤病变

淋巴水肿因组织内淋巴液滞留，随病程延长而出现慢皮肤性炎性反应、组织纤维化和脂肪沉积，这些变化一般不可逆。早期水肿多出现在肢体远端，逐渐波及整个肢体，或者局限在肢体的某段；晚期出现皮肤角化、乳突状瘤等皮肤病变，出现患肢异常增粗，呈现节段样肥大畸形。无论淋巴水肿发生在何部位，呈现何种变化，都严重影响患者的生活质量。

（一）皮肤角化、组织纤维化

晚期淋巴水肿皮肤病变常发生在表皮层、真皮层和皮下组织层。表皮

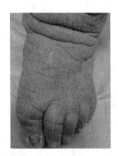

图 2-3 足部皮肤角化

的病变表现为角质层棘状增生和增厚，角化明显，或向外突出，生长为乳头状瘤，质地逐渐变硬，颜色逐渐变黑，如同黑刺状。表皮病变常发生在下肢，尤以足背部最常见、最严重，从足趾背侧的皮肤向足背、踝部蔓延。真皮层出现纤维组织增生，增厚的部分不仅向皮肤表面突出，呈肿瘤样生长，如同瘢痕疙瘩，还会向皮下脂肪组织延伸，使皮下组织

层增厚。此时的纤维增生在上下肢都可能发生，下肢严重程度更甚，在阴囊的皮肤深入到平滑肌之间。淋巴水肿Ⅲ期真皮层的纤维化明显，随着病程的迁延，皮肤质地从早期凹陷性水肿发展至晚期硬化的橡皮样肿。组织纤维化改变的原因尚不明确，可能与淋巴水肿组织中的慢性炎症改变有关，炎性细胞和介质刺激成纤维细胞合成胶原纤维增多。临床观察发现丹毒和蜂窝织炎发作的次数和程度与患肢的纤维化之间成正比，炎症发作越频繁，组织纤维增生越明显。因此，在治疗中抗炎性反应不能忽视。

（二）脂肪沉积

皮下组织内脂肪沉积是晚期淋巴水肿的明显表现。手术中可见增厚的皮下层内有大团增生的脂肪组织和淤积的水分共存，患肢脂肪沉积改变非常明显时，其皮肤的角化

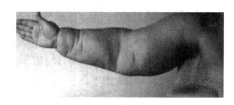

图2-4　上肢脂肪沉积

和纤维化往往不明显或不严重。目前还没有充分的研究证据来证实脂肪沉积与组织纤维化、炎性反应之间有关联。随着病程延长，病变部位出现体积增大、重量增加、畸形生长，给患者身心健康造成巨大影响。可选择抽脂或手术切除进行治疗，也不能忽视非手术治疗的重要性，如通过手法淋巴引流综合消肿治疗可有效改善外形。

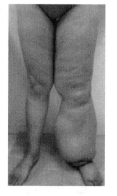

图2-5　下肢脂肪沉积、象皮样肿

（三）慢性溃疡

淋巴水肿发生时，组织因为血液循环不畅而缺氧，较容易发生溃疡。淋巴水肿肢体皮肤慢性溃疡一般在下肢可见，溃疡性水肿较静脉性水肿发生概率低，当两种水肿同时存在时，则皮肤慢性溃疡的发生概率增加。淋

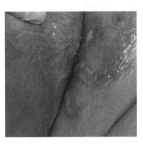

图 2-6 溃疡

巴水肿的皮肤破溃和淋巴液渗漏的反复发生，使创面局部纤维增生，慢性溃疡难以愈合，长期未经治疗和护理的慢性溃疡有可能发生恶性病变。因此在治疗上首先要积极对症处理，及时清创，局部使用去腐生肌药物的同时，进行抗感染治疗。当溃疡面积较大时，可进行皮肤移植来短期闭合溃疡面。但要注意，由于患肢的淋巴循环障碍，可能会造成移植皮瓣的继发性淋巴水肿，引起局部张力增高，导致皮瓣缺血坏死。在促进溃疡愈合方面，负压创面治疗技术（negative pressure wound therapy，NPWT）等创面压力治疗是保守治疗的主要手段。有研究表明，恰当的联合治疗方案对于淋巴水肿慢性溃疡可能更有效。

三、淋巴水肿恶性病变

（一）Stewart-Treves 综合征（STS）

1. 疾病特征

1906 年，Lowenstein 率先报道了一名患者外伤后上肢水肿 5 年发生血管肉瘤。随后 1948 年，Stewart 和 Treves 报告 6 例乳腺癌根治术后出现少见的继发性恶性肿瘤，即 Stewart-Treves 综合征，也称淋巴血管肉瘤，是少见的致死性皮肤血管肉瘤。对 STS 患者的病理检查显示，肿瘤主要以异常增长的血管内皮细胞构成，表现为长期的淋巴水肿伴有进行性发展的皮肤血管瘤。多见于乳腺癌根治术后上肢淋巴水肿，虽然乳腺癌能够被根治，但是再次发生的原发性肿瘤却给患者造成更严重的后果。STS 也可从原发性和先天性淋巴水肿和外伤丝虫性淋巴水肿发展而来。淋巴水肿肢体发生 STS 的主要原因包括放射治疗、广泛的瘢痕和反复的慢性感染。STS 肿瘤生长速度快、局部复发率高、早期即可发生多处转移、长期存活率极低，肺和胸腔转移是最常见的死亡原因。绝大多数患者为女性，常于术后 5～15 年发病，高峰发病年龄为 65～70 岁。

2. 病理生理

淋巴水肿发生血管肉瘤的机制一直存在争议。由于 STS 患者第三种恶性肿瘤的概率非常高，可以推测全身性的致癌因素可能是淋巴血管肉瘤发病的主要发病机制。引起淋巴水肿的病因多种多样，包括创伤、感染、淋巴瘤、静脉淤血、病态肥胖、下肢溃疡及下肢、腹股沟和骨盆手术等，这些因素可以是继发性，也可以是先天性。但值得一提的是，心血管、肝、肾疾病造成的淋巴水肿与 STS 无关，因此淋巴水肿通过何种机制引起 STS 尚不明确。有学者认为，STS 发生的病理生理机制可能为：长期慢性淋巴水肿导致局部免疫缺陷，受累肢体组织间隙中富含蛋白的组织液不断蓄积，这些液体生长因子丰富，刺激淋巴管及侧支血管的生成，进而产生肿瘤。1979 年，Schreiber 等提出淋巴水肿存在组织免疫缺陷。Stark 等证实异体移植在淋巴水肿上肢的皮片的存活期明显长于健康上肢的移植皮片的存活期。

3. 临床表现

STS 最常见于严重慢性上肢水肿，水肿发生与炎症和血栓无关。患部皮肤可出现皮肤角化，经过 1～30 年的潜伏期，最初在慢性淋巴水肿区首先出现一个紫色斑点，然后发展成结节、皮下可触及的包块或者难愈合且反复出血的黑斑。典型的 STS 的病损是多发性的蓝红色斑疹。围绕这些结节发展成小范围的卫星区域.融成大范围的病损。由于血管肉瘤持续生长和扩大，萎缩的表皮可能发生溃疡、复发性的出血和感染。组织坏死在晚期更加明显，晚期可见坏疽。最终皮肤病损更加广泛，出现全身转移。

4. 诊断

病理检查最为常用，在明确的临床病史基础上，病理诊断为金标准。诊断的主要依据是组织活检，穿刺抽吸的结果不太准确。从组织学上，非淋巴水肿组织上发生的血管肉瘤与淋巴水肿组织上发生的血管肉瘤可以进行组织学上的区分。后者的特征是血管管腔增生，管壁内层肿瘤内皮细胞呈圆形或椭圆形，向管腔突出，管腔内可见红细胞。皮肤表皮细胞可过度角化或萎缩，肿瘤组织内弹力纤维增生。超微结构的特征是肿瘤细胞被一层完整的基底膜所包裹，细胞内有 Weibel-Palade 小体和红细胞吞噬体，提示肿瘤为血管内皮细胞来源而非淋巴管内皮细胞来源。此外，MRI 也被用于判断血管肉瘤的范围。虽然不能依赖 MRI 来确定肿瘤的边界。胸部 CT 可用于排除转移灶，也可进行相关的免疫组化检查，检查血管内皮细胞相关标记物，来证实 STS 恶性病变的起源。

5. 治疗

近年来，乳腺癌手术趋向微创和精准治疗，采用乳腺组织部分切除结合放疗，淋巴血管肉瘤的发生率减少。STS 有效的治疗是截肢，如有远处转移则需配合全身化疗，有研究发现采用抗血管生成的抗肿瘤药物也有效；外科手术辅助以化疗和放疗的疗效不显著；单纯放疗和单纯化疗效果差别不大，效果不显著。早期截肢或局部扩大切除可能提高生存率。即使早期手术，局部复发和转移的发生率也很高。此病最有效的治疗方法是积极治疗慢性淋巴水肿和丹毒等并发症，早期对有怀疑的皮肤病变进行组织活检可尽早诊断。有研究表明，免疫治疗可以作为发生胸腔积液的转移病例的姑息性治疗方法。也有研究显示，阻断淋巴管和血管生成通路可以抑制肿瘤生长及转移的发生，有待进一步的研究证实。临床上需要提高对 STS 的认识，并对乳腺癌、宫颈癌根治术后及慢性淋巴水肿的高危人群定期随访，及时对可疑部位进行活检，对患者进行淋巴水肿相关知识的教育，达到早期诊断、早期治疗的目的。

（二）淋巴水肿相关的上皮样肉瘤（epithelioid sarcoma）

上皮样肉瘤是非常少见的软组织恶性肿瘤，肿瘤在皮下和真皮层呈浸润性生长。起病隐匿。进程较一般恶性肿瘤缓慢，较早转移至区域淋巴结（腹股沟）。多见于年轻人，偶尔见于原发性（先天性）淋巴水肿肢体，提示两者之间可能有因果关系。通常使用病理检查明确诊断，淋巴水肿肢体上皮样肉瘤的病理特征为瘤细胞呈上皮样形态，核质明显，在皮下和真皮内巢状分布，瘤组织间分布胶原纤维。免疫组化结果提示：上皮特异性标记物 Vim（Vimentin）和 AEI/AE3（cytokeratin）阳性。临床表现为，在淋巴水肿的肢体远端皮肤范围较大的暗红色凸起病损，局部皮温高，疼痛明显。目前的治疗倾向于先联合化疗，不主张早期手术。

第六节　淋巴水肿的治疗

一、保守治疗

目前临床上应用最广，疗效也最为肯定的是淋巴水肿手法引流综合消肿治疗。CDT 治疗包括四部分，即：手法淋巴引流、弹性压力包扎、功能锻炼和皮肤护理。除此之外，淋巴水肿的保守治疗还包括空气波压力泵、远红外热疗、药物治疗等。

（一）手法引流综合消肿治疗

1. 手法淋巴引流的历史

据报道，1932 年丹麦 Vodder 医生和他的妻子作为按摩治疗师在法国首创了手法淋巴引流成功治疗淋巴结肿大，并在 1936 年发表了第一篇手法淋巴引流的文章。1963 年德国医生 Asdonik 首次将手法淋巴引流用于治疗淋巴管疾病。20 世纪 80 年代，德国医生 Foldi 夫妇改进并发展成了一套综合性技术，也就是今天所熟知的综合消肿治疗。

2.手法淋巴引流的定义

手法淋巴引流的目的是为了增加或促进淋巴液和组织间隙的回流。它是遵循淋巴系统的解剖和生理通路来实施的。

3.手法淋巴引流的作用

（1）促进淋巴的生产。

（2）增强淋巴管功能。

（3）对机体组织的舒缓作用。

4.手法淋巴引流操作基本原则

（1）操作时所施加抚摩的压力：压力要适度，强压会导致淋巴管痉挛。

（2）每一次抚摩包括工作期和休息期，让组织间的压力平稳上升，平稳下降。

（3）工作期持续时间至少 1 秒，每个部位重复 5 ～ 7 次。

（4）抚摩的方向依据淋巴回流的方向。

（5）抚摩的顺序：躯干部位先治疗近静脉角的部位，肢体从近心端开始治疗，然后再治疗远端部位，区域淋巴结首先治疗。

5.手法淋巴引流适应证

手法淋巴引流能有效地改变淋巴回流的途径，高效率的减少滞留在组织间的水肿液。此外，还能减轻组织纤维化，减少皮肤增厚，增加患部的免疫防御功能。但手法淋巴引流作为淋巴水肿唯一的治疗手段，治疗效果只是暂时的，不可能持久地清除组织间的水肿液。作为综合消肿治疗的一部分，手法淋巴引流有助于恢复肿胀肢体的正常外形和功能。

手法淋巴引流适用于治疗许多疾病，如：淋巴水肿、脂肪肿、淋巴—静脉混合性水肿、淋巴—静脉—脂肪混合性水肿、手术后组织水肿和创伤后组织水肿。

6. 手法淋巴引流禁忌

手法淋巴引流禁忌，具体详见本书第七章"淋巴引流"。

7. 手法淋巴引流的基本技巧

手法淋巴引流的基本技巧，具体详见本书第七章"淋巴引流"。

（二）弹性压力包扎

1. 弹性压力包扎定义

压力治疗是淋巴水肿最基本的治疗，弹性压力包扎是压力治疗最常见的类型。是指采用特定材质制作一定尺寸的弹力绷带、弹性手套或弹性袜包扎肢体或躯体局部，用以治疗外周淋巴水肿。压力治疗作为淋巴水肿重要的治疗手段之一，与外科治疗和物理治疗结合，起到显著的协调作用，是目前应用最广的治疗措施。

2. 弹性压力包扎基本原理

通常用毫米汞柱（mmHg）计算弹力绷带和弹力袜的压力，如果整个肢体使用均匀压力包扎，肢体远端周径小部位承受较大的压力，如踝部，由此从肢体的远端到近端自动产生梯度压力差。有骨性突出的部位承受的压力最大，而骨性突出周围的部位往往压不到，因此在这些部位可放置海绵衬垫，以获得均匀的压力。静止状态下，弹性包扎只对浅表的淋巴管或血管产生压力，当肢体活动时，肌肉收缩以对抗绷带的压力，能够增加组织间隙的压力，并对深部的淋巴管和血管产生压力，加速淋巴和血液的充盈和排空。

3. 弹力绷带介绍

淋巴水肿治疗使用由低弹性纤维和橡胶纤维制成的低延展性绷带，或称低弹力绷带，它的优点是在肢体运动和休息时都能持续地产生治疗所需的压力，即工作压和静息压。

（1）工作压：运动时，肌肉扩张和收缩（肌肉泵），绷带对抗肌肉扩张并将力作用于深部组织（如血管和淋巴系统）的间歇性压力。

（2）静息压：休息时，肌肉放松，绷带的回复力作用于组织产生的持久性压力。

（3）高弹力绷带和低弹力绷带的比较：①高弹力绷带（高延展性绷带）：可拉伸长度＞100%，对深部的静脉和淋巴系统不起作用。在行走或运动时，高延展度绷带会扩张，削弱了将肌肉泵工作时产生的力反作用于深部组织的这一作用。在休息时，高延展度绷带由于对组织产生持久压力，长时间使用会影响肢体血供，较不安全，一般不建议过夜使用；②低弹力绷带（低延展性绷带）：可拉伸长度≤100%，促进深部静脉和淋巴回流。在行走或运动时，低延展度绷带变形较小，可将肌肉泵工作时对绷带产生的力反射到深部组织，从而促进深静脉系统和深部淋巴系统的回流作用。在休息时，低延展性绷带静息压低，长时间使用不会影响肢体血供，安全性高。目前是治疗肢体淋巴水肿的最佳材料。

4. 弹性压力包扎禁忌证

任何种类的急性感染；心源性水肿；恶性病变；肾功能衰竭；急性深静脉栓塞；动脉疾病。需特别注意高血压、卒中、糖尿病和支气管哮喘患者。

5. 多层低弹力绷带包扎系统

指管型绷带内衬、指部绷带、衬垫材料及低弹力绷带结合包扎。

（1）管状绷带：在涂完润肤剂后，使用棉质或棉—黏纤维质管状绷带包扎皮肤。这可以保护皮肤并吸收汗水和多余的水分。绷带的长度应足够长以来回绕手部或脚部（防止磨损）以及腹股沟或腋部（防止敏感皮肤擦伤）的衬垫。

（2）指部绷带：为了减少或防止手指或脚趾的肿胀，使用宽 4～5 cm 的网状弹力绷带包扎手关节或脚趾关节。应沿着每个指头的长度缠绕数层，始于关节远端止于关节近端。

（3）衬垫：保护皮肤和组织，降低压力性损伤和加强局部压力，防止发炎和摩擦。主要用在如跟腱、足背、胫骨前肌腱和踝关节等骨突部位，分解压力。常用衬垫多为聚氨酯泡沫衬垫，包括：①低到中等密度的泡沫：可切成各种形状以填补间隙或保护特定区域；较大的泡沫片用来包裹肢体；②高密度泡沫橡胶垫：用于加强局部压力和／或软化纤维化。例如踝关节周围的区域特别容易水肿，成形泡沫的衬垫有助于脚踝的重塑。

用于压力绷带治疗的材料包括：棉质筒装绷带、海绵衬垫、低弹性压力绷带。这些材料分不同型号，分别用于足趾、足背、踝部、小腿、大腿等部位。

6. 注意事项

（1）压力绷带有使用期限。不要随意剪切弹力绷带，为延长使用期，建议用中性肥皂清洗，避免在阳光下暴晒。

（2）压力绷带最常用于四肢淋巴水肿的治疗期和治疗后的维持期，规范的包扎才能取得良好的治疗效果。规范的包扎不仅应根据部位不同而选择相应的材料，同时，也应注意每种材料使用时的顺序。最后要注意的是包扎时对肢体产生的压力的大小。一般来说，肢体的远心端的包扎产生压力较近心端大，由此形成压力梯度。

7. 弹性压力包扎的基本技巧

弹性压力包扎的基本技巧，具体详见本书第六章"压力治疗"。

（三）功能锻炼

功能锻炼是淋巴水肿综合治疗重要的一部分。在生理状况下，淋巴管主要以自主收缩输送淋巴液，肌肉收缩、呼吸运动以及动脉的波动都有助于淋巴液的输送。在病理状态下，淋巴管被切断循环通路受阻或者淋巴管收缩功能不佳，淋巴液在管腔内滞留，引起淋巴管扩张。虽然此时扩张的淋巴管的收缩频率会增加淋巴液的输送，但是此时单靠淋巴管自身的收缩不足以完成受损淋巴系统的功能。因此，在没有治疗的情况下不主张患者做剧烈的体育锻炼，只有在采用规范的弹力绷带包扎的情况下可以做适当的锻炼。采用弹力绷带包扎患肢，一方面可以防止水分在组织间再次聚集，另一方面是对患肢的软组织产生一定的压力，协助淋巴管完成输送功能。

淋巴水肿患肢的功能锻炼没有统一的规则和程式，原则上先做较轻的运动，逐渐增加活动量，有的可以在床上进行，有的在站立时操练。行走、做操、集体游戏等都可以是锻炼的项目。

（四）皮肤护理

皮肤护理，具体详见本书第八章"皮肤护理"。

二、外科治疗

外科治疗主要是减少患肢的重量，可以正常穿鞋袜，减少感染，防止恶性病变以及改善外形。淋巴水肿外科治疗大致有以下种类。

（一）肢体减容手术

1.病变组织切除术

1841 年，Lis Franc 采用皮肤划痕法，通过针孔划伤来引流淋巴水肿肢体的淋巴液，这是国外治疗淋巴水肿的首次尝试。病变组织剥离游离皮片回植手术，即 Charles 手术，是过去应用最广的手术。手术切除深筋膜浅层的纤维化组织和增生的脂肪以及深筋膜,再从切除的病变组织上取断层皮片覆盖手术区。手术针对的是病变组织,而不是淋巴循环本身,不是针对发病原因的治疗手段,可能导致淋巴管的输送功能受到损害。回植皮片的营养往往较差,游离植皮后常常带来严重并发症。Servelle 分两期进行下肢的病变组织切除。Charles 手术、Servelle 手术是目前临床常用的术式,治疗对象是严重的象皮肿。治疗效果与切除的范围、深度有关。

2. 淋巴脂肪抽吸减容术

抽吸法可以消除淤积于皮下组织内的淋巴液和增生的脂肪组织,可以减轻肢体肿胀,改善外形。对具有部分淋巴回流功能的轻中度肢体淋巴水肿患者来说,抽吸法是可供选择的有效治疗方法。脂肪抽吸术是安全且快速恢复的手术,对下肢淋巴水肿的应用也是被证实的,但是术后一定要穿戴弹力绷带,不然淋巴水肿会快速反弹。然而由于单纯抽吸法未能建立有效的淋巴回流途径,不能从根本上治愈淋巴水肿,随着淋巴液的缓慢淤积,肢体肿胀会逐渐复发加重。

(二)显微淋巴外科手术

1. 淋巴结—静脉吻合和淋巴管—静脉吻合术

1966 年 Nielubowiczs 首次阐述淋巴结—静脉吻合手术:暴露水肿肢体淋巴结,切除连接输出淋巴管的上半部分淋巴结,将连接输入管的下半部分淋巴结与静脉作吻合。1979 年 O'Brien 提出淋巴管—静脉吻合手术:将受阻塞的淋巴管与静脉相连接。淋巴结—静脉吻合和淋巴管—静脉吻合术有创伤小、切口小、操作精细、手术并发症少、符合生理等特点,有较高的近期疗效和一定的远期疗效。继发性淋巴水肿,以近端淋巴管、淋巴结梗阻,远端淋巴管扩张为主要病理变化,病变早期,淋巴管损害程度较轻。因此诊断明确,有手术适应证,为避免淋巴水肿进展,中度以上的淋巴水肿,宜早行手术，争取良好效果。Oszewski 提出手术适应证包括：①淋巴管部分阻塞，还有部分通畅，皮肤和淋巴管无明显炎症；②手术后和感染后的继发性淋巴水肿以及原发性淋巴管扩张性淋巴水肿。

2. 自体淋巴管移植术

做移植的正常淋巴管取自下肢，分别与淋巴水肿患部和健康无病部位的淋巴管吻合，以帮助患者的淋巴液沿移植的淋巴管借助健侧肢体回流。

3. 自体静脉移植术

该术式优点：术后供肢无发生水肿的可能，小静脉和淋巴管在胚胎起源上及组织学结构上是类似的。移植的静脉可与淋巴管愈合并代替淋巴管。

4. 淋巴结移植术

Lin 等认为血管化移植的淋巴结在患肢起到"泵"的作用，引流组织中的积液。目前报道的淋巴结移植术只吻合移植淋巴结的动静脉，因此是血管化的淋巴结移植，而不是恢复淋巴循环的手术。

三、其他治疗

（一）烘绑治疗

即红外线和微波治疗，采用特制的远红外线治疗仪和微波治疗仪。

1. 热疗原理

热疗适用于各类肢体淋巴水肿，尤其是伴有频发感染并发症的慢性淋巴水肿，也适用于特大粗下肢患者（腿部周长达 90 cm），热疗利用远红外射线和微波辐射对人体皮肤产生热效应的原理进行治疗。工作时皮肤表面的温度可达到治疗所需要的 39 ℃～ 41 ℃。微波的穿透力更强，皮下 1 cm 的温度也可达 41 ℃。

2. 适应证

成人上肢和下肢慢性淋巴水肿、混合型下肢慢性水肿、下肢淋巴管或静脉炎迁延期。

3. 禁忌证

小儿患者、外生殖器水肿、恶性肿瘤根治术后 5 年期内、恶性淋巴水肿、慢性淋巴水肿、急性皮肤蜂窝织炎和淋巴管感染期。

4. 使用方法

（1）远红外和微波热疗每次治疗 1 小时，每天 1 次，20 次为 1 个疗程。根据病变的程度每年治疗 10 ～ 30 个疗程。治疗期间和治疗后患肢采用弹力绷带包扎。

（2）远红外和微波辐射热疗能够减轻肢体淋巴水肿，缩小患肢的周径。疗效的观察包括治疗前后患肢周径和体积的变化。随着治疗疗程的增加，疗效更加显著。

（二）间歇性空气波压力治疗

1. 间歇性空气波压力治疗应用较广，仪器包括电动空气压力泵和可充气的套筒两个部分。套筒可以做间歇性的充气和排气，一个循环需 30 ～ 120 秒。套筒一般有多个腔（3 ～ 10 个），工作时逐个充气后沿患肢的长轴向肢体根部起按压作用。

2. 适应证尚未明确。

3. 禁忌证：未经治疗的非凹陷性淋巴水肿；深静脉栓塞已知或怀疑病例；肺栓塞；栓塞性静脉炎；急性皮肤蜂窝织炎和淋巴管炎；肺水肿；严重心力衰竭；缺血性脉管病；活动性、转移性病变引起的水肿；肢体根部和躯干的水肿。

4. 使用方法：间歇性空气波压力治疗淋巴水肿没有约定俗成的规定，

但是必须谨慎实施治疗，保证采用正确的技术和压力，压力的选择应考虑患者的耐受力和对治疗的反应。一般采用的压力为 30～60mmHg，谨慎的情况下用 20～30mmHg，每日 30 分钟～2 小时。间歇性空气波压力治疗有可能引发或加重肢体根部的水肿及组织纤维化，也可能加重外生殖器的水肿。

（三）药物治疗

1. 利尿剂

作用机制与淋巴水肿形成机制相悖，可在综合治疗开始前或早期短期并伴有其他病变或并发症时短暂使用，但不主张长期使用，因为利尿剂消除周围淋巴水肿的作用很有限，反而可能引起体内电解质紊乱。对减轻胸膜腔淋巴积液及蛋白丢失性肠病可能有效，对于恶性肿瘤引起的恶性淋巴水肿可能短暂有效。

2. 抗菌类药物

抗生素药物用于治疗淋巴水肿引起的急性炎症。典型的感染症状包括红、痛、高热、较少见的感染性休克，较轻的皮肤红而没有全身症状时不一定是细菌感染。如果已经接受正规的综合物理治疗患肢仍然反复发生感染应给予预防性青霉素或广谱抗生素治疗。如伴有真菌感染，应局部使用抗真菌药。

3. 迈之灵

主要为血管外科用药。药理作用包括降低毛细血管通透性，增加静脉回流，减轻静脉淤血症状，增加血管弹性，增加血管张力。主要用于治疗慢性静脉功能不全，各种原因所致的软组织肿胀、静脉性水肿。

4. 复方中药

传统中药采用数味药组合，具有君臣佐使的协同作用，治疗淋巴水肿这类病理改变复杂疾病的疗效更优。主要效果表现为：水肿—肢体周径的变化；皮肤组织感染的控制；皮肤、皮下组织增生和纤维化的改善。

｜第三章｜

继发性淋巴水肿概述

本章介绍

  概述了继发性淋巴水肿定义、危险因素和临床特征。详细介绍了乳腺癌、妇科肿瘤、头颈部肿瘤、男性泌尿生殖系统肿瘤与淋巴水肿的联系和相关知识，以及安宁疗护患者即晚期恶性肿瘤患者发生淋巴水肿知识和护理要点。

学习目标

  1.了解继发性淋巴水肿发生的危险因素、临床特征。

  2.熟知继发性淋巴水肿定义。

  3.掌握乳腺癌、妇科肿瘤、头颈部肿瘤、男性泌尿生殖系统肿瘤相关淋巴水肿的预防和护理要点，并正确指导患者。

  继发性淋巴水肿是指有明确发病原因的淋巴水肿。是由于疾病过程、反复感染、创伤、手术、肥胖或恶性肿瘤和恶性肿瘤相关治疗措施的结果而导致原先正常的淋巴管损伤或阻塞、淋巴运输的外在中断而导致的病理表现，其远比原发性淋巴水肿常见。

第一节　继发性淋巴水肿发生的危险因素

一、活动不足

随着科技不断发展，交通工具日新月异的更新，以及现代工作模式的改变，越来越多的现代人长时间处于坐位或站立不动。而当人体处于坐位或站立不动时，重力将阻碍血液从身体下垂的部位通过静脉和淋巴回流，从而使这些部位的静脉充血，并导致液体溢出到组织间隙形成静脉曲张和肢体肿胀等症状。在正常情况下，活动可以刺激淋巴系统排出组织间多余液体，使上述症状得以缓解和消失。而活动不足或长时间保持一个体位不变时，淋巴系统不能有效工作，静脉曲张和肢体肿胀等症状将会日趋加重，达到和超过淋巴系统代偿能力时，将可能出现淋巴水肿。因此，活动不足是淋巴水肿发生的危险因素之一。

二、年龄增大

随着年龄的增长，淋巴水肿的可能性也在增加。这可能与越来越缺乏活动能力有关。同时，也可能与随着年龄的增大，淋巴系统功能逐渐减弱和衰退有关。

三、肥胖

肥胖是继发性淋巴水肿的又一个危险因素。主要原因有：

1. 肥胖的人往往运动较少，随着体重的不断增加，运动变得越来越困难。这是肥胖导致淋巴水肿的原因之一。

2. 肥胖会直接破坏淋巴引流，其发生机制尚不清楚，可能与脂肪组织的性质有关。国外有研究表明，向超重的患者提供各种减肥食谱，能有效治疗乳腺癌相关的淋巴水肿。

3.肥胖患者超重的组织或器官可能会压迫阻塞静脉中的血液和淋巴管的淋巴液流动，导致淋巴水肿发生。

四、创伤或手术

正常情况下人体淋巴管再生修复的能力很强，对于损伤不严重或不广泛的淋巴管损伤机体能较快自行修复。皮肤的广泛损伤还会形成广泛的瘢痕，日后瘢痕的挛缩会压迫新生的淋巴管，阻碍新建的淋巴循环，远端的受阻淋巴管会逐渐形成管腔狭窄甚至闭塞。创伤痊愈早期水肿可不立即发生，经过一段潜伏期，时间可长达数年。医源性淋巴水肿多与创伤和手术有关。

五、恶性肿瘤与恶性肿瘤治疗

恶性肿瘤体积较大、部位特殊时，可压迫局部淋巴回流通路导致淋巴水肿的发生。另外，恶性肿瘤也可能因转移扩散到淋巴系统导致系统功能受损而引起淋巴水肿。但恶性肿瘤本身并非引起继发性淋巴水肿主要原因，其主要原因是恶性肿瘤的治疗。比如，恶性肿瘤根治手术，如乳腺癌、宫颈癌、卵巢癌等手术会切除局部淋巴结和淋巴管，而阻断淋巴通路导致水肿发生。再者，放射治疗也是继发性淋巴水肿的一个因素，放疗会导致局部的淋巴结和淋巴管功能受损而不能正常工作。此外，化疗也是继发性淋巴水肿的一个危险因素，紫杉醇为常用的化疗药物，它可使手臂的血管释放更多的液体，增加淋巴负荷。加之淋巴系统转移或手术等原因，使得淋巴系统不堪重负，而导致淋巴水肿。

六、感染

我们知道，感染是淋巴水肿患者的常见并发症。但其实感染也可能是病因。淋巴管或皮肤的细菌感染会加重淋巴管的损伤，干扰淋巴回流。因此，一旦感染引起淋巴水肿，就会形成恶性循环，可能会导致进一步感染，如蜂窝织炎，从而使淋巴水肿加重。

七、丝虫病

在世界范围内，丝虫病是继发性淋巴水肿最常见的病因。引起淋巴系统炎症和瘢痕的丝虫病在继发性淋巴水肿患者中占相当大的比例。目前，在我国已较难见到丝虫病导致的继发性淋巴水肿。

八、深静脉血栓形成

深静脉血栓形成（DVT）是指血液在深静脉腔内异常凝结，阻塞静脉管腔，导致静脉回流障碍，引起远端静脉高压、肢体肿胀、疼痛及浅静脉扩张等临床症状，多见于下肢。通常情况下，如果淋巴系统正常，一旦血凝块清除，肿胀就会消退。但有时这种肿胀也会持续，这是因为血栓形成对淋巴系统已造成损伤，此时下肢持续的肿胀被称为血栓后综合征，其本质是淋巴水肿。

九、静脉曲张

静脉曲张是指由于血液淤滞、静脉管壁薄弱等因素，导致的静脉迂曲、扩张。静脉曲张最常发生的部位在下肢。当患者处于坐位或站立位时，静脉曲张会产生压力，迫使液体进入组织间隙（液体量比正常情况要多得多）。静脉曲张手术通常会减轻肿胀，但如果肿胀没有减轻，那么原因可能是淋巴水肿。

综上所述，淋巴水肿发生有很多不同的危险因素，而其中有些因素是可以避免或提前干预的。目前为止，我们无法知道继发性淋巴水肿的所有危险因素，但对以上已知的危险因素进行有效的管理和风险规避，将会给淋巴水肿的预防和治疗带来事半功倍的效果。

第二节　继发性淋巴水肿的临床特征

继发性淋巴水肿中，下肢淋巴水肿比上肢淋巴水肿更为常见，女性发病率明显高于男性。通常与感染、慢性静脉功能不全、肾衰竭、肥胖和恶性肿瘤（如子宫癌、前列腺癌、淋巴瘤和黑色素瘤）有关。与原发性淋巴水肿比较，它有明确的病因可寻，临床表现亦不同于原发性淋巴水肿，具体临床特征如下：

一、体格检查特征

1. 肿胀

在淋巴水肿的早期，由于在皮下组织纤维化发生之前，大量富含蛋白质的液体流入间质，皮肤呈面团状水肿，水肿起病较缓，出现一过性无压痛的凹陷性水肿，常起自肢体远端，慢慢向近端蔓延，患者会经常抱怨患肢沉重感和不适，尤其是在一天快结束时或气温高时更明显，女性水肿程度会随着月经周期变化稍有改变。疼痛感不明显。

单侧多见，约占2/3，部分病人可表现为双侧肢体淋巴水肿。随着病情的发展以及疾病过程中间质物理性质的改变，这些变化将改变组织的水力传导性，从而改变液体的清除和淋巴管生成。皮肤进一步增厚和纤维化，水肿性质转变为无凹陷性水肿。无凹陷性水肿提示淋巴水肿进入不可逆阶段。

2. 皮肤改变

初期，除了一过性凹陷性水肿，皮肤无明显改变，随着时间的推移，皮肤会出现凹凸不平的纹理，称之为橘皮症。无凹陷水肿期时出现

Stemmer症，表现为由于皮下肿胀和皮肤增厚而无法捏住第二脚趾基部的皮肤皱褶，是慢性淋巴水肿的特征性表现。随着时间的推移，整条腿可能会膨胀到正常大小的几倍，就像大象的腿那样又粗又圆。晚期，皮肤渐渐变硬，呈革质的质地，呈现象皮肿样变化。受病部位的皮肤色素沉着，有角化过度的乳头状瘤伴疣状、苔藓或鹅卵石样外观，病人有疼痛感、肢体功能受限。

另外，慢性淋巴水肿的皮肤因过度肿胀容易出现裂隙，淋巴液从裂隙处流出，不仅影响创面愈合，同时也导致感染风险的增加，淋巴水肿性创面常伴有浅黄色液体渗出，感染后有典型的红肿热痛表现。因此淋巴管炎和复发性蜂窝织炎、脓疱症也很常见，这也导致淋巴水肿进一步加重恶化，在更罕见的情况下，长期淋巴水肿的病人发展为皮肤血管肉瘤。这种侵袭性肿瘤通常表现为红紫色斑块或小结节，可扩大、溃烂并形成附属物病。

特征性的皮肤变化，如水肿、皮肤色素沉着、皮肤纤维化和Stemmer阳性体征，有助于诊断淋巴水肿。

二、超声检查特征

使用超声检查继发性淋巴水肿的皮肤和皮下组织。四肢淋巴水肿有三种典型的超声表现，即皮肤厚度增加，皮下组织厚度增加和皮下回声增强。这三个发现都与国际淋巴学会淋巴水肿分期有很好的相关性。随着临床严重程度的进展，下肢各部位回声增强。

三、吲哚菁绿淋巴显像（ICG-LG）特征

对继发性淋巴水肿的早期诊断是困难的。淋巴造影术因此被确立为诊断淋巴水肿的主要方法，ICG-LG可以迅速识别淋巴管，能实时显示浅表淋巴流动。继发性下肢淋巴水肿患者无症状（0期）肢体的真皮淋巴回流

征在 ICG-LG 上显示飞溅型，可以在亚临床阶段早期诊断继发性淋巴水肿。

第三节　乳腺癌与淋巴水肿

一、乳腺癌及术后乳腺癌相关淋巴水肿的流行病学特点

世界卫生组织国际癌症研究中心及国家癌症中心中国肿瘤年报研究显示，乳腺癌发病率无论是在全球还是中国人群中均高居女性恶性肿瘤首位，且呈不断上升趋势，随着医疗技术的不断发展，乳腺癌治疗效果也得到不断的提升，5 年生存率达到 77.9% ～ 90.8%，被认为是治愈率最高的癌症。

乳腺癌相关淋巴水肿（breast cancer related lymphedema，BCRL）是乳腺癌术后最常见的并发症，也是影响乳腺癌患者生活质量最主要的原因之一，主要是由于手术及治疗破坏淋巴结、淋巴管，使得整个患侧上肢淋巴回流系统的完整性受损，导致腋窝淋巴引流通路阻断，大量含蛋白质的淋巴液滞留在组织间隙而形成上肢水肿。乳腺癌相关淋巴水肿被认为是最常见的继发性淋巴水肿。到目前为止，仍有超过 1/4 的乳腺癌存活者将发展为 BCRL，由于缺乏统一客观的 BCRL 诊断标准，报道的 BCRL 发生率可高达 65%，在最近的一项系统评价中，BCRL 的总体估计发生率为 21.4%，发生时间一般是术后 3 个月到术后 3 年不等，最常发生于术后 6 个月至 1 年，随时间的推移逐渐增加，最高可达 77% ～ 94%。

BCRL 是乳腺癌患者生活质量下降的独立影响因素，出现上肢淋巴水肿的大部分乳腺癌患者都要终生忍受其带来的肢体麻木、外观异常、疲乏无力、反复感染和上肢功能障碍，患者由于身体形象和生活方式的改变，缺乏自信，出现负性情绪，表现为：焦虑、抑郁、沮丧、脾气暴躁等，甚至长期伴随肢体肿胀，使患者对身体产生不安全感，影响患者的工作和日

常生活，社会活动量减少，逐渐出现社会脱离和社会功能受影响的表现。

二、乳腺癌相关淋巴水肿的发病机制

淋巴水肿的发病机制，目前并不是十分明确，淋巴梗阻学说是目前发展较为成熟的理论，该学说认为是腋窝淋巴结清扫时破坏了上肢回流至腋窝的淋巴通路，导致上肢淋巴回流障碍而引起上肢水肿。另外还有泵衰竭学说及近几年在泵衰竭学说基础上提出的组织间隙压力失调学说，总结来说乳腺癌相关上肢淋巴水肿的发病机制包括以下几个方面：

1.在腋窝淋巴结清扫术中破坏了乳腺癌患者上肢的淋巴回流通路，导致富含蛋白质的液体滞留组织间隙，从而造成上肢凹陷性淋巴水肿的形成。

2.随着病情进一步发展，组织间隙中高浓度的蛋白质渗液刺激机体结缔组织的异常增生，胶原蛋白沉积，纤维组织逐渐取代脂肪组织，管壁通透性减弱，自发收缩功能减弱，淋巴管内的单向性活瓣受损，泵功能衰竭，淋巴液回流障碍进一步加重。

3.组织间隙内的淋巴液因富含高蛋白，皮肤受损后很容易反复感染，致使皮肤与皮下组织增厚，皮肤角化、粗糙、色素沉着、疣状增生，坚硬如象皮，发展为"非凹陷性"淋巴水肿。

4.由于淋巴通路被破坏，使免疫细胞（如淋巴细胞和巨噬细胞）的循环途径被阻断，机体的免疫功能进一步降低，易导致患侧肢体淋巴肉瘤形成。

三、BCRL 症状及对患者的身心危害

淋巴水肿作为一种慢性疾病，仅次于乳腺癌术后复发的严重状态，根据水肿的程度，BCRL 的症状主要表现为:（1）患侧肢体的肿胀与不适；（2）上肢的乏力、沉重感；（3）患侧上肢的麻木感；（4）患侧上肢皮肤

的烧灼感；（5）屈曲手腕或手臂及患侧上肢活动能力的下降；（6）严重者出现反复感染、"丹毒"样症状甚至致残等。

除以上症状之外，淋巴水肿是乳腺癌患者生活质量下降的独立预测因子，乳腺癌伴淋巴水肿患者的生活质量明显低于非淋巴水肿患者，其对患者生理、心理以及社会功能均产生不良影响，该类患者肿胀肢体对肢体功能的限制及自我形象的改变，影响患者在家庭和工作上的职能以及患者与他人的社会关系，患者容易受到人际关系和社交回避的干扰，产生抑郁、焦虑、挫折、痛苦及困惑等心理，使患者出现自我形象紊乱、自尊感下降，同时增加患者的经济负担等。

四、BCRL 的危险因素

个体发展成淋巴水肿很大程度上取决于患者存在淋巴水肿危险因素。BCRL 危险因素包括治疗相关危险因素和非治疗相关危险因素。

（一）BCRL 治疗相关性危险因素

BCRL 与治疗相关的主要危险因素包括腋窝淋巴结清扫（ALND）和区域淋巴结放疗（RLNR）。强有力的证据表明，ALND 和 RLNR 都是 BCRL 的独立危险因素。此外，新出现的证据表明缺乏乳房重建术是另一个与治疗相关的危险因素，紫杉醇化疗也会增加淋巴水肿的发生风险。

1. 腋窝手术的类型

腋窝手术的类型在很大程度上决定了一个人患淋巴水肿的风险，无论是切除很多腋窝淋巴结（ALND）还是切除很少的前哨淋巴结活检术（SLNB）都使患者面临发展成淋巴水肿的终生风险，ALND 的患者淋巴水肿的发生率（19.9%）是接受 SLNB（5.6%）患者的 4 倍；腋窝淋巴结摘除的数量也是影响因素之一，摘除 5 个以上淋巴结的患者发病率（18.2%）明显高于少于 5 个的患者（3.3%）；另外，相较纵切口而言，腋窝横切口患者水肿发生率有所下降；皮瓣厚度也是需考虑的因素之一，有学者认为，过薄的游离皮瓣可致皮瓣坏死，瘢痕收缩，易引起水肿。因此，乳腺癌相关手术尤其是腋窝手术的程度和方式是 BCRL 发展的重要预后因素，这一因素可能会随着先进手术技术而得到改善。

2. 局部淋巴结放疗

RLNR 已被证明是淋巴水肿发生的重要危险因素。接受 RLNR 的 ALND 患者淋巴水肿风险显著增加。接受 RLNR 的患者，即使没有进行 ALND，也应被视为发生淋巴水肿的高危人群，水肿发生率与放疗的剂量有关，其发生可能与放疗损伤周围组织致纤维化有关，引起静脉血管、淋巴管受压闭塞，上肢淋巴回流障碍，易发感染等加剧水肿。因此，所有接受 ALND 和 / 或 RLNR 的患者都应进行前瞻性筛查。

3. 乳房重建

乳腺癌根治术后立即进行乳房重建可以显著降低患淋巴水肿的风险。与进行了重建的患者相比，未进行重建的患者更容易发生 BCRL，及时重建可以降低 BCRL 的风险。

4. 辅助和新辅助化疗

目前为止，虽没有明确的共识，但一些研究表明，辅助化疗是 BCRL 的潜在危险因素，尤其是基于紫杉醇的化疗和以多西他赛为基础的化疗显著增加 BCRL 的累积发生率，可能和患者体液潴留有关。

（二）BCRL 的非治疗相关危险因素

BCRL 非治疗相关的危险因素，包括诊断时的体重指数（BMI）、亚临床水肿和治疗时的蜂窝织炎。

1. 乳腺癌诊断时的 BMI

乳腺癌诊断时的高 BMI 是发生 BCRL 的危险因素，BMI 大于或等于 30 是 BCRL 的独立危险因素，除了诊断时的高 BMI，治疗期间和治疗后的体重波动也可能是 BCRL 的危险因素。

2. 亚临床水肿

亚临床水肿已被证明是 BCRL 的危险因素。亚临床水肿和淋巴水肿进展期之间的区别为后者肿胀肢体会有 10% 的相对体积变化。术后 3 个月内手臂体积增大 3% ～ 10% 都会增加 BCRL 的风险。因此，早期筛查术后手臂体积以评估在何种程度的肿胀需要进行干预，可作为预测 BCRL 风险的方法之一。

3. 蜂窝织炎

蜂窝织炎感染显著增加 BCRL 风险。接受过乳腺癌治疗的患者应警惕术后感染的风险。

五、BCRL 的预防和护理要点

1. 自我观察手指、手背和胸壁是否肿胀。一旦发现异常立即就医。

2. 保持手臂皮肤的清洁，清洗时不要用暴力，洗后将皮肤擦干，使用护肤霜防止干燥。

3. 避免用患侧手臂反复做推、举、抓等动作；避免用患侧手臂提重物，也要避免在患侧肩部背重物；避免在患侧手指和手臂上佩戴较紧的首饰；避免温度的较大变化，禁止洗桑拿、日晒；避免任何形式的皮肤损伤，如刀割伤、晒伤、烫伤、抓伤、运动损伤，一旦发生损伤应注意防止感染；避免在患病一侧的手臂上做注射、抽血或测量血压。必要时在手臂上做标记以提醒有关医务人员。

4. 做家务活时应戴手套，避免损伤。修剪指甲时，避免损伤甲床。

5. 在医生的指导下进行必要的体育锻炼。避免患肢过度疲劳，一旦发生疼痛，应立即休息，将手臂抬高。推荐几种运动项目：散步、游泳、骑自行车。

6. 穿戴轻便合适的胸罩，防止太紧影响淋巴液回流；长途旅行时，应穿弹力手套甚至弹力绷带；已经发生淋巴水肿的病人应使用弹力手臂套，并注意及时更换因长期使用而弹性不足的手臂套。

7. 如果发现手臂的皮肤发红、痒、痛、热及发烧，应立即去医院诊治。

8. 维持适当的体重，低盐、高纤维饮食，禁烟、禁酒。

第四节　妇科肿瘤与淋巴水肿

一、妇科肿瘤与妇科肿瘤相关淋巴水肿的流行病学特点

妇科恶性肿瘤主要包括宫颈癌、子宫内膜癌、卵巢癌、外阴癌、阴道癌等。在发展中国家女性恶性肿瘤中宫颈癌发病率位居第 2 位，2017 年国家癌症登记中心数据显示我国女性恶性肿瘤宫颈癌及子宫内膜癌的发病率分别为第 6 位和第 9 位。

妇科恶性肿瘤的治疗方法主要为手术、放疗及化疗，除了卵巢癌以腹膜腔种植转移方式为主，宫颈癌、子宫内膜癌、外阴癌、阴道癌均以淋巴道转移为主要方式，根据不同部位肿瘤的淋巴结阶梯转移规律，分别施以盆腔淋巴结清扫、腹主动脉旁淋巴结清扫或活检，以及腹股沟淋巴结浅清扫。患者术后辅助放疗比例高，放疗中淋巴结引流区定义为肿瘤靶区，接受处方剂量的照射。基于以上的治疗特点，伴随着手术或放疗导致的直接或间接的区域淋巴引流系统损伤，淋巴回流通路受阻，从而导致下肢淋巴

水肿（lower limb lymphedema，LLL）的并发症，是妇科恶性肿瘤治疗后常见的病理生理变化及临床过程，临床诊治过程中，患者表现为单侧或双侧下肢的局部肿胀、疼痛、沉重，甚至反复感染，下肢功能障碍，生活质量受影响。

LLL是淋巴系统功能性障碍引起的淋巴液在组织间隙滞留所导致的组织水肿、慢性炎性反应和组织纤维化等一系列慢性疾病。淋巴液富含蛋白质，长期刺激使结缔组织异常增生，脂肪组织为大量纤维组织所替代，进一步加重淋巴液回流障碍，形成恶性循环。随着病情发展，皮肤及皮下组织极度增厚，皮肤表面角化、粗糙，甚至出现疣状增生，最后形成象皮肿病变，导致肢体功能下降。

妇科恶性肿瘤治疗后LLL的发病率缺乏大数据统计，文献报道为2%～59%，75%的LLL在治疗后第1年内发生，19%在第1～2年内发生，6%在第2～5年内发生，40%的LLL是暂时性的，60%的LLL是持续性的，部分患者会持续20～30年。美国妇科肿瘤学组（gynecologic oncology group，GOG）正在开展一项关于妇科恶性肿瘤患者相关的LLL的临床研究，研究结果将提供LLL的高危因素和发病率。

二、LLL症状及对患者的身心危害

LLL早期表现为可逆性水肿，经休息或抬高患肢尚可消退，以大腿内侧的水肿为主，下腹部和腹股沟区的皮下也同时出现广泛的水肿。如治疗不及时，水肿进一步加重，将发生组织纤维化、脂肪沉积等不可逆的病理变化。患肢长期肿胀使患者出现患肢功能障碍、行动不便、频发淋巴管炎等，给患者带来的经济和心理负担较重。作为慢性进展性疾病，早期治疗效果优于晚期，然而妇科恶性肿瘤术后下肢淋巴水肿容易被医护人员及患者自身忽视。

三、LLL 的高危因素

（一）患者相关因素

通常体重指数（BMI）是淋巴水肿的危险因素，可能因脂肪压迫或浸润血管、淋巴管引起淋巴回流障碍，在子宫内膜癌和卵巢癌中均发现超重和肥胖与 LLL 正相关，但在宫颈癌中并不明显，可能宫颈癌的治疗对淋巴系统破坏所造成的损伤权重更大，掩盖了 BMI 的影响。研究显示 ≥ 60 岁和 < 60 岁的宫颈癌患者术后 LLL 发生率分别为 17.1％和 12.4％，一般情况下，年龄越大，身体活动能力低，术后并发症的发生率越大。

（二）治疗相关因素

1. 淋巴结切除范围

淋巴结切除的范围、数目与 LLL 相关，行淋巴结清扫的患者 LLL 的发生率为 27.9％，无淋巴结清扫者为 5.8％。研究表明，> 10 个、> 31 个、> 21 个、> 25 个淋巴结切除是 LLL 的危险因素。可见随着淋巴结切除数目的增加，LLL 的发生率增加。多个研究表明，旋髂淋巴结切除是妇科恶性肿瘤发生 LLL 的高危因素，该淋巴结位于髂外淋巴结最远端，旋髂深静脉和股管之间。

2. 肿瘤部位

不同部位的肿瘤术后 LLL 的发生率不同，依次为外阴癌 30％ ～ 70％，宫颈癌 0％ ～ 55.9％，子宫内膜癌 1.2％ ～ 47％，卵巢癌 4.7％ ～ 40.8％。分析原因：不同肿瘤的清扫部位及范围导致了 LLL 发生率明显不同，腹股沟浅淋巴结清扫以及完全的盆腔淋巴结清扫更容易引起 LLL。

3. 放疗

术后辅助放疗是 LLL 的高危因素，放疗干扰了手术损伤的淋巴管愈合，导致各级淋巴管纤维化会进一步促成 LLL 的发生及发展，"手术 + 放疗"这种常见的妇科恶性肿瘤综合治疗模式无论与单纯手术相比（44.4%vs 15.8%），还是与单纯放疗相比（15% vs 6%），LLL 的发生率都明显增加，而单纯接受根治性放疗患者，LLL 的发生率并不高（4.96%），研究发现，放疗剂量越大，LLL 的发生率越高，宫颈癌盆腔体外照射剂量 > 45 Gy 时，LLL 发生率为 26.8%，而 ≤ 45 Gy 时，为 13.1%（P=0.038）。

4. 其他

LLL 可导致下肢反复发作的蜂窝织炎或淋巴管炎，而感染又会加重 LLL，研究表明，蜂窝织炎是 LLL 的高危因素，LLL 患者若继发感染，会进一步损坏淋巴系统，原有水肿会进一步加剧，不有效控制感染，会是恶性循环的过程，淋巴囊肿与 LLL 由相同的病因基础发展而来，淋巴囊肿过大或继发感染，会加重下肢水肿，应根据病情分别或同时予以囊肿穿刺引流、引流液培养、抗感染等积极治疗。

（三）肿瘤相关危险因素

肿瘤晚期以及淋巴结转移明显者，由于肿瘤及治疗导致淋巴系统的破坏会更广泛，更容易发生 LLL。

四、LLL 的预防和护理要点

1. 患者及医务人员认知的提升

患者往往缺乏 LLL 的相关知识，导致延误诊断和治疗。一项调查显示，患者从出现淋巴水肿症状到开始治疗平均为 3 年，30% 患者出院前未曾接受过任何关于 LLL 的口头或书面信息，接受过相关信息的患者仅有 30% 对所提供的信息满意，专业医护人员提供的患者健康教育、指导，包括 LLL 的风险因素、预防措施等，有助于患者形成良好的行为习惯或目的性的行为方式以预防 LLL 的发生，如保持体重在正常范围、适当的运动等，对预防术后 LLL 有重要作用。另外医务人员普遍对 LLL 重视不够，医院缺少专科设置及受过专业培训的人员，随着对恶性肿瘤疗效的认知已提升到生活质量与生存并重的高度，这种现状亟须改善。

2. 改善治疗方式

（1）缩小淋巴结切除范围：对于早期宫颈癌、子宫内膜癌、外阴癌，前哨淋巴结活检是有望取代盆腔淋巴结或腹股沟浅淋巴结清扫的有效手术方式，在美国国立综合癌症网络指南中，前哨淋巴结活检的证据级别逐渐提高，临床可谨慎选择患者应用，减少不必要的淋巴系统损伤，采取前哨淋巴结活检术取代盆腔淋巴结清扫可有效降低患者术后 LLL 的发生率，较多文献表明旋髂淋巴结切除与 LLL 的发生相关，由于该淋巴结转移率低，可避免切除。

（2）合适的放疗范围：研究报道对宫颈癌术后有中危病理因素者，行常规标准野放疗与行缩小野放疗的疗效比较，2 组治疗疗效相同，但缩小野放疗者阴道狭窄及 LLL 的发生率明显降低。因此，对预计淋巴结区域复发率低的患者，可考虑缩小野放疗，减少淋巴结区域的照射，降低 LLL 发生率。

3. 勤修剪趾甲，避免甲沟炎，积极治疗脚部潜在的炎症。减少感染并发症，积极治疗足皮肤癣。一旦发生丹毒等皮肤感染时立即就医，尽早使用抗生素控制感染。

4. 避免过度疲劳和负重；避免久坐、久站、久蹲，可间断行走；避免在没有穿着弹力袜或绷带的情况下做剧烈或长时间的运动；避免穿过紧的鞋子。

5. 提高机体抵抗力。

6. 长途行走和攀爬以及坐飞机时建议穿弹性裤袜。

7. 一旦发现水肿应立即去专科医生处就诊。

第五节　头颈部肿瘤与淋巴水肿

一、头颈部肿瘤与头颈部肿瘤相关淋巴水肿的流行病学特点

头颈部癌症（head and neck cancer，HNC）是常见的癌症种类之一，占全身癌症的 5%，在我国男性癌症中的发病率为第 6 位，死亡率为第 7 位。

手术、放疗及化疗是治疗 HNC 的主要方法，但这些治疗方式可破坏淋巴结构，损伤软组织导致瘢痕组织形成和纤维化，并进一步影响淋巴功能，患者有较高风险发生继发性淋巴水肿。

头颈部淋巴水肿（head and neck lymphoedema，HNL）比例高达 75%～90%，治疗后 1～3 个月明显。部分患者在淋巴侧支循环建立后水肿可消退。但研究显示，超过 50% 患者在治疗和康复期间的某个时间点出现继发性淋巴水肿，从而发生相关部位或器官中至重度纤维化，严重影响患者生活质量。

二、HNL 的发病机制

淋巴水肿是淋巴管畸形或淋巴管获得性损伤导致淋巴负荷超过淋巴系统运输能力的结果。头颈部淋巴网络广泛，淋巴结数目占全身的 1/3，癌症、手术和放疗均可破坏淋巴结构，阻断淋巴流动，从而导致软组织水肿。此外，淋巴液通过肌肉收缩和运动压迫软组织进行流动，由于手术和 / 或放射治疗对这些结构的损伤，导致肌肉和软组织活动减少，进一步阻碍淋巴回流。

三、HNL 症状及对患者的身心危害

HNL 可分为外淋巴水肿（external head and neck lymphedema，EHNL）以及膜迷路积水（internal head and neck lymphedema，IHNL）。EHNL 多指面、

颈部皮肤、皮下软组织的水肿，表现为手术瘢痕局部或者放疗后患者颌面部以及颈项部皮下软组织的水肿。近期 EHNL 对患者外貌影响较大，可能引起患者焦虑乃至严重心理问题；远期慢性炎症刺激局部皮肤纤维化可导致颈部运动障碍。IHNL 是指发生于软组织层面以下，上呼吸消化道如咽、喉的水肿，常发生于放疗后头颈肿瘤患者，晚期因喉、会厌、咽缩肌等结构发生损伤、纤维化，导致患者咀嚼、吞咽、言语等功能障碍。EHNL 和 IHNL 二者可单独存在也可同时发生。

四、HNL 的预防和护理要点

1. 促进伤口尽快愈合。

2. 术后放松肩膀，减轻肩颈部疼痛，防止斜方肌的伸展性纤维化和胸肌挛缩。

3. 在医生的指导下进行头颈部肌肉锻炼。加强残颈肩带肌肉锻炼。早期以被动运动为主，逐渐过渡到主动辅助性运动和完全抵抗性运动。可进行颈伸肌的等长运动和肩关节的全范围关节运动。应避免剧烈的体力活动，如举重、搬运、拖拽等。

4. 注意剃须安全，避免损伤头颈部皮肤。保持头颈部皮肤清洁，防止蚊虫叮咬以及可能引起头颈部皮肤组织感染的因素。禁止洗桑拿、日晒。

5. 提高机体抵抗力。

6. 自我观察头颈面部是否有肿胀不适，一旦发现水肿应立即去专科医生处就诊。

第六节　男性泌尿生殖系统肿瘤与淋巴水肿

男性泌尿生殖系肿瘤范畴很广，从常见的肾癌、膀胱癌和前列腺癌，到少见的肾上腺肿瘤、输尿管癌、阴茎癌、睾丸肿瘤和外阴部其他肿瘤。其中，恶性居多，良性较少。

继发性淋巴水肿主要由恶性肿瘤腹股沟 / 髂窝淋巴结转移，外阴部和盆腔恶性肿瘤根治术及其他治疗方案破坏腹股沟 / 髂窝淋巴结引起。水肿部位包括下肢、外生殖器和外阴部水肿，早期水肿局限在外阴部或发生在足背和踝周。随病期延长水肿的范围可扩大至整个肢体和外阴、下腹部。

男性泌尿生殖系统肿瘤相关的下肢淋巴水肿治疗和其他继发性下肢淋巴水肿相比无特殊性，不同之处，由于外生殖器和外阴部部位特殊，水肿较难控制，CDT 和压力治疗实施起来比较困难，尤其同时治疗下肢淋巴水肿时，还会加重外生殖器及外阴部的水肿程度。在控制好压力值、确保安全的前提下，可以综合使用定制的压力短裤、压力套、压力带进行压力治疗，减轻水肿并维持效果。后期阴囊水肿纤维化明显时可考虑外科手术解决。

第七节　安宁疗护患者与淋巴水肿

一、安宁疗护与淋巴水肿概述

安宁疗护是癌症治疗的一个重要组成部分，是对没有治愈希望的患者所进行的积极而非消极的照顾，对疼痛及相关的症状控制，对临终的病患及其家属提供生理、心理、情感、精神以及财务上的合法帮助，以达到尽可能提升患者和家属生活质量的目的。

淋巴水肿在癌症晚期需安宁疗护的患者中很常见，淋巴水肿对晚期病人来说是一种极其痛苦和不舒服的状况。据报道，淋巴水肿是晚期安宁疗护患者第四常见的症状，排在恶心和呕吐之前，尽管其真实发病率尚不清楚。不幸的是，姑息性淋巴水肿患者往往是在水肿变得严重和难以实现任何实际改善时才提及。在原发病的基础上，晚期癌症姑息治疗患者因肿瘤阻塞、淋巴结摘除、放疗和低蛋白血症、静脉高压（液体超载或滞留）、静脉血栓形成和药物等因素易发生淋巴水肿。

二、淋巴水肿对安宁疗护患者的身心危害

1. 增加不适感

肿胀的肢体会令患者有沉重感。另外，水肿处皮肤通常是非常柔软和脆弱的，如果破裂，淋巴液可能渗漏到皮肤表面，导致皮肤浸渍，浸湿衣服、拖鞋、家具和床上用品，并可使患者感到非常寒冷和不适。

2. 活动和功能受限

患者穿普通衣服和鞋子的能力可能会受到限制。如果肿胀延伸到躯干，不仅会增加不适，还会使定位困难，影响睡眠、洗澡和上厕所的能力。

3. 对心理的影响

淋巴水肿的种种不良影响因恐惧感、失控感、无望感、厌恶感和社会孤立感而恶化。

4. 其他影响

很多晚期肿瘤需安宁疗护伴淋巴水肿的患者有其他共存的问题，这些问题可能与癌症有关，也可能与癌症无关。这些问题的许多表现或处理会对淋巴水肿的发展或后期的进一步治疗产生影响，包括：静脉阻塞导致的肢体肿胀同时也增加了已经衰竭的淋巴管的负荷，静脉阻塞的原因有的是肿瘤组织从外部施压血管的结果，有的是因为诸多因素导致的静脉内部栓

塞；药物因素以及血浆蛋白水平下降引起的肝脏疾病或营养缺乏之类的疾病因素导致毛细血管渗透压降低，影响组织液的正常回流并参与淋巴循环，导致过多的组织液积聚在组织间隙中，也会进一步加重淋巴水肿程度；疲劳、疼痛、神经衰弱、四肢肿胀、骨转移或神经系统损伤等肿瘤原发疾病进展相关的许多问题导致患者的活动能力和肢体功能下降，也是损害淋巴循环和静脉回流的常见原因之一，同时，活动度的降低也使接近病变部位变得困难，尤其在腋窝或腹股沟处；肿胀肢体及附近区域有瘤样组织增生，将会影响淋巴水肿的处理；对肿胀的肢体进行压力治疗会增加局部渗出液的量，导致敷料或绷带潮湿，要及时更换以保持患者的舒适……以上诸多问题，患者可能会经历其中的一个或多个，使姑息病人的全面管理更具挑战性。护理类似伴有复杂的临床及伦理问题的淋巴水肿患者时，评估、决策并进行针对性的淋巴水肿管理是淋巴水肿专业医护人员的专业知识中不可或缺的宝贵组成部分。

三、姑息治疗在淋巴水肿中应用的关键理念

国际淋巴水肿组织建议，因为晚期安宁疗护的淋巴水肿患者经常不能忍受全面的评估和治疗方案，需要姑息治疗，以妥善管理和改善淋巴水肿对这类病人的不良影响。姑息治疗在淋巴水肿中应用的关键理念，包括：①理解、尊重、不抛弃患者；②家庭成员和社区提供资源和照顾；③跨学科团队合作；④与患者、家属及其他姑息治疗提供者沟通；⑤控制疼痛、肿胀等其他症状和治疗问题；⑥保持独立性和功能；⑦同时照顾病人和治疗师的情绪。

对于癌症晚期需安宁疗护的患者，水肿肢体的体积减小并不总是现实的。其治疗目标主要注重于提高患者的生活质量，改善皮肤质量、保护皮

肤完整性、维持肢体功能，改善患者舒适度，避免水肿继续发展或恶化，而不仅仅是减少肢体体积或完全消除肿胀。因此，任何收效甚微的治疗方式都应慎重考虑。

四、安宁疗护患者淋巴水肿管理的方法

（一）评估

采用一种全面的方法来评估和管理淋巴水肿患者是安宁疗护的精神。提高包括评估在内的整体护理的能力，而不仅仅是熟练地执行一系列任务，是专业护理的标志。评估应涉及以病人为中心的方法，以引出病人和照护者的生理、心理和社会需求。

1. 详细的病史和目前的健康问题评估

可以帮助我们全面地了解患者的情况，这将会影响到淋巴水肿的发展和处理。评估内容包括当前药物治疗的细节，以前的癌症治疗，目前的癌症管理及淋巴水肿相关内容包括肿胀的发展、进展和处理的历史连同病史。淋巴水肿的原因可能是多方面的，了解导致肿胀的所有因素将提供一个更全面的管理策略。

2. 使用工具来测量肿胀的程度

取决于病人的情况和干预的目的。如果病人病情太严重而无法进行肢体测量，或者肿胀的测量性改善不太可能实现，可以使用更实用的方法。如果干预的主要目的是提供舒适，可以用记录病人的不适评分来替代测量的数据。由于晚期疾病的不可预测性，需定期评估。

（二）安宁疗护患者淋巴水肿管理的策略

1. 方案的制订

大部分晚期癌症淋巴水肿患者的生活质量均较差，其中以患肢疼痛

和皮肤紧绷最为常见。干预对肿胀的影响较其他淋巴水肿患者而言效果并不显著。有时候不适当的治疗策略可能导致对病人的伤害或不满意的结果。因此，当病人接受淋巴水肿评估时，不提供不切实际的治疗方案是很重要的。

2. 团队合作

除了肢体水肿之外，姑息性患者经常出现复杂的临床和伦理问题，需要一个完整的多学科姑息治疗团队进行信息、指导、教育、评估和协调管理，淋巴水肿和姑息专科医护协同合作，为晚期淋巴水肿患者提供以患者和家庭为中心的医疗照护，根据需要和依从能力调整标准淋巴水肿治疗。另外，团队合作为在最合适的地点管理病人，例如在家里、医院或诊所提供必要条件。

3. 安宁疗护患者淋巴水肿治疗中的注意事项

淋巴水肿治疗在姑息患者身上的应用和改良取决于患者的需要和耐受性。一些旨在缓解身体症状的护理，如按摩，在晚期对心理更有好处。

（1）压力治疗：压力治疗主要用于减少肢体肿胀的体积，对于比较温和的肢体肿胀，可选择压力袜、压力袖套或压力服，对于肿胀明显或较复杂伴有淋巴水肿并发症的患者，可考虑多层绷带包扎使用，在姑息性护理中的安宁疗护患者可能无法忍受高压，而绷带可能会导致不良的副作用，如疼痛、皮肤损伤或动脉循环改变。因此建议在关注患者主观感觉的前提下酌情减少绷带层，减少压迫力。总之，压力治疗应用于安宁疗护患者时压力值及方式可适当修改以适应不同患者的需要和耐受性，特别是对柔软、脆弱的皮肤，当病人无法忍受标准的治疗方法时，其他形式的轻度压力治疗也可以考虑。

（2）手法淋巴引流：在姑息治疗中对晚期癌症患者进行简易版 MLD，

消肿的效果有一定限制，但在有限促进淋巴液回流减轻肿胀的同时，亦可减轻其疼痛强度和呼吸困难，同时，从安宁疗护人性化的角度，触摸结合语言疏导还为这些患者提供了其他治疗方法所无法替代的心理抚慰，通过触摸治疗，患者感到舒适，直到生命结束。简易版 MLD 也可传授给病人或其照护亲属人员以给予患者舒缓效果，同时，让照护的家人为自己的亲人做一些力所能及的事情而欣慰。

（3）皮肤护理：晚期安宁疗护患者肿胀的肢体皮肤很脆弱富含蛋白质的淋巴液积聚使它成为细菌生长的良好培养基，破溃后很容易感染，皮肤护理对于预防蜂窝织炎等感染的发生很重要，保持皮肤清洁和湿度平衡，穿衣服、移动病人或穿紧身袜子时避免擦伤或压伤，防止皮肤破裂。压力治疗在预防皮肤破损及淋巴水肿伤口愈合过程中发挥着不可或缺的作用。

（4）功能锻炼：鼓励淋巴水肿患者进行锻炼，以增强肌肉对淋巴管的外部收缩力，推动淋巴管向前通过血管。晚期患者的运动可能受到限制。可以进行被动运动，在无痛范围内缓慢移动关节。如有可能，肿胀的四肢也应抬高，以确保整个四肢得到支撑，例如，把脚放在凳子上而不支撑膝盖会使膝盖紧张，感到不适。当病人在床上侧卧时，重要的是要确保肿胀的手臂不卡在身体下面，并在肿胀的腿之间放置枕头。手臂适当固定不宜晃来晃去。用吊带支撑手臂可以防止进一步的重力膨胀，减少肩膀和颈部肌肉的紧张。

（5）其他：除了以上基本管理措施，也有学者建议采用包括物理治疗、利尿剂在内的药物治疗、减少肿瘤大小的放射治疗甚至微创针引流技术等多种治疗方法相结合。关于晚期癌症患者淋巴水肿治疗的临床对照比较研究很少、证据有限。

｜第四章｜

继发性淋巴水肿的预防与健康教育

本章介绍

概述了外科手术、肿瘤放射治疗与继发性淋巴水肿的关系及影响，详细阐述了上肢、下肢以及其他部位继发性淋巴水肿的预防策略，强调了健康教育的重要性。

学习目标

1. 了解继发性淋巴水肿的定义。

2. 熟悉乳腺癌、宫颈癌手术与继发性淋巴水肿的关系。

3. 掌握继发性淋巴水肿的预防策略和健康教育。

继发性淋巴水肿常发生于淋巴结清扫及放射治疗后，其中最常见的病因包括乳腺癌及各类妇科肿瘤。这种恶性肿瘤治疗后引发的继发性淋巴水肿在我国十分常见。它给患者的生活方式、功能状态、社会心理、职业角色和经济负担等方面造成了许多负面影响。近年来随着手术方式的改良、预防为主的理念不断深入人心，大家对继发性淋巴水肿的预防与康复也有了更多探索。

第一节 手术与淋巴水肿的预防

一、继发性淋巴水肿的定义

继发性淋巴水肿是指有明确引发因素如:外伤后、放射治疗后、感染后、医源性、恶性肿瘤治疗或转移而引起的淋巴水肿,其中临床最常见于乳腺癌及各类妇科肿瘤淋巴结清扫及放射治疗后。临床表现各不相同,包括肿胀、疼痛、不适、关节灵活度下降,如不及时治疗和干预,严重者可发展为感染、致畸、致癌等。

二、手术与淋巴水肿的关系

1.乳腺癌手术与上肢淋巴水肿的关系

2018 年全球癌症统计数据显示:乳腺癌已成为女性最常见的恶性肿瘤。在我国,乳腺癌发病率在女性癌症中已跃居首位,且呈逐年递增和年轻化趋势。乳腺癌的治疗方法虽多,但手术仍然是乳腺癌治疗的主要方式。但各种手术方式,尤其是腋窝淋巴结清扫术(axillary lymph node dissection, ALND)会破坏术侧肢体的正常血液循环、淋巴循环,导致淋巴管内高蛋白淋巴液回流受阻,在软组织中不正常集聚引起上肢和腋窝肿胀,部分患者术后会出现患侧上肢淋巴水肿,即乳腺癌术后淋巴水肿(breast cancer-related lymphedema, BCRL),其发病率可高达 65%。乳腺癌术后淋巴水肿的大部分患者外观异常、感觉麻木、疲乏无力,进而上肢反复感染和功能障碍,可导致患者出现焦虑、抑郁等精神心理障碍,严重影响患者的身心健康。

2.宫颈癌手术与下肢淋巴水肿的关系

宫颈癌是妇科肿瘤中发病率最高的,仅次于乳腺癌的恶性肿瘤。据全国肿瘤防治研究办公室及全国肿瘤登记中心《2013年肿瘤登记工作总结》显示，我国宫颈癌每年新发病例10.2万。宫颈癌基于手术、化疗及放疗等综合治疗效果反应良好，但手术或放疗等因素使下肢淋巴管或淋巴结缺损，造成淋巴液回流障碍，使下肢淋巴水肿成为宫颈癌术后常见的并发症之一。目前报道的宫颈癌患者术后下肢淋巴水肿发生率差异较大，国外报道的发生率在2.3%～47.6%区间内，我国的研究报道发生率约在20%左右，这可能与下肢淋巴水肿诊断标准不一、随访时间不同等因素有关。宫颈癌手术后引起的下肢淋巴水肿多为单侧患肢，可造成患者局部肢体的沉重、肿胀、麻木、疼痛等，严重影响患者的日常生活。

三、手术患者淋巴水肿的预防

1.乳腺癌手术淋巴水肿的预防

目前已被证实，乳腺癌根治术后（已行腋窝淋巴结清扫）患者的上肢淋巴水肿发病率要明显高于保乳患者，主要是因术中过多的切除或损伤上肢回流淋巴管及淋巴结所致。因此，医生在腋窝淋巴结清扫前，应充分掌握患者的肿瘤分期，选择合适的手术方式，最大限度地减少淋巴结清扫数量，降低淋巴回流通路的损伤程度。做好乳腺癌筛查工作，提倡疾病早发现、早诊治，在保障患者安全及手术切除有效的同时，尽可能为乳腺癌患者施行保乳、保腋术。同时，在乳腺癌根治术后可采取一些预防性干预措施，如加强健康教育、分阶段的功能锻炼、上肢间歇气压治疗、穿弹力袖套等，最大程度避免或减少乳腺癌术后淋巴水肿的发生。

2.宫颈癌手术淋巴水肿的预防

大量文献报道：宫颈癌根治术中淋巴结清扫数目越多，损伤淋巴系统就越严重，导致淋巴回流障碍，下肢淋巴水肿发生率也相应增加。随着对下肢淋巴水肿认识的不断深入，学者认为术中充分止血，减少正常组织的损伤；淋巴结清扫时按顺序系统清扫，并采用流动水清洗，及时清除黏液、血液等，以降低淋巴管损伤及阻塞（概率）；关注术后康复，及时进行健康教育、指导患者下肢功能锻炼、配合下肢理疗、穿弹力袜等措施，来减少下肢淋巴水肿的发生。

第二节　肿瘤放射治疗与淋巴水肿的预防

肿瘤放射治疗（RT），简称放疗，是利用放射线治疗肿瘤的一种局部治疗方法。放射线包括放射性同位素产生的 α、β、γ 射线和各类 X 射线治疗机或加速器产生的 X 射线、电子线、质子束及其他粒子束等。大约 70％ 的癌症患者在治疗癌症的过程中需要用放射治疗，约有 40％ 的癌症可以用放疗根治。放射治疗在肿瘤治疗中的作用和地位日益突出，已成为治疗恶性肿瘤的主要手段之一。放射治疗作为一种肿瘤治疗方式有着悠久的临床历史，可以延长无病生存率、总生存率和减少局部复发。RT 有神经损伤、活动能力受损、纤维化、慢性疼痛、水肿、毛细管扩张和骨折等风险。当将其应用于胸腔，RT 也会促使肺纤维化和缺血性心脏病。其中，淋巴水肿是 RT 最常见的并发症，在乳腺癌中，淋巴水肿会影响接受 RT 的 1/4 患者。

淋巴水肿是指富含蛋白质的液体积聚，导致慢性炎症和活动性纤维化，液体滞留和组织肿胀，其继发于淋巴引流功能障碍。淋巴液不断地排向血流，淋巴系统在间质组织中保持液体平衡。淋巴水肿对免疫、心理和功能等方面有副作用，会增加感染和某些恶性肿瘤的风险。

（一）肿瘤放射治疗相关淋巴水肿的病因

淋巴系统是由淋巴结、导管和鼻窦组成的复杂开放网络，其主要功能是排出多余的间质液体和其他微粒物质，如胶体蛋白，这些物质太大而不能直接进入血液。淋巴系统在免疫学方面也有重要作用，淋巴结是 T 细胞和 B 细胞的重要病灶。淋巴系统的结构使得传入淋巴管向淋巴结供应淋巴，当淋巴液流出淋巴结时，淋巴细胞暴露在淋巴液中，当检测到抗原时，淋巴液可以激活适应性免疫系统。

1.肿瘤放射治疗对淋巴管的影响

由于保持了结构和功能的完整性，直接辐射对淋巴管的即时影响极小。当周围组织发展成致密的纤维组织，压迫并阻碍淋巴流动时，淋巴管的损伤会在放射后延迟发生。此外，RT 抑制淋巴管的增殖，防止代偿性淋巴管生长，进一步促进淋巴水肿的形成。

2.肿瘤放射治疗对淋巴结的影响

与对辐射不敏感的淋巴管不同，淋巴结对辐射高度敏感。作为对辐射的反应，淋巴结首先会耗尽淋巴细胞，然后发生脂肪变化，最终形成纤维化。淋巴结纤维化显著改变了淋巴结过滤淋巴液的能力，同时也增加了淋巴水肿的近端压力。此外，如果淋巴结有区域性转移，放疗后淋巴结向纤维组织转化的倾向性更强。因此，接受放疗的淋巴结转移患者与没有淋巴结受累的放疗患者相比，患淋巴水肿的风险增加。

综上所述，放疗患者会出现淋巴结纤维化，伴有血管机械功能不全以及增殖能力下降。这些组织学改变加上术后炎症和淋巴结切除可显著促进淋巴水肿的产生，如图 4-1 所示。淋巴液持续肿胀可导致纤维化和炎症加剧。

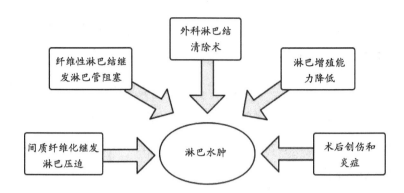

图 4-1 导致淋巴水肿的放疗和手术因素

（二）放射治疗在医源性淋巴水肿中的作用

1.上肢淋巴水肿与胸部放疗

（1）RT 增加乳腺癌淋巴水肿的风险：乳房切除术后放疗会使淋巴水肿的风险增加近 5 倍。此外，当 RT 与淋巴结清扫相结合时，风险增加近 10 倍；这种影响随着淋巴结清扫范围的扩大而增加。腋窝淋巴结的 RT 取样与部分或全部淋巴结切除术的 RT 相比，淋巴水肿的风险从 9% 增加到 40% 以上。腋窝淋巴结清扫加放射治疗可显著增加淋巴水肿的可能性。

（2）特殊的放射技术影响淋巴水肿的风险：与直接向乳房施加高能电子束的扩散胸壁电子束相比，受到切向光子辐射的患者（乳房被夹在两个相反的切向辐射场之间）患淋巴水肿的风险更高。此外，淋巴水肿与辐射总剂量增加、辐射野重叠和腋后加强辐射呈正相关。

（3）特定的解剖部位比其他部位更容易发生淋巴水肿：位于背阔肌至胸小肌外侧面之间的腋窝淋巴结和位于胸小肌后方的腋窝淋巴结的放射增加了淋巴水肿的风险，因为它们含有较高密度的淋巴结。限制重叠辐射场技术可能会降低与 RT 相关的风险。

（4）腋窝组织的体积和分布是发生淋巴水肿的独立危险因素：如果放

射野的分布不包括腋窝 1/2 水平，即使超过肱骨头的 1/3，也能在 5 年内将淋巴水肿的发生率从 37% 降低到 7%，而不会增加疾病复发的风险。同样，放疗大量腋窝组织与淋巴水肿增加相关，因为放疗后更多的引流通道被破坏。

2. 下肢淋巴水肿与妇科放疗

（1）RT 可增加患有妇科癌症患者下肢淋巴水肿的风险：下肢淋巴水肿伴随盆腔和腹股沟淋巴结功能障碍。术后放疗会使淋巴水肿的风险增加 40%。

（2）与阴道内放疗相比，外照射放疗增加了淋巴水肿的风险。对于大多数妇科癌症有两种放疗方式：外照射和近距离放疗。阴道近距离放疗能够为妇科恶性肿瘤提供高剂量的靶向放疗，同时又能使邻近器官免受不必要的辐射，因为辐射剂量与放射源的距离平方成反比。外照射是以调强 RT（IMRT）的形式提供的，利用多个外照射靶向低剂量辐射束集中在肿瘤病灶周围的正常组织。然而，IMRT 涉及更大的辐射场，尽管理论上保留正常组织与"辐射诱发的第二种癌症"有关。根据肿瘤的类型、分期和位置，这两种 RT 方法通常与化疗结合使用。接受阴道近距离放疗的患者患下肢淋巴水肿的风险估计为 11%，而盆腔外照射放疗的风险为 71%。通过骨盆外束进行放疗可使下肢淋巴水肿的风险增加 5 倍。

（三）放射性淋巴水肿的临床诊断

由于在淋巴水肿的定义或分级系统上缺乏共识，临床医生和研究人员使用了各种独立开发的、主观的和客观的诊断标准。

目前常见的淋巴水肿临床诊断手段有应用超声、张力测定法、生物阻抗法和光电渗透测定法等技术。张力测定法通过评估组织受压时的阻力来测量组织压力，可压缩程度与淋巴水肿程度相关。生物阻抗是一种非侵入性技术，通过对电流的阻抗直接测量淋巴液体积。光电渗透测定法是一种无创光电传感器，利用红外光测量肢体淋巴体积。它是高度敏感和可还原的，能在2～3分钟内检测到亚临床淋巴水肿。

放射学临床诊断包括淋巴闪烁显像（LSG）、磁共振成像（MRI）、MR淋巴管成像、荧光素淋巴管造影、近红外荧光成像和计算机断层扫描（CT）。这些成像技术可用于进一步支持复杂表现的诊断。

（四）放疗后淋巴水肿健康教育

1. 心理疏导

给予患者心理疏导，使患者树立战胜疾病的勇气和信心，从而以积极、乐观的态度配合治疗，其次介绍放射治疗的必要性、安全性及放疗效果。在鼓励患者进行患肢功能锻炼的同时，也要积极地与患者家属沟通，动员患者家属关心、体贴患者，在患者进行功能锻炼时起到监督、督促的作用。

2. 指导患者避免感染和损伤放疗区域

（1）避免放疗区肢体被划伤、割伤、烧伤，避免放疗区域皮肤及软组织感染。

（2）避免肢体长时间暴露在低温环境下，避免高负荷的剧烈活动。

（3）不要过度疲劳，不要长时间地保持某一活动姿势。

（4）避免长时间航空旅行。

（5）出现干性皮炎时，皮肤会变黑、脱屑，严禁患者用手去剥痂皮，以免对患者伤口的愈合造成影响。

（6）对破溃的皮肤，可涂抹烫伤膏，加速结痂使其皮肤早日愈合。

3. 指导患者保护放疗区皮肤

（1）指导患者穿宽松、柔软的丝或纯棉质地、透气性较好的衣服。

（2）头颈部及胸部放疗患者不要穿套头衣服，胸部放疗患者避免戴胸罩。

（3）照射后尽量暴露照射野皮肤、保持皮肤清洁和干燥。

（4）不要搔抓、擦洗、热敷照射区。

（5）不能在照射区域贴医用胶布，避免一切刺激局部照射野皮肤的理化因素。

4. 指导患者根据自己的情况，选择适合的运动：放疗会使淋巴回流障碍，若未进行规律的功能锻炼，可能导致关节活动度永久受限，从而影响其正常生活：

（1）患肢功能锻炼应循序渐进，切不可操之过急，过度锻炼有可能会诱发淋巴水肿。

（2）推荐的运动包括快走、游泳或水上运动、轻有氧运动、骑自行车、瑜伽、普拉提和太极拳等。

（3）主动运动幅度逐渐增大，以不引起明显疼痛为度。

（4）肢体难以自主活动，可先采用被动牵拉活动患侧上肢，动作应平稳柔和，不应引起患者明显疼痛感，切忌暴力运动引起新的组织损伤。

（5）避免长时间同一姿势，尽量做一些温和的运动以保持肌肉活动。

（6）最好不要在炎热的日子里锻炼。无论选择什么运动，循序渐进增加运动量。

5. 提高健康指数

（1）通过均衡、高纤维、低盐的饮食来保持健康的体重（BMI）。

（2）尽可能避免吸烟和限制饮酒。

（3）喝足够的水，这不会导致肢体肿胀。

（4）虽然淋巴水肿是一种高蛋白水肿，但吃太少蛋白质会削弱结缔组织。吃一些容易消化的蛋白质，比如鸡肉、鱼和豆腐。

（5）确保锻炼融入患者的日常生活。

6.指导患者正确认识和识别淋巴水肿,指导患者出现以下症状时及时向医务人员寻求帮助,包括:肿胀、疼痛、刺痛、麻木、皮肤纹理改变。

7.指导患者与医务人员共同制定适合患者自身情况的淋巴水肿预防/治疗计划,包括:

(1)压力治疗:遵医嘱选择合适的弹力绷带、压力袜或压力衣,并按要求穿戴。

(2)康复锻炼:在淋巴水肿的护理中是一个必不可少的环节,运动可以加快淋巴循环,促进水肿消退。

(3)淋巴引流:淋巴水肿专科护士根据患者情况制定淋巴引流方案,并在适当的情况下指导患者简易淋巴引流方法。

(4)中医护理:复方丹参注射液具有活血化瘀的作用,可配合一些中药制剂如活血散结汤、利湿通络汤。

(5)手术治疗:严重的淋巴水肿病人或者应用上述方法无效者,需要手术。

第三节　上肢淋巴水肿的预防与健康教育

一、上肢淋巴水肿的发生原因

上肢淋巴水肿是乳腺癌根治术后常见并发症,其发生率在 13.5%～41.1%。其发生原因可能与患者体质指数、淋巴结数量、放疗、肿瘤大小、术后愈合情况等相关。其主要原因是腋窝淋巴组织受到手术、放射治疗的损害,导致淋巴液回流不畅,在患侧上肢集聚而形成上肢淋巴水肿。

二、上肢淋巴水肿的预防

由于淋巴水肿严重影响患者的身心健康，需要长期治疗，且目前尚无理想和有效的治疗方法，病情容易反复，因此淋巴水肿的预防显得尤为重要。临床上预防乳腺癌根治术后上肢淋巴水肿的措施主要有患肢功能锻炼、间歇气压治疗、徒手淋巴引流、穴位按摩、艾灸治疗等，或几种方法联合使用，取得了一定的成效，均能有效降低乳腺癌术后淋巴水肿的发生。

（一）患肢功能锻炼

术后及早进行患肢功能锻炼，可以促进血液及淋巴的循环，防止疤痕挛缩，促进淋巴管再生和淋巴液回流。在伤口缝线拆除前，护士可指导患者术后第 1 天做伸指、握拳运动，转动腕关节，4 次 / 天，10 下 / 次；术后第 2 ～ 3 天可做前臂伸屈运动，坐位练习屈肘、屈腕，4 次 / 天，10 下 / 次；术后第 4 ～ 5 天可练习患侧上肢摸同侧耳郭，对侧肩膀；术后第 5 ～ 7 天患侧上肢可慢慢伸直，内收，屈肩关节，抬高 90°；术后第 7 ～ 10 天练习手指爬墙运动，沿墙壁指尖向上伸，以术前记录高度为目标，每天做好记录。在缝线全部拆除后可做压臂、摆臂、吊绳、梳头等运动，每项每天各做 10 次。患肢功能锻炼要循序渐进，量力而行，以不感到疲劳为宜。

（二）间歇气压治疗

间歇气压治疗（亦称空气波压力治疗）方法因其按摩力度均匀，按摩的速率类似于人体血流速率，临床上常作为辅助方法参与淋巴水肿的预防与治疗。临床上气压治疗仪品规众多，使用前应仔细阅读仪器说明书，了解相关注意事项，调节好压力、强度和治疗时间。治疗前应充分告知患者和家属注意事项，在患者清醒状态下进行；患者取平卧位，患肢与心脏水平，检查、清洁患肢，去除患肢相关饰品，以 4 ～ 6 节气囊的袖套包裹整个患肢至肩部，松紧以两指为宜，自患肢远端开始以适当压力向近端循环充气加压穿戴袖套，设定治疗时间为 20 ～ 30 秒，调节压力 20 ～ 30 mmHg。每次 20 秒，每天 1 ～ 2 次。治疗过程中应注意询问患者感觉，密切观察患者皮肤情况，出现异常情况及时处理。

（三）手法淋巴引流

手法淋巴引流（manual lymphatic drainage，MLD）是按一定的顺序抚摩区域淋巴结，使滞留在细胞间的淋巴液流动，促进回流，以达到预防水肿的目的。护士应指导患者及其家属熟悉与掌握徒手淋巴引流的方法。指导患者在拆除手术缝线及伤口愈合后进行频率为 3 次 / 天（早、中、晚各 1 次），10 秒 / 次的徒手淋巴引流。徒手淋巴引流方法和派系较多，各种操作方法略有不同，但总的原则是操作手法慢、轻、柔，顺着淋巴流动的方向，把淋巴液从远端引流至近端。具体手法参照第七章第四节"创新型手法淋巴引流方法 FG–MLD"。

（四）其他方法

临床上也曾选用艾灸治疗、自制软枕、推拿疗法等措施，配合徒手淋巴引流或间歇气压治疗，在预防上肢淋巴水肿方面均取得了一定效果。但其研究设计的科学性和严谨性还有待进一步探讨。

1. 艾灸治疗

艾灸属于中医范畴之一，具有理气血、逐寒温、活血化瘀和利水消肿等作用，具有操作简单、成本低、疗效好等特点。患者经专业人员指导后也可以在家实施，从而可以更好地预防乳腺癌根治术后上肢淋巴水肿的发生。

2. 自制软枕

自制软枕取材简单、方便管理、成本低，可以有效避免垫在患肢下填塞物的凹凸不平及手臂的下滑，利用重力的作用，有利于淋巴液回流，降低淋巴水肿发生风险。同时还可以有效降低患者术后疼痛，提高患肢的活动性。

3. 推拿疗法

即先运用拿揉法从远端到近端松解患肢 10 秒；再进行穴位按压，按手少阳三焦经循行的方向，点按其主要穴位点 10 秒；最后自下而上、从远端到近端、向心性推按患肢 3 ～ 5 遍。1 次 / 天，7 天 / 周期，共实施 3 个周期。研究结果显示经推拿疗法后降低了患肢乳腺癌根治术后上肢淋巴水肿的发生率。

三、上肢淋巴水肿的健康教育

1. 根据美国淋巴网站（NLN）提出的 18 条预防上肢淋巴水肿指南，为乳腺癌患者制定个体化的应对预防上肢淋巴水肿及自我护理措施。

2. 让患者知晓淋巴水肿发生的原因及危害，了解治疗的复杂性，积极配合，贯彻以预防为主的理念。

3. 告知患者 5 年内尽量避免患肢反复进行抽血、注射、置管、测血压等医疗行为。

4. 告知患者日常生活中禁止长时间做重复性动作，如织毛衣、拖地、搓衣物等；尽量避免反复做推、举、抓等动作和提重物、抱小孩等负重行为；不暴露在严寒和酷暑中，防止日晒，避免桑拿、泡澡等；应注意防止患肢皮肤损伤、蚊虫叮咬、感染等；避免穿过紧的衣物、戴过紧的首饰与手表等。

5. 患肢锻炼应循序渐进，避免过度劳累，一旦发生疼痛等不适，应立即躺下，将手臂抬高。

6. 长途旅行时，应穿弹力袖套甚至可用弹力绷带适度加压患肢，促进回流。

7. 保持心情愉悦，维持适当的体重，饮食清淡易消化，宜低盐、低脂、高维生素、高蛋白饮食，禁烟、酒。

8. 定期随访和复查，如有患肢沉重、肿胀、疼痛等不适症状应及时就医。

第四节 下肢淋巴水肿的预防和健康教育

下肢淋巴水肿根据发病因素的不同，常有以下几种类型：放射治疗后、外伤后、医源性、恶性肿瘤治疗或转移引起的下肢淋巴水肿。

一、下肢淋巴水肿的发病因素

1. 宫颈癌、子宫内膜癌、卵巢癌根治术后下肢淋巴水肿

肿瘤切除、盆腔淋巴结清扫、结扎淋巴管以及手术后的放射治疗造成淋巴结损伤，淋巴管断裂未能修复是女性宫颈癌、子宫内膜癌和卵巢癌治疗后下肢淋巴水肿发生的原因。根治术后淋巴水肿可发生在术后的数月、数年甚至数十年后。手术后至水肿发生的期间又称潜伏期，潜伏期长短差异的原因尚不清楚。晚期双下肢都可累及。水肿发生的早晚有较大差异，但是总体早于乳腺癌上肢水肿发生的时间。

2. 前列腺癌、直肠癌、膀胱癌根治术后和放疗治疗后下肢淋巴水肿

早期水肿局限在外阴部或发生在足背和踝周。随病期延长水肿的范围扩大至整个肢体和外阴、下腹部。这类水肿发生率较女性盆腔肿瘤治疗后低。发生的原因是盆腔内淋巴结在根治术中被广泛摘除，术后淋巴管循环未能重建，导致外阴部和下肢上行的淋巴通路被阻断，淋巴液在组织间滞留。由于盆腔中广泛的淋巴管被结扎和切断，术后在盆腔或腹股沟区也可形成淋巴囊肿。霍奇金和非霍奇金淋巴瘤治疗后也可发生类似的下肢继发性淋巴水肿。

3. 创伤后继发性淋巴水肿

创伤后继发性淋巴水肿，最多见于车祸造成的下肢广泛皮肤撕脱或挤压伤后。严重的外伤，如较大范围的软组织（皮肤、皮下组织、肌肉）缺损伴有或不伴有骨折，由于创伤深且范围大，浅表淋巴管甚至深部淋巴管

也损伤和缺失，留下大面积或者是环状的紧贴骨头的瘢痕，可以造成远端肢体淋巴水肿，以下肢多见。皮肤的广泛损伤还会形成广泛的瘢痕，日后瘢痕的挛缩会压迫新生的淋巴管，阻碍新建的淋巴循环，远端的受阻淋巴管会逐渐形成管腔狭窄甚至闭塞。创伤痊愈早期水肿可不立即发生，经过一段潜伏期，时间可长达数年。

4. 感染引发的继发性淋巴水肿

常见感染引发的继发性淋巴水肿有丝虫淋巴水肿和淋巴结炎或淋巴管炎（丹毒）引发的水肿。

（1）丝虫性淋巴水肿：世界范围内患者人数最多的继发性淋巴水肿。丝虫感染对淋巴系统造成的结构损害是丝虫抗原引起的淋巴管和淋巴结的过敏和免疫反应，造成淋巴管和淋巴结的结构损害，如管腔扩张瓣膜闭合不全或闭塞以及淋巴结纤维化，淋巴循环因而受阻形成组织水肿。许多人幼年时得病，成年后才发现。

（2）反复发作的淋巴结炎和淋巴管炎（丹毒）可以带来淋巴管和淋巴结结构的破坏，如管壁水肿、增厚、纤维化、狭窄和闭塞，最终阻塞淋巴回流通路。足癣引发的皮肤溃烂，继而细菌侵入是淋巴管炎的主要诱因。

5. 医源性淋巴水肿

指由于误诊或治疗措施不当引发的继发性淋巴水肿。多数原因是淋巴管意外受损，医源性淋巴水肿并不少见。许多外科手术有可能损伤淋巴管，如：腹股沟淋巴结摘除后、下肢静脉曲张剥离术后淋巴管损伤、冠状动脉搭桥术取下肢隐静脉作移植物。

6. 恶性肿瘤淋巴道转移引发的恶性淋巴水肿

恶性肿瘤细胞可以穿透淋巴管壁阻塞淋巴管，肿瘤本身也可能压迫淋巴管而阻挡淋巴循环，更常见的是转移到腹股沟髂窝淋巴结从而阻断淋巴回流而引发淋巴水肿。与常见的慢性淋巴水肿不同，恶性肿瘤淋巴道转移引发的淋巴水肿具有病程短、发展快的特点，又称急性淋巴水肿。

二、下肢淋巴水肿的预防

（一）缩小手术范围

盆腔淋巴结清扫造成淋巴结损伤，淋巴管断裂未能修复是恶性肿瘤术后下肢淋巴水肿发生的原因。因此，在减少复发、提高患者生存质量的前提下，可考虑缩小淋巴清扫的范围。相关研究表明，旋髂淋巴结切除是妇科恶性肿瘤发生下肢淋巴水肿的高危因素，该淋巴结位于髂外淋巴结最远端，旋髂深静脉和股管之间是引流下肢的深腹股沟淋巴结或 Cloquet 淋巴结的直接延伸，它的切除很可能增加术后下肢淋巴水肿的发生风险。多数文献报道，在其他部位不存在淋巴结转移的患者中，旋髂淋巴结不会有转移。因此，术中可根据患者情况尽可能保留旋髂淋巴结。

（二）术中进行网膜成形术并开放后腹膜

大网膜血液循环丰富，再生能力强，又具有良好的吸收功能，极易与周围组织形成广泛侧支循环。盆腔淋巴结切除术后开放后腹膜，可减少淋巴液聚集，使漏出的淋巴液顺利进入腹腔被腹膜吸收，从而减少淋巴囊肿及淋巴水肿的发生。

（三）术后放置腹式引流管

为引流术后渗液，减少术后淋巴囊肿的形成，常常在盆腔淋巴结切除术后放置引流管。引流管的留置方法，分为三种：经阴道式、经腹式以及经阴道和经腹联合式。其中，经腹式引流不但能达到充分引流，预防感染的目的，还能刺激腹壁淋巴侧支循环的建立。

（四）严格掌握术后辅助放疗的指征

术后放疗可增加淋巴水肿的风险，放疗的剂量、时间、照射范围等因素也会影响下肢淋巴水肿的发生。因此，临床医生应严格掌握术后辅助放疗的指征，对预计淋巴结区域复发率低的患者，可考虑缩小放疗野，减少淋巴结区域的照射，降低下肢淋巴水肿发生率。

（五）运动预防

运动疗法在淋巴水肿的护理中是一个必不可少的环节，运动促进肌肉收缩，有效改善下肢静脉回流，通过直接的力学刺激和间接的神经反射加快淋巴循环，促进水肿消退。下肢淋巴水肿多起于大腿，延伸至足部。因此，对患者采用髋关节全范围运动，即踝泵操、股四头肌训练、单侧膝到胸、双侧膝到胸运动、髋外展、主动髋关节运动、空中下肢运动等，着重髋关节的活动，每项运动的幅度以患者最大耐受度为限，可促进肌肉收缩和血液流动，加快淋巴循环。

（六）间歇式充气治疗

通过间歇压力充气装置气波加压和减压模式对深静脉、淋巴管产生搏动性效果，促进下肢血液和淋巴液回流，有效降低了相关因子在静脉及淋巴管中的聚集及黏附力。

（七）中医预防

中医认为，淋巴水肿属"水肿""脉痹""象皮肿""大脚风"范畴，主要病机为手术后及放化疗后气血亏虚，运行不畅，邪气积聚，血瘀痰凝于内，脉络损伤，阳气不足，水液气化失宜。中医古籍中有记载治疗水肿应"开鬼门,洁净府,去菀陈莝""凡肿者,必先治水。治水者,必先治气""诸有水者,腰以下肿,当利小便"。具体治疗方法分内治法与外治法,包括汤剂、散剂、膏剂、酒剂、针灸、推拿、熏洗、热熨等。

三、下肢淋巴水肿的健康教育

（一）指导患者避免感染和损伤危险区域

无论出于何种原因，淋巴引流受损的患者都应该尽量避免任何可能导致皮肤破裂的创伤或损伤。任何皮肤损伤都可能导致感染的风险增加，从而引发淋巴水肿。因此，提出以下建议：

1. 指导淋巴引流受损的患者在户外散步或活动时穿长裤和支撑鞋，使用驱虫剂避免咬伤。

2. 保持良好的足部卫生，保护足部皮肤：彻底清洗和干燥，必要时可使用高吸水性足粉，穿着透气、舒适的袜子。

3. 观察真菌感染的迹象并及时治疗，如脚趾间或指甲中的脚气。

4. 淋巴受损患者尽可能避免在易感染的"危险"区域（如：腿部、腹部或臀部等）注射、针灸、文身等。

5. 避免危险区域被割伤、划伤或宠物抓伤。如果出现以上情况，应及时清理伤口并就医，每 24 小时检查一次是否有感染的迹象。

6. 防止晒伤，建议使用高因子防晒霜（SPF 30 或以上）。

（二）指导患者保持皮肤健康

1. 保持腿和脚上的皮肤清洁、柔软和滋润，可适当使用温和的保湿霜/乳液。

2. 用不含肥皂的洁面产品清洗，保持皮肤干燥。尤其要彻底擦干脚趾和折痕之间的皮肤。

3. 及时治疗鸡眼/老茧、指甲和真菌感染，以防止蜂窝织炎的发展。

（三）避免穿太紧衣服

太紧的衣服会进一步损害淋巴引流。因此，应该避免：

1. 穿松紧带过紧的袜子、长裤或内衣、裤子、裙子等。

2. 穿高跟鞋或紧身衣。

（四）指导患者根据自己的情况，选择适合的运动

运动是非常重要的，将有助于刺激淋巴引流和静脉回流。它也会让人保持健康，帮助保持健康的体重。最好从感觉舒服的活动开始，逐渐增强力量、耐力和抵抗力。

1. 从温和的、具体的、有规律的锻炼开始，随着时间的推移逐步增加运动量。

2. 不要使有淋巴水肿危险的腿过度疲劳。

3. 如果开始疼痛，就休息。

4. 推荐的运动，包括快走、游泳或水上运动、轻有氧运动、骑自行车、瑜伽、普拉提和太极拳等。

5. 循序渐进地做一些对抗阻力的剧烈重复动作（尤其是那些让腿感到沉重压力的动作）。

6. 避免长时间以同一姿势站立／坐着，尽量保持运动或做一些温和的运动以保持肌肉活动。

7. 最好不要在炎热的日子里锻炼。无论选择什么运动，循序渐进增加运动量。

8. 休息时双腿要有支撑，如果可能的话，把腿抬高到高于心脏的位置（比如斜靠在长椅上或床上）。

（五）避免腿部过热

1. 尽可能处在阴凉处，或者盖住"危险"部位（升高的温度会增加组织液，难以排出），避免洗澡水温过高或将腿暴露在烈日下。如在烈日下，一定要涂抹高因子防晒霜（SPF 30 或以上）。

2. 避免使用热水瓶和热油膏，如深热膏。

3. 避免在水疗中心使用桑拿浴、热水浴和冷水喷射。

（六）警惕蜂窝织炎

对于淋巴水肿来说，了解蜂窝织炎（皮肤感染）的症状很重要，尽早治疗蜂窝织炎，可以减少淋巴系统的压力，防止淋巴水肿进一步恶化。

1. 临床表现：

一般而言，如果发生蜂窝织炎（皮肤感染），水肿部位会出现发红、发热，疼痛，水肿加重等局部表现。还会出现的全身表现有：①有红色条纹从感染区域向上或向下延伸；②高热（发烧）；③感觉全身不舒服（好像得了流感）；④食欲不振等。

2. 处理原则：

（1）患者出现以上任何迹象，需优先选择当地医院或与原就诊医生联系，避免误诊及病情进展，通常需要马上进行一个疗程的抗生素治疗。同时需要联系淋巴水肿治疗专家，暂停所有的淋巴水肿压力治疗。

（2）休息和抬高患肢也很重要，如果感觉不舒服，宜穿着宽松衣物，让肿胀的部位在一个舒适的位置休息，如肢体淋巴水肿时可整个肢体用枕头支撑；如果疼痛严重，可遵循医嘱适当服用止痛药。

（3）根据英国淋巴学会制定的"淋巴水肿蜂窝织炎治疗指南"，淋巴水肿发生蜂窝织炎时应尽快开始服用抗生素，抗生素应按医嘱服用两周（14天），直到所有感染迹象消失，同时建议淋巴水肿患者在家里或国外旅行时随身携带抗生素。建议使用的抗生素为：①阿莫西林和/或氟氯西林；②克拉霉素或红霉素（如果不能服用青霉素类时）；③克林霉素（如果感染48小时后没有好转）；④一些蜂窝织炎患者需要住院接受抗生素静脉注射治疗，这种情况通常发生在蜂窝织炎严重或服用抗生素后仍然加重时。

第五节　其他部位淋巴水肿的预防和健康教育

一、头面部淋巴水肿

临床上最常见的继发性头面部淋巴水肿主要发生于头颈部恶性肿瘤根治术及放射治疗后的面部水肿，例如：口腔舌或颊癌、甲状腺癌、甲状旁腺癌、鼻咽癌等行颈淋巴结清扫。手术后水肿立即发生，随时间延长水肿可缓解。放射治疗后水肿更加重，持续时间更长。

头颈淋巴水肿大致分为两类：外部水肿和深部水肿。外部水肿多指面、颈部皮肤、皮下软组织的水肿，表现为手术瘢痕局部或者放疗后患者颌面部以及颈项部皮下软组织的水肿。近期外部水肿对患者外貌影响较大，可能引起患者焦虑乃至严重心理问题；远期慢性炎症刺激局部皮肤纤维化可导致颈部运动障碍，深部水肿是指发生于软组织层面以下，上呼吸消化道如咽、喉的水肿，常发生于放疗后头颈肿瘤患者，晚期因喉、会厌、咽缩肌等结构发生损伤、纤维化，导致患者咀嚼、吞咽、言语等功能障碍。头部淋巴水肿常与手臂、躯干上部象限的淋巴水肿一同出现，结膜也常常受累。淋巴水肿未经治疗，随着时间的推移，会对患者正常生理功能造成危害。少部分患者软组织肿胀可能会随着组织修复而自然消退，大部分患者由于组织反复损伤引起炎症反应。反复慢性炎症反应特征是间充质细胞，如成纤维细胞和肌成纤维细胞被激活，使得这些效应细胞沉积在皮肤和软组织内的细胞外基质蛋白，导致组织特征性硬化和弹性丧失，结构和功能永久性改变，从而引起相应的器官活动障碍，喉部软组织水肿引起吞咽、发音困难等。

（一）头颈部淋巴水肿的预防

目前还没有确定的方法来预防所有的淋巴水肿，但是有一些方法可以降低淋巴水肿的风险。通过以下方法可以降低头部淋巴水肿：

1. 手术范围

患者颈部淋巴结清扫术的颈动脉鞘淋巴链被切除，颈部表浅淋巴通路也被切断，因此引起切口上方淋巴回流障碍最终导致水肿。因此，改良手术方式，缩小淋巴清扫范围有利于降低术后淋巴水肿的发生率。

2. 控制放疗剂量

相关研究显示，设置头颈前部淋巴引流保护区，既可在体表留出低剂量照射的区域以利于淋巴回流，又可减少外淋巴水肿的发生，还可以降低口腔、咽喉部的受量，在一定程度上减少膜迷路积水的发生。

3. 预防性使用改善微循环药物

β-七叶皂苷钠通过提高体内促肾上腺皮质激素和可的松的血浆浓度，加快血管壁分泌，有效清除体内自由基，最终起到抗感染和减少渗出的作用，促进静脉和淋巴回流，从而改善微循环。地奥司明能促使静脉收缩，加快淋巴回流，加速组织间液回流以及降低毛细血管通透性缓解微循环淤滞。迈之灵的作用为降低血管通透性、增加静脉回流、减轻静脉淤血症状、增加血管弹性、增加血管张力和抗氧自由基作用。相关研究表明预防性使用这些改善药物能降低淋巴水肿的发生率。

4. 定期检查，及时发现淋巴水肿

淋巴水肿可能是一个长期的问题，越早发现，越早治疗，淋巴水肿越容易治疗，疗效也更好。

5. 运动预防

通过每天的日常活动帮助愈合得当并恢复力量。进行运动有助于淋巴回流。运动也有助于保持肌肉灵活，有助于淡化疤痕。一些锻炼可能会增加淋巴水肿的风险或使淋巴水肿恶化。锻炼过度可能会导致伤害，也与淋巴水肿的发展相关。患者应在医务人员的指导下进行运动锻炼。

（二）头颈淋巴水肿常用评估方法

有效可行的评估方法是头颈淋巴水肿防治的基础，包括外部水肿和深部水肿的评估。目前对淋巴水肿的评估主要依靠患者自评、医生评估，以及影像学评估，分为以下 4 种评估方法：

1. 患者评估结局

患者评估结局（PRO）是指直接来源患者对自身健康状况、功能状态以及治疗感受的报告，其中不包括医护人员及其他任何人员的解释。它通常是通过一系列标准化的问卷收集数据，这些问卷作为测评工具，由明确概念框架构成，其中包括症状、功能以及患者期望等各个层面内容。

头颈淋巴水肿症状强度和困扰调查（lymphedema symptom intensity and distress survey–head and neck，LSIDS–H&N）是一项专门用来测量头颈肿瘤患者淋巴水肿症状以及水肿相关心理抑郁程度的量表。LSIDS–H&N 是目前已知的针对头颈淋巴水肿的唯一 PRO。该量表包括 64 个症状及心理相关条目，要求参与者指出症状的存在（"是"或"否"），并在 2 个单独的 10 点数字量表上对强度和痛苦的所有"是"症状进行评分。主要由 6 个板块组成：感觉改变症状（13 项）、颈肩肌肉骨骼/皮肤症状（10 项）、头部和颈部特异性功能改变（23 项）、心理社会症状（8 项）、全身症状（3 项）和部位特异性肿胀（6 项）。该量表较全面地反映了以患者为主体的水肿相关生理和心理问题评估。

2. 临床医生报告结局

临床医生报告结局（CRO）是临床医生关于患者健康状况和治疗结局的报告，是以临床医生的视角考察干预措施作用于人体的反应，包含有效性、安全性、满意度三大领域，被广泛应用于临床实践。生理报告等客观指标通常作为 CRO 的基础，结合医生的经验判断和专业解释，注重形态结构和机能之间的联系。如：胶带测量、内镜评估、影像学评估等。

3. 影像学评估

头颈肿瘤淋巴水肿使用影像学评估能显著提升效率，并且更容易得到患者的同意、配合。计算机断层扫描（CT扫描）和超声检查已作为评估头颈肿瘤淋巴水肿的影像学方法。

4. 水肿相关功能改变评估量表

除了水肿症状的评估，水肿带来的相关功能改变的评估也很重要。水肿相关功能改变的评估量表是一类能帮助评价水肿对患者造成生理和心理负担的工具，包括淋巴水肿生活质量量表（lymphedema quality of life inventory，LyQLI）和安德森吞咽困难量表（M.D. anderson dysphasia inventory，MDADI）等。

（三）头颈部淋巴水肿健康教育

1. 头颈部锻炼

头颈部锻炼可以帮助实现颈部、肩膀和下巴的全方位运动。指导患者与专业淋巴水肿团队制定训练计划，运动时要注意休息，不要过度锻炼颈部、肩膀或下巴。

2. 皮肤护理

避免皮肤暴露于高温或极冷的环境中。例如，不要长时间洗热水澡，也不要坐在热水浴缸、蒸汽房和旋转池中。尽量处于凉爽的地方。洗漱后使用保湿乳液，防止皮肤皲裂、干燥和干裂。另外，保护身体免受阳光照射。使用SPF ≥ 30的防晒霜，尽量避免在上午10点至下午4点之间暴露在阳光下。

3. 避免脸部及颈部划伤

刮胡子时使用电动剃须刀。一旦被割伤、昆虫咬伤和刮伤，立即治疗。彻底清洗，涂上抗菌药膏，并用绷带包扎。使用医生开具的抗生素软膏。

4. 观察患处

指导患者清晨观察是否有黏液充血或咳出痰液倾向，是否有呼吸困难感、窒息感。

5. 口腔模仿能力训练

对因淋巴水肿而导致发音异常的患者进行口腔模仿能力训练。

6. 抬高头颈部

睡觉或休息时稍微抬高头颈部，不要让头垂到一边，以促进淋巴回流。

二、外阴部和外生殖器淋巴水肿

继发性外阴部和外生殖器淋巴水肿常见的原因包括恶性肿瘤腹股沟 / 髂窝淋巴结转移、外阴部和盆腔恶性肿瘤根治术后、腹股沟淋巴结放射治疗后，其中恶性肿瘤淋巴结转移引起的阴囊阴茎水肿和放疗后淋巴结病变引发的水肿较常见。由于部位特殊，外生殖器和外阴部的淋巴水肿较难控制，CDT 和压力治疗较难实施，病情的发展较难控制。外生殖器和外阴部的淋巴水肿常与腿部淋巴水肿相伴发生。

（一）外阴部和外生殖器淋巴水肿的预防

1. 改良手术方式

相关研究显示保留隐静脉可显著降低术后外阴部和外生殖器水肿。另外，术中对淋巴静脉吻合，建立淋巴静脉分流有利于降低术后外阴部和外生殖器淋巴水肿。

2. 缩小放疗范围

临床医生应严格掌握术后辅助放疗的指征，对预计淋巴结区域复发率低的患者，可考虑缩小放疗野，减少淋巴结区域的照射，降低下肢淋巴水肿发生率。

3. 定期检查，及时发现淋巴水肿

淋巴水肿可能是一个长期的问题，越早发现，越早治疗，淋巴水肿越容易治疗，疗效也更好。外阴部和外生殖器淋巴水肿由于位置特殊，早期常不易被发现。因此，定期检查尤为重要。

4. 运动预防

运动疗法在淋巴水肿的护理中是一个必不可少的环节，运动促进肌肉收缩，有效改善外阴部和外生殖器淋巴回流。

（二）外阴部和外生殖器淋巴水肿的健康教育

1. 指导患者正确使用生殖器绷带。

2. 指导高危风险患者定期检查，包括检查淋巴水肿，如果身体有尺寸、颜色、温度、感觉或皮肤的任何变化，告诉医务人员。

3. 保持健康体重（$18.5\,kg/m^2 \leqslant BMI \leqslant 24.9\,kg/m^2$），肥胖会增加淋巴水肿风险。

4. 进行锻炼，使用肌肉能够帮助淋巴液循环和排出。

5. 避免感染、烧伤和受伤。

6. 出现蜂窝织炎的症状，请立即就诊。蜂窝织炎是皮下组织的感染，可导致淋巴水肿发生或恶化。它的迹象和症状包括发红、发热、疼痛，以及感染区域的皮肤可能开裂或脱皮，还可能出现发烧和流感样症状。

7. 避免挤压外阴部和外生殖器，穿宽松的衣服。避免穿太紧或对腰部、腿部、生殖器造成压力的衣服，比如有松紧带的裤子。

8. 皮肤护理。保持皮肤清洁干燥，并定期使用保湿霜以防止皮肤开裂。避免皮肤暴露于高温或极冷的环境中。例如，不要长时间洗热水澡，也不要坐在热水浴缸、蒸汽房和旋转池中。尽量处于凉爽的地方。

9. 一般情况下不需要穿压力制品，如外阴部水肿皮肤纤维化严重，应咨询专业人士应用泡沫衬垫或正确穿戴压力裤等。

第五章

淋巴水肿的评估与测量

本章介绍

概述了淋巴水肿的评估原则、测量方法；详细介绍了上肢、下肢、头颈部、特殊部位淋巴水肿的评估与测量；阐述了临床评估与测量的注意事项。

学习目标

1. 了解头颈部、特殊部位淋巴水肿的评估与测量。

2. 熟知淋巴水肿的评估原则、测量方法。

3. 掌握上肢、下肢淋巴水肿的评估与测量及相关注意事项。

第一节　淋巴水肿的评估原则

准确评估淋巴水肿是治疗和护理的首要步骤，评估内容包括询问病史、视诊、触诊三个方面。

（一）询问病史

1. 询问患者一般资料：年龄、身高、体重、职业，是否吸烟、喝酒等。

2. 水肿病史及治疗史：有无水肿家族史，患者水肿首次出现的时间、部位；水肿持续的时间、水肿进展的快慢；有无发生水肿的明显诱因；水肿肢体有无针刺感、无力感、沉重感、疼痛等不适感；肿胀肢体的活动受限程度；患肢皮肤变化；有无丹毒、蜂窝织炎等皮肤并发症发作史等；既往对水肿进行的治疗情况。

3. 原发疾病及治疗史：了解患者水肿发生前的疾病，是否有手术治疗史（手术时间、手术名称、手术方式、有无淋巴结清扫、术后有无并发症等）；是否有放射治疗史（放疗方案 / 周期）；是否有化疗史（化疗方案 / 周期）。是否有心、肝、肾、肺等脏器的疾病以及治疗的情况；是否有静脉疾病史等。

4. 相关行为方式：日常劳动强度、是否规律运动、运动锻炼方式；是否经常提重物等。

5. 社会心理状况：患者是否出现焦虑、抑郁等情绪。

（二）视诊

患者水肿的部位，肿胀肢体皮肤的完整性、皮肤颜色等情况，肢体外形、步态。对患者肢体进行图片采集对比。

（三）触诊

1. 水肿部位：检查水肿部位在肢体远端还是近端；是发生单侧还是双侧肢体水肿。

2. 有无皮肤改变：皮肤温度是否增高、皮肤是否干燥、皮肤软硬程度；有无皮肤淋巴液渗漏、皮肤溃疡、乳头状瘤等；是否有皮下组织增生、皮肤纤维化和皮肤皱褶；皮肤是否有触痛；是否有皮肤凹陷性水肿。

3. 是否有 Stemmer 征、Pitting 征阳性。

（1）Stemmer 征：用拇指和示指捏起患者被试的手指或足趾根部皮肤，若可以提起皮肤，则 Stemmer 征为阴性；如难以捏起皮肤则为阳性。Stemmer 征的特异性较好，绝大多数情况下，如果 Stemmer 征阳性，淋巴水肿一定存在。但其敏感性较差，如患者的淋巴水肿不累及手指和脚趾而集中在躯干部，该检查结果则为阴性。

（2）Pitting 征：用手指指腹持续用力按压肿胀部位 10 秒左右，松开手指会在肢体留下暂时性凹陷，一般处于淋巴水肿Ⅰ级后期或Ⅱ级早期的患者会表现出 Pitting 征。但该检查有不少缺陷，Pitting 征缺少标准化检查规范，不同检查者在按压时间、按压力度以及接触面积上容易有差异；另外，心源性、肾源性等其他类型的水肿也可能会出现 Pitting 征，因此临床应用时一定要详细询问患者的病史以鉴别诊断。

第二节　淋巴水肿的测量方法

客观的水肿测量可以给淋巴水肿患者带来最直接明了的参考，从而为了解患者水肿严重程度、制定相应的治疗计划以及了解治疗的有效性提供最具体的评定数值。临床常用的测量工具包括卷尺、肢体体积测量仪、生物阻抗测量仪以及其他各种新型测量仪器。

1. 周径测量法

周径测量法是目前临床应用最广泛的方法，是利用卷尺通过对双侧肢体不同部位的周径进行测量，根据特定的公式或者肢体周径的变化，把肢体周径换算为体积，将患侧与健侧结果进行比较，进而评估淋巴水肿的发生情况和严重程度。

2. 水置换法

水置换法包括两种测量方法：（1）根据水面高度的变化测量肢体体积，将肢体伸入到装有一定量水的桶内，记录水面变化的高度，利用特定公式计算体积；（2）将肢体放入装满水的容器内，溢出水的体积即为肢体体积，或者先对溢出的水称重，再转换为体积。

3. 多频生物电阻抗分析法

该技术通过测定人体组成成分，计算细胞外液与细胞内液和细胞外液与全身水量的比值，能反映机体液体轻微的变化。多频生物电阻抗分析技术具有精确、无创等优点，不仅在早期淋巴水肿的评估、诊断中具有重要意义，还在淋巴水肿治疗后的效果评价中直观反映出患侧肢体水分减少及细胞外水分比率的变化，可以获得组织水肿变化较精确的数据，是目前量化观察组织水肿变化的唯一检查手段。

4. 红外线容量分析法

红外线容量分析法是用红外线对患者肢体进行扫描，数分钟后即可获得患者肢体三维图像，相关数据导入计算机后，通过专用软件进行处理和分析，可以得出肢体的容积情况。此方法简单、定位性和重复性好、精度高，是评估淋巴水肿的理想方法。但需要专门设备，价格较为昂贵，限制了临床应用。

5. 皮肤纤维化测量仪

皮肤纤维化测量仪（skin fiber meter, SFM）是测量皮肤力学特性的仪器，可测量淋巴水肿皮肤纤维化程度。SFM 操作方便、敏感性高，可提供皮肤纤维化的量化数据，为临床诊断和疗效观察提供可靠依据。但是，SFM 测量的稳定性欠佳，对早期凹陷性水肿测试存在局限性。

6. Perometer 方法

该方法是一种非侵入性光电器械，利用红外光束技术快速、定量测量肢体体积。相比于肢体周径测量法和水置换法，Perometer 测量肿胀肢体省时更高效、精准。扫描时，整个肢体的围度都可以被均匀记录，因此可以定位任何特定肢体肿胀位置并比较精确地反映肢体实际肿胀程度。但由于该设备价格比较昂贵而限制了其应用。

第三节　上肢淋巴水肿的评估与测量

继发性上肢淋巴水肿是乳腺癌术后最常见的并发症之一，肿胀的肢体会导致患者疲乏无力、日常活动困难、外观受损、焦虑抑郁等。患者首次就诊时，常常肿胀已进展到中后期，错过了最佳干预时机，淋巴水肿后期治疗难度明显增大，因此，及时筛查和尽早评估诊断淋巴水肿尤为重要。

（一）上肢淋巴水肿的评估

1.询问病史

（1）患者一般资料:年龄、身高、体重、职业、一般健康状况,是否吸烟、喝酒等。

（2）患者水肿病史及治疗史：询问患者水肿首次出现时间和部位；有无水肿的明显诱因，如提重物、做重体力劳动等；水肿持续的时间、水肿进展的快慢；水肿肢体有无针刺感、无力感、沉重感、疼痛等不适感；肿胀肢体的活动受限程度；患肢皮肤变化，是否有皮肤瘙痒或疼痛；有无丹毒发作史；既往对水肿进行的治疗等。

（3）水肿发生前的原发疾病及治疗史：①询问患者水肿发生前的原发疾病，上肢淋巴水肿最常见的是发生在乳腺癌术后。是否有手术史（手术时间、手术名称、手术方式、有无淋巴结清扫、术后有无并发症等）。手术本身是淋巴水肿的始发因素，尤其是扩大根治术，术中操作很容易造成淋巴通路断裂，解剖结构破坏，是淋巴水肿发生的起点。手术切除范围、淋巴结清扫的个数是淋巴水肿发生的危险因素；②询问患者是否有放射治疗史（放疗方案 / 周期），是否有化疗史（化疗方案 / 周期）。术后放疗可增加淋巴水肿的风险，放疗的剂量、时间、照射范围等因素也会影响淋巴水肿的发生；③询问患者的家族病史，有淋巴水肿家族遗传史的人较无家族史的人群发生淋巴水肿的概率要大得多；④询问患者是否有心、肝、肾、肺等脏器的疾病以及治疗的情况，是否有静脉疾病史等。这些疾病均可引起水肿，但是不要与淋巴水肿混淆，注意鉴别诊断；⑤询问患者目前的用药情况。

（4）相关行为方式：询问患者日常劳动强度、是否规律运动、运动锻炼方式，是否经常提重物、长时间保持同一姿势等。术后患肢提重物、做重体力劳动、不正确的运动锻炼方式、患肢长时间保持同一姿势是发生淋巴水肿的危险因素。

（5）询问患者的家庭、社会支持情况：是否有足够的经济来源，是否有家庭、朋友、社区的支持，是否经常参加社交娱乐活动。

（6）倾听患者的主诉，评估心理状况：淋巴水肿的患者有时会以受累肢体的弥漫性不适作为主诉，真正的疼痛对于单纯的淋巴水肿来讲是不典型的，并且需要进一步的检查。询问患者的主观感受，例如患者如何看待自己的水肿，目前最担忧的问题，这些看上去不重要的问题能够很好地建立信任关系，同时给患者机会来讨论限制他们生活质量和自我管理能力的医学问题，并更好地评估患者目前是否出现焦虑、抑郁等情绪。

2. 视诊

（1）检查皮肤是否有改变：查看患者肿胀肢体皮肤的完整性、皮肤颜色，有无红肿、干燥、粗糙、生长乳头状瘤、皮肤糜烂等情况。

（2）检查肢体外形是否有改变：整个或部分肢体的大小，有无变形。对患者双侧上肢进行图片采集对比。上肢淋巴水肿患者图片采集内容包括：①双上肢及胸部整体照正面、双上肢背面及背部整体照（裸露胸背部）；

②双上肢局部正面照（上臂、前臂、手部各 1 张）；③患肢特殊部位照（用手指硬结、皮肤纤维化或皮肤问题的特殊部位）；④ Stemmer 征检查照；⑤上肢活动度照（双手环抱、双手交叉、抬手照各 1 张）。

（3）检查患者的手指和指甲：方法不当的指甲修剪会造成红肿和感染。

3. 触诊

（1）水肿部位：检查水肿部位在肢体远端还是近端；是发生单侧还是双侧肢体水肿。

（2）患肢有无皮肤改变：皮肤温度是否增高、皮肤是否干燥、皮肤软硬程度；有无皮肤淋巴液渗漏、皮肤溃疡、乳头状瘤等；是否有皮下组织增生、皮肤纤维化和皮肤皱褶；皮肤是否有触痛；是否有皮肤凹陷性水肿。

（3）检查是否有可疑的结节（淋巴结）。

（4）检查是否有 Stemmer 征、Pitting 征阳性。

4. 症状评价

乳腺癌相关淋巴水肿问卷（lymphedema and breast cancer questionnaire，LBCQ）是 Armer 等在 2002 年设计的，可用于评估乳腺癌相关淋巴水肿的指征、发生频率、症状管理措施。LBCQ 包括 19 条症状，主要从两个方面（现在是否存在、过去一年是否存在）进行评估。此问卷的内部一致性系数为 0.785，重测信度为 0.98。症状评估可充分考虑患者的主观感受，通过症状的详细分析可以在肿胀被测量出来之前，捕捉到水肿存在的早期信号，有利于淋巴水肿的早期发现和干预。

（二）上肢淋巴水肿的测量

上肢淋巴水肿的测量方法很多，临床常见的是臂围测量法和水置换法体积测量，下面主要介绍这两种方法：

1. 臂围测量法

临床常用的 5 个围度测量位点为上肢虎口处、腕横纹上 5 cm、肘横纹下 10 cm、肘横纹上 10 cm、腋窝处。臂围测量法的具体方法并不统一，主要在于设定的测量位点不同。如取五点测臂围：手臂远端尺骨茎突中点为测量起点，从该点开始往手臂近端每 10 cm 测量一次，一直测量到 40 cm 处。该 5 个测量点可以将肢体分成 4 个截圆锥体，然后用公式 $h(C_1^2+C_2^2+C1C2)/12\pi$ 可以计算每段肢体的体积，其中 C1 和 C2 为测量段上下两点的臂围，h 为测量段的长度即 10 cm；整个肢体体积则为各段体积之和。并非 h 选择越小，肢体体积测量的精度越大，结合国际临床科研广泛选用的标准，推荐 10 cm 为每段肢体长度。

2. 水置换法体积测量

水置换法测量肢体体积是测定淋巴水肿肿胀程度的金标准。水置换法包括两种测量方法：①根据水面高度的变化测量肢体体积。将肢体伸入到装有一定量水的桶内，记录水面变化的高度，利用特定公式计算体积：$\Delta V=r^2h$。r 为桶的内径，h 为水面高度变化值；②将肢体放入装满水的容器内，溢出水的容积即为肢体容积，或者先对溢出的水称重，再转换为体积。为保证测量准确性，应采取措施确保每次测量时肢体浸入的长度一致，并重复测量，取平均值。

第四节　下肢淋巴水肿的评估与测量

肿瘤切除加上盆腔淋巴结清扫结扎淋巴管以及手术后的放射治疗造成淋巴结损伤，术后淋巴管循环未能重建，是下肢淋巴水肿的主要原因。作为慢性进展性疾病，早期治疗效果优于晚期，然而恶性肿瘤术后下肢淋巴水肿容易被医护人员及患者自身忽视。因此掌握准确及适宜的下肢淋巴水肿评估方法和准确的测量有助于早期识别淋巴水肿，从而使患者得到及时有效的治疗。

（一）下肢淋巴水肿的评估

准确评估淋巴水肿是治疗和护理的首要步骤，评估内容包括询问病史、视诊、触诊三个方面。

1. 询问病史

（1）患者一般资料：年龄、身高、体重、职业、一般健康状况，是否吸烟、喝酒等。

（2）患者的水肿病史及治疗史：询问患者水肿首次出现的部位和时间，有无明显诱因，如提重物、做重体力劳动、剧烈运动等；询问患者的肢体感觉，是否有发紧、发胀，皮肤是否有疼痛或者瘙痒，皮肤有无发生丹毒，有无反复发作的病史。根治术后淋巴水肿可发生在术后的数月，数年甚至数十年后。如果下肢主要的集合淋巴管受阻，最早期是以足背肿胀多见，逐渐向近心端蔓延。水肿多发生在一侧下肢，由于放疗和手术的原因，宫颈癌、子宫内膜癌、卵巢癌手术后的患者腹股沟淋巴结有不同程度的病变，此时临床表现以大腿内侧的水肿为主，下腹部和腹股沟区的皮下也同时出现广泛的水肿。前列腺癌、直肠癌、膀胱癌根治术和放射治疗后的下肢淋巴水肿早期局限在外阴部或发生在足背和踝周。随病期延长，水肿的范围扩大至整个肢体和外阴、下腹部。反复发作的淋巴结炎和淋巴管炎可以带来淋巴管和淋巴结结构的破坏，临床可见一次或数次丹毒发作就导致持续的、不可逆的肢体淋巴水肿。

（3）水肿发生前的原发疾病及治疗史：①询问患者水肿发生前的原发疾病，是否做过手术（手术名称、手术方式，时间和原因），有无淋巴结清扫。

肿瘤的部位与恶性肿瘤患者术后淋巴水肿的发生密切相关。在妇科恶性肿瘤患者中，外阴癌患者术后淋巴水肿的发生率最高，其次是宫颈癌和子宫内膜癌患者，卵巢癌患者淋巴水肿的发生率最低。前列腺癌、直肠癌、膀胱癌根治术和放疗治疗后下肢淋巴水肿的发生率较女性盆腔肿瘤治疗后的要低。手术本身是淋巴水肿的始发因素，尤其是根治术后盆腔淋巴结的清扫较易诱发下肢淋巴水肿。其余②③④⑤点参照本章第三节"上肢淋巴水肿的评估与测量"。

（4）相关行为方式：询问患者日常劳动强度、是否规律运动、运动锻炼方式，是否经常提重物，是否经常长时间坐火车、飞机等交通工具，是否经常长时间保持同一姿势等。这些都是发生淋巴水肿的危险因素。

（5）询问患者的家庭、社会支持情况与患者的主诉，评估心理状况。详见本章第三节"上肢淋巴水肿的评估与测量"。

2. 视诊

（1）观察皮肤是否有改变：查看皮肤完整性，有无红肿、干燥、粗糙、生长乳头状瘤、皮肤糜烂等。

（2）观察肢体形态是否有改变：整个或部分肢体的大小，有无变形。对患者双侧下肢进行图片采集对比。下肢淋巴水肿患者图片采集内容包括：①双下肢及下腹整体照正面、双下肢背面及臀部整体照（裸露臀部）；②双下肢局部正面照（大腿、小腿、足部各1张）；③患肢特殊部位照（用手指硬结、皮肤纤维化或皮肤问题的特殊部位）；④Stemmer征检查照；⑤下肢活动度照（双手抱腿、抬脚、半搭照各1张）。

（3）观察患者行走的步态。

（4）观察患者的脚趾和指甲：方法不当的指甲修剪会造成红肿和感染。

3. 触诊

（1）水肿部位：检查水肿部位在肢体远端还是近端；是发生单侧还是双侧肢体水肿。

（2）患肢有无皮肤改变：触摸患肢皮肤的温度、湿度、皮肤纹理、皮肤软硬程度；是否有皮下组织增生、皮肤纤维化和皮肤皱褶；检查皮肤是否有凹陷性水肿；触摸患肢时是否有疼痛感等。

（3）测量是否有可疑的结节（淋巴结）。

（4）检查患者踝肱压力指数（ABPI）：通过测量踝部胫后动脉或胫前动脉以及同侧肱动脉的收缩压，得到踝部动脉压与肱动脉压之间的比值。

（5）检查 Stemmer 征、Pitting 征是否阳性。

4. 症状评价

妇科恶性肿瘤淋巴水肿问卷（gynecologic cancer lymphedema questionnaire, GCLQ）最早由 Lockwood 等在 LBCQ 基础上修订而成，后由 Carter 等进一步完善。此问卷评估患者过去 4 周的症状，共 20 个条目，所有问题均用"是"或"否"作答，回答"是"得 1 分，"否"得 0 分。GCLQ 具有较好的灵敏性及特异性，且易于理解，被广泛应用到妇科恶性肿瘤治疗后下肢淋巴水肿的评估和诊断中。

（二）测量

下肢淋巴水肿的测量方法很多，下面介绍几种临床常见的测量方法。

1. 周径测量

周径测量是利用卷尺在患者下肢的明显体表标志处，间隔一定距离测量周径，将患侧与健侧下肢做比较。临床常用的 5 个围度测量位点为下肢中趾上、外踝最高点上、髌骨下缘、髌骨上缘上 10 cm、髌骨上缘上 20 cm。周径测量简便易行、高效、成本低，被广泛应用到临床淋巴水肿的评估、诊断及治疗后的疗效评价中。将测量的周径通过公式转换成体积，评估的精确性提高，但是目前并没有对测量点的位置及数目进行统一规定。下面介绍一种下肢周径测量方法：

（1）标记测量的起始点，从小脚趾头的根部处测量脚背的周径。

（2）在外踝上方约2 cm处做标记，让病人屈曲脚踝，在脚底放一块平板，从脚底外侧到外踝上方约2 cm处开始测量。

（3）从踝关节上2 cm处开始每隔4 cm测量1次肢体周径，直至大腿最上端测量双侧下肢体周径。

2. 水置换法

水置换法通过水置换法测量肢体体积，即把下肢放入盛有水的容器中，分别测量下肢溢出水的体积，此时溢出水的体积代表肢体的容积。但是下肢与上肢相比体积更大，需要的容器设备体积巨大，在临床上使用不方便，并且对于下肢有感染或创面的患者不能使用。

3. 下肢淋巴水肿指数

下肢淋巴水肿指数（lower extremity lymphedema index，LEL index）可以评估下肢淋巴水肿。首先，测量足背、外踝、髌骨上缘及其上下10 cm，共5处的周径，记为C1、C2、C3、C4、C5，然后用周径的平方和除以患者的BMI即为下肢淋巴水肿指数。计算公式为LEL index=（$C1^2$ +$C2^2$+$C3^2$+$C4^2$+$C5^2$）/BMI。LEL index 与 Campisi's 淋巴水肿临床分期系统的对应关系为：LEL index < 250，对应于 Campisi's 淋巴水肿临床分期系统的 I 期；LEL index 介于 250 ～ 299，对应于 Campisi's 淋巴水临床分期系统的 II 期；LEL index 介于 300 ～ 350，对应于 Campisi's 淋巴水肿临床分期系统的 III 期；LEL index > 350，对应于 Campisi's 淋巴水肿临床分期系统的 IV 期。

4.其他

多频生物电阻抗分析法、红外线容量分析法、Perometer、皮肤纤维化测量仪等也可用于下肢淋巴水肿的评估与测量,具体内容详见本章第二节。

第五节 头颈部淋巴水肿的评估与测量

头颈部淋巴水肿是头颈部癌症术后常见的一种并发症。头部和颈部淋巴水肿的准确评估和测量可以帮助临床医务人员为患者确定最好的治疗选择。

(一)头颈部淋巴水肿的评估

1.询问病史

(1)患者一般资料:年龄、身高、体重、职业、一般健康状况,是否吸烟、喝酒等。

(2)患者水肿病史及治疗史:

①询问患者水肿首次出现时间和部位;有无水肿的明显诱因,什么情况下或什么因素导致肿胀更加严重,高温和情绪影响常常导致肿胀更加严重,头颈部水肿常常在清晨时分更加显著。

②询问水肿持续的时间、水肿进展的快慢;水肿部位有无疼痛等不适感;水肿部位皮肤变化,是否有面部或颈部皮肤紧绷感、瘙痒或疼痛;有无丹毒发作史;既往对水肿进行的治疗等。

③评估头颈部活动受限程度;评估患者是否能够张口和口唇黏膜干燥的程度、舌头活动度和力度、牙齿的数量及口腔卫生。

(3)水肿发生前的原发疾病及治疗史

①询问患者水肿发生前的原发疾病,是否有头颈部手术史(手术时

间、手术名称、手术方式、有无淋巴结清扫、术后有无并发症等）。其余②③④⑤点参照本章第三节"上肢淋巴水肿的评估"。

（4）询问患者的主诉

①清晨患者有无黏液充血或咳出痰液的情况；是否有任何吞咽或分泌唾液的困难；患者是否主诉窒息感或其他呼吸困难；患者有无任何牙齿问题。

②患者是否有任何提示吞咽困难的情况；在临床上评估患者的吞咽情况时，尤其是出现发音困难，构音障碍，不正常的意志性咳嗽，呕吐反射异常，吞咽试验时咳嗽，吞咽试验时声音变化都预示有误吸的风险。吞咽检查对于评估患者的吞咽困难程度是非常有必要的，这也会为患者的饮食做出最佳选择。

③患者是否主诉有颈部和肩部功能障碍的症状，可能包括颈 / 肩僵硬疼痛，抬臂困难，转头困难。

④患者是否主诉有发音困难，头颈部肿瘤的手术和非手术治疗都可能会导致发音困难。对于发音困难的患者应进行喉频闪检查，然后转诊进行声音评估，以了解目前的解剖和生理缺陷。

（5）询问患者的家庭、社会支持心理方面情况

是否有足够的经济来源，是否有家庭、朋友、社区的支持。患者是否有担心自己的外貌、社交活动减少、穿衣服等方面的问题。

2.视诊

（1）检查皮肤是否有改变

皮肤有无任何放射纤维化、结节性皮肤改变或溃疡。

（2）水肿情况

水肿的程度及部位，是否有眼睑、脸颊、嘴唇、颈部、下颌下区域、枕骨区域或锁骨上区域的水肿。

（3）其他

是否有气管切开的痕迹；是否有面神经瘫痪。

3.触诊

（1）水肿部位和性质

确认水肿部位和分期（同时触诊黏膜表面和口腔底部）。

（2）评估头部的活动度

可能的软组织损伤或由于疼痛的限制，常见现象：①过度紧张的斜角肌（呼吸活动的辅助肌肉——特别在气管切开的情况中）；②颈椎问题、头痛等（由于放射性纤维化而造成的关节活动度受限，肌肉失协调）。

4.症状评价

主观症状法主要包括头颈淋巴水肿症状强度和困扰调查量表（lymphedema symptom intensity and distress survey-head and neck，LSIDS-H&N）LSIDS-H&N是专门测量头颈部肿瘤患者淋巴水肿症状以及水肿相关心理抑郁程度的量表，是目前针对头颈部淋巴水肿唯一的患者自评量表。它包括64个症状及心理相关条目，主要由6个板块组成：感觉改变症状、颈肩肌肉骨骼/皮肤症状、头部和颈部特异性功能改变、心理社会症状、全身症状和部位特异性肿胀。该量表反映了以患者为主体的水肿相关生理和心理问题。

（二）头颈部淋巴水肿的测量

1.卷尺测量

卷尺测量是一种评估淋巴外水肿简单、有效的方法。测量时将卷尺带平放在患者的皮肤上，从患者的右侧读数。测量部位包括以下4种：①下颈围：高于肩部能测的最低颈围；②上颈围：低于下颌骨能测的最高颈围；③耳对耳长度：耳垂与左下面部的交界处和耳垂与右下面部的交界处，相交于下唇缘下方8cm处；④唇到下颈围长度：下唇下缘到下颈围中线。该方法无创、简便，患者易于接受；但该测量方法受患者体重、体脂、体位等因素影响较大，临床应用时应与其他评估方法结合使用才能更客观地反映水肿严重程度。

2. 内镜评估

内镜下评估是深部水肿常用的评估方法。通过内镜下检查对头颈淋巴深部水肿严重程度进行评估，主要包括咽部和喉部水肿及严重程度的判定。利用内窥镜可视化对咽部和喉部的水肿进行评分，具有直接、直观、视点不易受限等优点。

3. 影像学评估

头颈肿瘤淋巴水肿使用影像学评估能显著提升效率，并且更容易得到患者的同意、配合。计算机断层扫描（CT扫描）和超声检查已作为评估头颈肿瘤淋巴水肿的影像学方法。超声应用于评估严重头颈部水肿患者皮肤和软组织的改变程度，表明超声检查能够有效地区分水肿与未水肿组织，尤其适用于巨大肿胀和下颌角触诊困难的患者。

第六节　特殊部位淋巴水肿的评估与测量

在淋巴水肿的大多数案例中，外阴/外生殖器淋巴水肿都与腿部淋巴水肿相伴发生，那么在治疗之前，我们也需要正确的评估，从而选择合适的治疗方法。

（一）外阴/外生殖器淋巴水肿的评估

1. 询问病史

（1）患者一般资料：年龄、身高、体重、职业、一般健康状况，是否吸烟、喝酒等。

（2）患者水肿病史及治疗史：询问患者水肿首次出现时间和部位；有无水肿的明显诱因；水肿持续的时间、水肿进展的快慢；水肿部位皮肤情况，是否有皮肤瘙痒或疼痛；有无丹毒发作史；既往对水肿进行的治疗等。

（3）水肿发生前的原发疾病及治疗史：①询问患者水肿发生前的原发疾病，是否有手术史（手术时间、手术名称、手术方式、有无淋巴结清扫、术后有无并发症等）。询问患者是否有放射治疗史（放疗方案/周期），在放疗后是否出现任何的肠道或膀胱问题，是否有化疗史（化疗方案/周期）；②询问患者是否有心、肝、肾、肺等脏器的疾病以及治疗的情况；③询问患者的家族病史；④询问目前的用药情况。

（4）相关行为方式：询问患者日常劳动强度、是否规律运动、运动锻炼方式，是否经常提重物，是否经常长时间坐火车、飞机等交通工具，是否经常长时间保持同一姿势等。

（5）询问患者的家庭、社会支持情况：是否有足够的经济来源，是否有家庭、朋友、社区的支持，是否经常参加社交娱乐活动。

（6）询问患者的主诉，评估心理状况：由于水肿部位特殊，要重视患者的主观感受，例如患者如何看待自己的水肿，目前最担忧的问题，通过倾听、交谈、解释与患者建立信任关系，以更好地评估患者生活质量和自我管理能力，以及目前是否出现焦虑、抑郁等心理问题。

2.视诊

（1）观察水肿部位皮肤是否有改变：查看皮肤完整性，有无红肿、粗糙、生长乳头状瘤、淋巴液瘘。是否有较深的皮肤皱褶，是否有细菌或真菌感染。

（2）观察患者目前的水肿程度、水肿部位：双侧的躯干下侧象限、下腹部是否受累，是否合并下肢淋巴水肿。男性患者查看是否有阴囊增大，阴茎皮肤是否水肿，包皮皮肤是否有增厚增长。女性患者查看是否有大阴唇水肿增厚。

3. 触诊

（1）水肿部位皮肤：触摸水肿部位皮肤的温度、湿度、皮肤软硬程度；是否有皮下组织增生、皮肤纤维化和皮肤皱褶；检查皮肤是否有凹陷性水肿；触摸皮肤时是否有疼痛感等；生殖器组织是否硬化。

（2）水肿部位：触诊水肿的边界、水肿波及的范围。

（3）在男性患者中，查看包皮是否能翻出。这对于清洁、自我照顾和正确地在阴茎上施加加压绷带非常重要。

（二）外阴 / 外生殖器淋巴水肿的测量

目前还没有外阴 / 外生殖器特殊部位淋巴水肿的测量工具或者参考指南，在临床工作中还是需要根据淋巴水肿的分期及相关影像学检查来确定水肿的程度，从而制定合适的治疗方法。

第七节　临床评估与测量的注意事项

1. 问诊时使用患者比较容易理解的语言沟通，勿使用专业术语。

2. 问诊过程中要举止端庄，和蔼可亲，例如视线、姿势、面部表情、语言都要让患者感到友善。

3. 问诊、视诊、触诊整个过程注意保护好患者的隐私。

4. 视诊时应尽量嘱托患者脱去衣物。

5. 病史不清晰时，淋巴水肿专科护士应向转诊医生进行询问并查阅外科手术记录等。

6. 对于患者的提问尽量采取开放式的问题，永远不要仅仅满意于简单的"有""是""否"。

7. 使用温暖的双手进行触诊。

8. 评估要穿插到患者的整个诊疗过程。

9. 周径测量法简单、花费少，适用于任何场合、可重复性高，是最常用的评定淋巴水肿的方法；但卷尺的宽窄度、松紧度和精确度等因素会影响测量的准确性，尤其对于肥胖患者，测量时皮尺的松紧会影响测量结果，且很耗时。因此，要明确测量方法和测量程序，并对测评者进行相关培训，以便在最大程度上控制测量误差。

10. 水置换法测量方法具有较高的精确度，在乳腺癌术后上肢淋巴水肿的评估中被认为是金标准。但是下肢与上肢相比体积更大，需要的容器设备体积巨大，在临床上使用不方便并且对于下肢有感染或创面的患者不能使用。

11. 周径测量和体积测量存在一定的缺陷，当双下肢都发生淋巴水肿时，无法以健侧为对照。下肢淋巴水肿指数（lower extremity lymphedema index，LEL index）计算方法简便，可以消除不同患者体型之间的差异，对于下肢都受累的患者也便于评估。但是该指数是对下肢的综合评估，不适用于评估局部水肿的患者。

12. 皮肤纤维化测量仪对早期凹陷性水肿测试存在局限性，且测量的稳定性欠佳。

13. 红外线容量分析法简单、精度高、定位性和重复性好，数据储存方便，是评估淋巴水肿理想方法。但需要专门设备，价格较为昂贵，目前尚未发现国内相关应用报告。

| 第六章 |

压力治疗

本章介绍

概述了压力治疗的生理效应、作用机制与重要性；压力治疗的适应证与禁忌证，详细介绍了系统治疗阶段、巩固治疗阶段的压力治疗以及压力制品的正确选择、穿戴、保养与更换。

学习目标

1. 了解压力治疗的生理效应与作用机制。

2. 熟知压力治疗的适应证与禁忌证。

3. 掌握系统治疗阶段、巩固治疗阶段的压力治疗以及压力制品的正确选择、穿戴、保养与更换。

压力治疗作为淋巴水肿重要的治疗手段之一，与外科治疗和物理治疗结合，起到显著的协同作用，是目前应用最广的治疗措施。无论将采用何种手术和保守的治疗，压力治疗都是不可或缺的辅助治疗措施，也是淋巴水肿最基本的治疗方法。

第一节 压力治疗的生理效应、作用机制与重要性

一、压力治疗的定义

压力治疗又称加压疗法，是指通过对人体体表施加适当的压力，以预防或抑制皮肤瘢痕增生、防治肢体肿胀的治疗方法。压力治疗有很多实施方法，目前应用最为广泛的是使用弹力绷带、压力臂套、压力袜或压力衣裤。

二、压力治疗的生理效应与作用机理

1. 加压减少了有效滤过压

加压增加了组织液静水压，因为组织液静水压增加的同时减少了有效滤过压，由此通过血管的滤过液减少。

2. 加压增加和加速了静脉与淋巴管回流

由于进入静脉的血流体积不变，静脉内腔的缩窄加快了血流速度。不考虑其他因素，加压绷带可使血流加速到原来的 1.5 倍，因此有利于防止静脉血栓的形成。同理，单位时间内的淋巴回流量同样增加。加压减少了扩张静脉的内径，可使之前未能充分发挥作用的瓣膜再次起作用。

3. 加压增加重吸收面积

在局部区域淋巴引流功能障碍的治疗中（例如血肿、外伤后水肿），加压能分散水肿，扩大重吸收的区域。

4. 压力治疗对全身血流动力学的影响

当四肢远端均加压治疗时，会导致回心血量增加，因此增加了心脏的前负荷，心脏输出量增加，同时尿量也会增加。

5. 压力治疗改善肌肉泵的功能

随着水肿的进展，患者易出现皮肤松弛、弹性下降的症状。压力治疗

（以压力袜为例）为肌肉泵功能提供了充足的抵抗力，改善了肌肉工作的效率来促进血液回流。当施加压力后，在腓肠肌的收缩过程中静脉血流加速，可减少静脉血液在下肢的淤积。在肌肉舒张的过程中，压力减少的作用被增强，甚至小腿肌肉静脉的压力可能为负压。体表静脉压力的增加导致血液通过静脉间交通支流向深处，从而减少了静脉系统总的压力。同理，加压治疗也积极影响淋巴回流。

6.压力治疗能巩固手法淋巴引流治疗后的效果

压力治疗可以阻止手法淋巴引流或体位原因带来的反流现象，因此，压力治疗能够维持成功治疗后的结果。

7.压力治疗能减少纤维化，软化组织

压力绷带下放置泡沫填充材料，可加速纤维化组织被软化，原理同压力治疗对瘢痕组织的控制。

三、压力治疗的临床应用

早在1607年，国外就有研究者提出持续对手部瘢痕加压可促进手功能的恢复。1968年Larson等研究发现穿压力衣的部位不会发展成瘢痕，并通过进一步的研究证实了这一结果。随着材料及制作工艺的不断改进，经过国内外广大康复工作者的实践和努力，压力治疗从产品种类到临床应用都得到了推广和丰富。目前，压力治疗在临床上主要应用于：

1.控制瘢痕增生：压力治疗通过改变瘢痕组织的毛细血管及其血流状态，使瘢痕组织处于缺血、缺氧状态，干扰瘢痕成纤维细胞的生长，有效防治增生性瘢痕。

2.预防关节挛缩和畸形：通过控制瘢痕增生可预防和治疗因增生性瘢痕所致的挛缩和畸形。

3. 控制水肿：压力治疗通过促进血液和淋巴回流、改善肌肉泵功能，从而减轻、控制水肿。

4. 预防深静脉血栓：压力治疗可预防长期卧床者的下肢深静脉血栓的形成。

5. 预防下肢静脉曲张：可预防从事久坐或久站工作人群下肢静脉曲张的发生。

6. 促进溃疡的愈合：压力治疗通过改善微循环，减少溃疡处某些炎症介质及蛋白酶的表达，促进内皮细胞释放抗炎介质，从而促进溃疡的愈合。

7. 促进肢体塑形：可促进截肢残端塑形，利于假肢的装配和使用。

压力治疗简便、经济，其治疗效果也得到反复验证，现已成为常规的辅助治疗手段，对消肿、康复等起到十分重要的作用。正确使用压力治疗可以获得良好的疗效，值得临床推广和应用。

第二节　压力治疗的适应证与禁忌证

一、压力治疗的适应证

1. 各种类型的水肿：①淋巴水肿；②脂肪水肿；③静脉水肿；④淋巴—静脉混合性水肿；⑤淋巴—静脉—脂肪混合性水肿；⑥手术后组织水肿；⑦创伤后组织水肿。

2. 烧伤、整形术后控制瘢痕增生。

3. 脊髓损伤患者控制体位性低血压。

4. 截肢术后用于止血，防止水肿、关节屈曲挛缩和预防幻肢痛。

5. 长期卧床患者预防下肢深静脉血栓。

6. 周围血管疾病（慢性静脉功能不全、静脉曲张）。

二、压力治疗的禁忌证与相对禁忌证

不是所有的人均适合压力治疗。治疗前患者需经过临床医生、治疗师的检查，有多种复杂疾病或有以下禁忌证的患者不得接受此项治疗。

1. 有下述全身情况者为使用压力治疗的绝对禁忌证：①任何种类的急性感染；②脓毒性静脉炎；③恶性病变；④心源性水肿、失代偿性心力衰竭；⑤肾功能衰竭；⑥严重的外周神经病变、外周微循环肿；⑦严重动脉供血不足（ABPI < 0.5）；⑧晚期周围动脉硬化闭塞症。

2. 有下述情况者为使用压力治疗的相对禁忌证：①严重湿疹；②压力制品材料敏感；③严重的四肢敏感障碍；④晚期外周神经病变（如糖尿病）；⑤卒中；⑥高血压；⑦支气管哮喘；⑧原发性慢性多发性关节炎。

第三节　系统治疗阶段的压力治疗

系统治疗阶段的压力治疗主要是由治疗师根据患者淋巴水肿情况进行连续多日的多层绷带加压包扎。此阶段使用由低弹性纤维和橡胶纤维制成的低延展性绷带，它的优点是在肢体运动和休息时都能持续地产生治疗所需的压力。

一、弹力绷带及相关概念介绍

1. 压力梯度

压力梯度是为了治疗静脉性／淋巴水肿，维持或恢复静脉生理性的压力梯度，压力袜／压力臂套或者绷带产生的压力值从远心端到近心端逐渐、稳步减小。绷带的压力梯度是通过治疗师的包扎技术和所用的包扎材料实现的；而压力袜／压力臂套的压力梯度是通过相互交织的弹性线程、编制技术和塑形方式实现的。

弹力绷带和压力袜/压力臂套的压力是同心的,这说明它施加的压力是均匀分布的。如果需要在某个位置增加压力可以通过使用额外的泡沫橡胶或硅胶填充物,或者使用液体动力学的医用敷料来实现,这种情况叫作选择性压缩。

2. 拉普拉斯定律

由弹力绷带产生的压力可根据拉普拉斯定律(P=T/R)进行预测,其中 P 为压力,T 为张力,R 为半径。绷带包扎后的压力可以定义为张力除以绷带侧肢体的半径:

绷带压力 =(张力 × 绷带层数)/(足踝周长 × 绷带宽度)

由此可见,在张力相同的情况下,小半径圆柱体上的压力大于大半径圆柱压力,同样,只有在绝对标准的圆柱体上所产生的力才会一样。所以,在绷带的张力相同的情况下,半径较小的踝部相对于半径较大的腓部会承受更大的压力。如果整个肢体使用均匀压力包扎,那么,肢体远端部位半径小所承受的压力较大,如踝部。由此从肢体远端到近端自动产生梯度压力差。有骨性突出的部位承受的压力最大,而骨性突出周围的部位(如踝周)往往压不到,因此在这些部位可放置海绵衬垫,以获得均匀的压力。

3. 工作压与静息压

(1)工作压:运动时,肌肉扩张和收缩(肌肉泵),绷带对抗肌肉扩张并将力作用于深部组织(如血管和淋巴系统)的间歇性压力。

低弹力绷带可以给膨胀的肌肉以较大的抵抗力,膨胀的肌肉与抵抗的绷带相互作用,于是产生了较高的工作压力。工作压力只有在肌肉活动时才能短暂产生,它的大小由肌肉收缩时肌肉量增加的多少决定。工作压力对于肌肉泵来说有着重要的意义,在肌肉放松时,脉管系统得到充盈,然后再由工作压将之挤压出去。

（2）静息压：休息时，肌肉放松，绷带的回复力作用于组织产生的持久性压力。静息压首先影响的是浅表脉管系统。

静息压也叫作接触性的压力，不同于暂时性的工作压，静息压的持续性压力阻碍了浅表血管的再充满，它是持续性且可测量的。

4. 弹力绷带

"弹性"是指绷带拉伸时其长度和宽度的增加，以及释放后其回到正常形状和大小的能力，也叫作延展性。

（1）高弹力绷带（高延展性绷带）可拉伸长度＞100％，对深部的淋巴和静脉系统不起作用；在行走或运动时，高弹力绷带会扩张，削弱了将肌肉泵工作时产生的力反作用于深部组织的这一作用；在休息时，高弹力绷带由于对组织产生持久压力，长时间使用会影响肢体血供，较不安全，一般不建议过夜使用。

（2）低弹力绷带（低延展性绷带）可拉伸长度≤100％，促进深部淋巴和静脉回流；在行走或运动时，低弹力绷带变形较小，可将肌肉泵工作时对绷带产生的力反作用到深部组织，从而促进深部静脉和淋巴系统的回流作用；在休息时，低弹力绷带静息压低，长时间使用不会影响肢体血供，安全性高，是治疗肢体淋巴水肿的最佳材料。

弹力绷带的尺寸按照以下宽度标准制作：4 cm、6 cm、8 cm、10 cm、12 cm。弹力绷带标明的长度就是其拉伸程度。

5. 多层低弹力绷带包扎系统

治疗淋巴水肿时，为保证治疗部位最合适和舒适的压力值，除使用低弹性压力绷带外，还需使用其他配套材料，形成多层低弹性压力绷带系统，给水肿部位提供足够的压力，同时不引起组织损伤、感觉改变和过敏，并且不影响肢体活动。选择配套材料的 3 个基本原则：①能保护皮肤和组织，避免出现摩擦损伤、组织缺血坏死和皮肤状况恶化；②使用绷带前全面均衡绷带压力从而矫正肢体变形；③能为组织提供适当的支持，减少从远心端到近心端的压力梯度。

多层低弹性压力绷带包扎材料包括管状绷带、指部绷带、衬垫材料及低弹力绷带。

（1）管状绷带：管状绷带通常由棉质或棉—粘纤维材料制成。在涂完润肤剂后，使用管状绷带包扎皮肤，将皮肤与垫料材料隔绝开，可保护皮肤并吸收汗水和多余的水分。绷带的长度应足够长以来回绕手部或脚部（防止磨损）以及腋部或腹股沟（防止敏感皮肤擦伤）的衬垫。

（2）指部绷带：又称固定绷带，为了减轻或防止手指或脚趾的肿胀，使用宽度 4～5 cm 的网状弹力绷带包扎手指关节或脚趾关节，包扎时应沿着每个指（趾）头的长度缠绕数层，始于关节远端止于关节近端。

（3）衬垫：使用衬垫可以保护皮肤和组织，降低压力性损伤或加强局部压力，防止摩擦和感染。衬垫主要用在如足背、跟腱、踝关节、胫骨前肌腱等骨突部位，分解压力。衬垫多为聚氨酯泡沫衬垫，包括：①低到中等密度的泡沫：可切成各种形状以填补间隙或保护特定区域；较大的泡沫片可用来包裹肢体；②高密度泡沫橡胶垫：用于加强局部压力和 / 或软化纤维化。例如踝关节周围的区域特别容易水肿，成形泡沫的衬垫有助于脚踝的重塑。

用于压力绷带治疗的材料包括：棉质管状绷带、指部绷带、衬垫、低弹性的压力绷带。为方便使用，按照上肢和下肢包扎的不同需求，配有针对上肢和下肢的淋巴水肿压力治疗套装配置。

压力绷带还有着不同的黏着性能，分为无黏着绷带、紧密黏着绷带和可黏着绷带。无黏着绷带顾名思义与任何表面不发生黏着，一般不用于淋巴水肿的治疗。紧密黏着绷带可与绷带自身不同层之间紧密黏着，但不与皮肤或其他表面黏着，适合用于指端和生殖器水肿，不易滑动。可黏着绷带可以黏着皮肤，可用于淋巴水肿与骨科问题（关节需要被固定）同时存在的情况，但使用这种绷带时需要采取保护皮肤的措施。

二、上肢绷带包扎的方法与步骤

尽量在患者坐位时进行绷带包扎，确保皮肤和肌肉在正确位置且手臂处于放松状态。

1.需要的材料：

管状绷带；固定绷带2个（4 cm）；2～3个聚酯衬垫（10 cm）；低弹性压力绷带（1个6 cm，1个8 cm，2～4个10 cm）。

2.具体方法：

（1）剪取长短合适的管状绷带，两端应有足够长度以覆盖填充材料。在虎口处剪一个小口放置拇指。

（2）整个手臂套上管状绷带，小口处套入大拇指。

（3）手指使用固定绷带包扎：①首先让患者掌心向下，伸展五指（首先翻转管状绷带，确保绷带远端不会缠绕）；②其次在腕部缠绕指部绷带以固定，再缠绕拇指，其他手指依次缠绕；③不加压地在手指上由近端向远端缠绕绷带，然后轻度加压反向缠绕，指尖外露以便观察；④最后，自远端向近端，加压缠绕手指，将绷带绕回手背。将绷带绕手转半圈以固定，之后缠绕下一手指；⑤手指都包扎固定好后，将管状绷带翻转套好手臂，并将大拇指套入剪好的洞中。

注意避免不必要的扭转固定；确保绷带不易自手指滑脱，并检查患者是否能自由握拳，并无手指发麻、青紫等循环障碍的征兆。

（4）使用聚酯衬垫从手掌至腋部进行环形包扎，确保每圈相互重叠，在腕关节和肘关节处可适当加厚。

（5）使用压力绷带从手掌至上臂进行八字形包扎，包扎至腋下附近进行环形包扎，最后用胶带固定。

注意绷带包扎手掌时让患者伸展手指；缠绕前臂时，患者应握拳并将手臂抵在包扎者腹部（或将其拳头压在包扎桌上），这样可以帮助避免运动中前臂近端压力增大；包扎肘部时使肘部轻微弯曲；包扎完后检查压力梯度，患者肢体移动度和循环状况。

三、下肢绷带包扎的方法与步骤

包扎脚和小腿时让患者平躺，包扎腿部其他部位时则要让患者站立，处于功能位。

1.需要的材料

管状绷带；固定绷带 2 个（4 cm 或 6 cm，长度对折）；4～6 个聚酯衬垫（10 cm 或 15 cm）；低弹性压力绷带（1 个 8 cm 或 1 个 6 cm，4～6 个 10 cm，2～6 个 12 cm）。

2.具体方法：

（1）测量后剪取长短合适的管状绷带，保证两端有足够长度覆盖填充材料。

（2）脚趾使用固定绷带包扎。绕前脚跖骨关节宽松缠绕绷带固定，先包扎大脚趾，再包扎其他脚趾（小脚趾可不包扎）。

（3）使用聚酯衬垫从足部至大腿进行环形包扎，确保每圈相互重叠，在踝关节和膝关节处可适当加厚。

（4）使用压力绷带从足部至大腿进行八字形包扎，包扎至大腿根下进行环形包扎，最后用胶带固定。

注意绷带包扎从前脚远端开始，在跖趾关节至少包扎3圈（不施加拉力使绷带贴合脚）。包扎至膝部和大腿，让患者站着，膝盖轻度弯曲。

四、压力绷带使用的注意事项

1.保证压力绷带包扎后在最低程度限制活动时能够牢固，在活动后不会滑脱。

2.压力绷带包扎时产生的压力需要足够大才能保证治疗效果，但是不能勒到任何部位的组织，不能导致疼痛和阻碍局部血液循环，尤其是静息状态下。因此，短距拉伸绷带适合消肿治疗，可准确地调控压力的大小并获得理想压力。短距拉伸绷带延展性较低，形变小，可将肌肉收缩运动对绷带产生的力反作用于深部组织，进一步增加组织间隙压力，促进静脉系统和淋巴系统对组织液的重吸收。在休息时，短距拉伸绷带静息压低，长时间使用不会影响肢体血供，安全性高。

3.治疗淋巴水肿时，通常要求一次包扎时间保持20小时以上，使用的绷带材料比治疗静脉疾病多。当绷带缠绕多层时，每一层时施加的拉力不宜太大，才能静息压力小，运动压力大。要想达到所需的压力，应均匀拉伸绷带使其紧密贴合皮肤表面，但不是大力拉扯（容易产生褶皱）。

4.包扎后需要注意观察肢体末端血运情况，出现疼痛、皮肤青紫和手指或脚趾发冷等循环受阻情况提示绷带可能过紧。出现上述情况可以首先活动被包扎肢体，不能好转则需要解开绷带。

5.底层衬垫（如棉制或泡棉橡胶材质）的使用会增加绷带包扎后的舒适性。

6.绷带是环形包扎还是八字形包扎并不重要，重要的是绷带要有效固定于皮肤表面并避免活动后滑脱。

7.包扎时使关节处于功能位，避免环形绕圈，应采用八字形包扎，这样运动时产生的褶皱最少，对活动的限制也最小。连续包扎时，尽可能选择一个方向，顺时针或逆时针。

8. 膝部凹陷处和手肘内侧可另外垫入棉片或泡棉橡胶薄片，以减少活动时产生的褶皱。

9. 四肢包扎时要均匀用力展开绷带，避免因折痕导致的血流淤积。压力绷带每一处褶皱都会阻塞淋巴回流，这类阻塞可以通过适当的增加衬垫来避免。

10. 每包扎完一条绷带都要检查绷带压力，以便及时发现、纠正不恰当的包扎方法。

11. 对于肢体某些较细的部位，可以在局部放置适量的泡棉橡胶，以增加局部肢体周长，而不是减少绷带拉力或减少缠绕的圈数。

12. 绷带分层包扎在门诊治疗和治疗初期非常有效、实用，每一层都用胶带单独固定。如果患者在家中包扎绷带后有不适感，就可以自己逐层解开绷带，同时保持末端压迫。

13. 压力绷带也有使用期限，为延长使用寿命，建议用中性肥皂或沐浴露清洗，避免用力拧干和在阳光下暴晒，并勿随意剪切压力绷带。

第四节　巩固治疗阶段的压力治疗

压力袖臂套和压力袜是预防和治疗肢体淋巴水肿的重要手段之一。早期的淋巴水肿（可自行消退的Ⅰ期水肿）压力袖臂套和压力袜是主要的治疗措施。中晚期的水肿，在经过手法引流综合治疗，患肢的体积显著缩小，压力袖臂套和弹力袜就是后续治疗和巩固治疗效果的必要措施，甚至是终身采用的措施。

作为综合消肿治疗的重要部分，选择合适的压力袖臂套或压力袜非常重要。它是依据肢体长轴不同水平的周径而织成，以适应患肢的外形，远端的压力较近端高。压力袖臂套和压力袜分成不同的型号。选择压力制品前先要测量患肢的周径，然后根据周径大小选择合适的压力袖臂套或压力袜。

一、压力袖臂套和压力袜（循序减压驱动带）治疗淋巴水肿的原理

医疗压力袖臂套和压力袜治疗上肢（或下肢）淋巴水肿的原理很简单，因为医疗压力带是循序减压式设计，在手腕（或脚踝）部位给予设计的不同压力等级值100％，顺着手臂（或腿部）向上逐渐递减，在前臂（或小腿肚）减到最大压力值的50％～80％，在上臂处（或大腿）减到最大压力值的20％及以下，这种独特的、有规律的外部压力递减变化设计有效地使血液保持脉动和循环的同时，也使淋巴液不淤积在手臂（或下肢），回流到静脉系统，从而消除上肢（或下肢）的淋巴水肿。

二、压力级别

目前，还没有针对不同压力级别压缩值的统一国际标准。压力等级与压力制品与皮肤表面的压缩值有关，以毫米汞柱（mmHg）为单位进行测量。为了确保压力治疗效果，从身体远端到近端的压力梯度是必要的。对于腿部压力袜，一般在肢体远端（脚踝处）周径测量的压力最高，且稳定均匀地下降到腹股沟部。根据人种不同，德国与美国使用的压力级别值不同，我国现行使用的是德国标准，如表6-1所示。

表 6-1 压力级别值表

压力级别	德国（mmHg）	美国（mmHg）	适用部位
1 级	18 ～ 21	20 ～ 30	上下肢
2 级	23 ～ 32	30 ～ 40	上下肢
3 级	34 ～ 46	40 ～ 50	上下肢
4 级	> 49	> 60	下肢

一般来说，1 ～ 3 级压力适合治疗不同严重程度、不同分期的上肢淋巴水肿。而针对下肢，一般认为 > 30 mmHg 才适合于淋巴水肿的治疗，30 mmHg 以下用于静脉性水肿的治疗，其达不到淋巴水肿压力治疗的效果。2 级压力适合治疗静脉性水肿，3 级压力适合淋巴水肿肢体，晚期的淋巴水肿可选用 4 级压力的弹力袜。

三、选择压力袖臂套和压力袜的测量位点和尺寸

1. 上肢周径测量位点：虎口处、腕横纹近心端 5 cm 处、肘横纹远心端 10 cm 处、肘横纹近心端 10 cm 处。根据测量的周径和臂长选择不同型号的压力袖臂套；根据水肿的部位选择不同类型的压力袖臂套。

2. 下肢周径测量位点：脚踝最细部、小腿最粗处、腹股沟下 5 cm。根据患肢的长度和周径选择合适的下肢压力袜；根据水肿的范围，选择不同类型的压力袜，如单侧下肢或双侧下肢。如果臀部或外阴部也有水肿则需穿戴单侧或双侧连裤袜。

四、压力袖臂套和压力袜的分类

1. 根据弹性分类

（1）低弹性压力袖臂套和压力袜：有相对低的弹性，因此具有较高的工作压力和较低的静息压力。低弹性压力制品通常在编织机器上按照平袜完成，特别适用于治疗淋巴水肿。

（2）高弹性压力袖臂套和压力袜：非常有弹性，因此具有高的静息压力和低的工作压力。主要按照筒状袜制造，适用于治疗腿部静脉溃疡。

2. 根据编织方法分类

几乎所有的压力袖臂套和压力袜在横向和纵向都有弹性，两个方向的弹力最终到达两条纺线编织的网圈。组成网圈的线自身具有弹性，因此增加了整体的弹力。横向的弹性和服饰的延展性主要通过相互交叉的横向弹性线提供。这些横向的弹性线，是由橡胶或聚氨酯制作，且大多数压力袜有棉线包绕。用于编织的线，主要材料类型是包裹弹性核心的纺线和（或）用棉线做的纺线或尼龙／棉线混合线。对于非常紧的袜子（特别是高压力类型）来说是双线编织的。制造压力制品的方法有两种，即圆筒针织（圆织）和平面针织（平织）。

（1）圆织压力袖臂套和压力袜：通过一个圆筒编织，没有接缝，每行都是相同的圈数；一边旋转，一边弹性线交互编织而成。为了适应肢体的形状，在旋转时弹性线被提前拉伸到各个角度，且圈的高度和尺寸各不相同。在一个全腿袜中，通过提前拉伸旋转弹性线到各个角度产生一个在脚踝处的高压力（腿上压力最小的部位在大腿）。医学上的有效压力取决于相互交叉纺线的力量、交叉的方式以及用于编织纺线的性质。圆织特别适合于制造支持袜、预防用袜以及普通 1 ～ 3 级压力袜。无缝圆织压力袜会更薄、更美观和吸引人。

（2）平织压力袖臂套和压力袜：按照编织模式一行一行编织。这种压力制品通过改变每行的圈数来改变周长，改变行数调整长度。平织压力制品制作时几乎不受形状和尺寸的限制，以便适应解剖学尺寸，因此能用于肢体极端畸形人群。产生压力的水平和压力种类是由相互编织的材料类型和弹性决定的。这种平织工序特别适用于定做产品，因为可以产生精确的压力水平和压力梯度，即便是特殊的体型也适用。然而，相比圆织制作，平织压力制品更加费时、花费更大；此外，这种压力袖臂套和压力袜更加轻薄，且只有一个缝。如表 6-2 所示。

表 6-2 圆织压力制品和平织压力制品的比较

性质 / 适用性	圆织压力制品	平织压力制品
结构图		
接缝	无	有
外观	美观	一般
材质	细、薄	厚、粗
密度	小	大
压力稳定性	一般	好
生产成本	一般	高
临床用途	静脉性水肿	淋巴水肿
缓解治疗时	可用	可用

第五节　压力制品的正确选择、穿戴、保养与更换

一、压力制品的正确选择与穿戴方法

淋巴水肿是一种不能根治的疾病，需要长期的治疗与呵护。因此，淋巴水肿患者需要终生佩戴压力制品来进行压力治疗。正确选择与佩戴压力制品尤为重要。

1. 请务必在穿压力制品之前，咨询淋巴水肿治疗师。压力制品只允许在专业人员的指导下购买和佩戴。

2. 如果穿上后感到疼痛或剧烈的刺激感，请立刻脱下压力制品，并联系淋巴水肿治疗师。

3.皮肤潮湿时，在肢体上扑上一些粉，确保压力制品更轻松地穿上。

4.穿压力制品时，最好带上橡胶手套。然后，可以用手掌向上抚推压力制品，直到压力制品上没有褶皱。

5.穿脱长度到大腿的压力袜时，请勿抓紧袜带的接缝。

6.每天可以轻微调整几次袜带、袖带的位置，这样穿着更舒适。

7.硅胶层和皮肤保湿产品，可能导致肌肤敏感型患者有皮肤刺激感。

8.穿压力制品前，需要剪指甲，取下首饰。穿着时需小心将手指滑入袜子里，避免伤害精细的针织面料。

9.脚跟粗糙、坚硬的皮肤会容易损坏压力袜，因为脚跟必须通过较窄的腿部部分。

10.确保鞋子内衬状况良好，损坏的内衬会增加摩擦力，迅速损坏压力袜，影响压力袜的使用寿命。

11.药膏、皮肤保湿产品及其他环境因素，都可能影响压力袜的耐穿性和医疗功效，应在淋巴水肿治疗师指导下使用。

二、压力制品的正确保养与更换

国际上推荐的淋巴水肿专用压力制品绝不等同于普通压力制品，特别是不能与静脉压力产品混为一谈。它不仅在编织方法上采用完全不同的平织原理，且内含独特的银元素，能起到预防感染、保护皮肤等作用。如果清洗和保养不当，不仅影响了压力治疗效果，也导致压力制品使用寿命的缩短。因此，压力制品的正确保养和更换非常重要。

1.清洗时间：夏天，建议每天晚上取下后清洗，最多不超过2天清洗一次；其余季节，可每2～3天清洗一次。

2.清洗液的选择：不要使用化学物品或普通家用清洗剂进行清洗，尤其注意不可用碱性肥皂或其他刺激性洗液，宜选用温和的、不含荧光增白剂或织物软化剂的洗涤剂，如沐浴露、洗头膏等。

3. 清洗水的温度：清洗水温不要高于 40 ℃。

4. 清洗方法：建议用手轻柔洗，单独清洗；也可与同色服装一起洗，使用滚筒洗衣机的轻柔模式清洗。

5. 晾干方法：不要将浸水后的压力制品放在毛巾上撮干，更不可暴晒或放在暖气上。宜放在通风处晾干，也可使用滚筒烘干机的轻柔模式烘干。

6. 清洗后：将压力袜拉平、成型。

7. 特别注意：不能熨烫，不适合干洗。

8. 根据淋巴水肿治疗师的建议，每 3 ～ 6 个月评估与更换一次压力袜。如果患者按要求使用压力袜并进行锻炼，就可以有效地减轻水肿，大约 6 个月压力袜就会被磨损失去压迫效果从而需要更换；同时，如果压力袜出现破损（如破洞抽丝、开裂、边缝撕开、松紧带失去弹性等）也需要及时更换。

|第七章|

淋巴引流

本章介绍

概述了淋巴引流的生理效应与作用机制、适应证与禁忌证；详细介绍了不同部位传统型手法淋巴引流 MLD 与创新型手法淋巴引流 FG-MLD 的方法与差异；描述了上肢、下肢自我／简易淋巴引流方法。

学习目标

1. 了解淋巴引流的生理效应与作用机制。

2. 熟知淋巴引流的适应证与禁忌证、传统型手法淋巴引流方法 MLD。

3. 掌握创新型手法淋巴引流 FG-MLD 的方法以及自我／简易淋巴引流方法。

第一节　淋巴引流的生理效应与作用机制

一、手法淋巴引流的定义

手法淋巴引流技术是遵循淋巴系统的解剖和生理通路，沿着特定的方向在皮肤上移动的一种轻柔的治疗技术。目的是激活淋巴系统，使滞留在细胞间的淋巴液流动，增加淋巴管与淋巴结的重吸收功能，促进淋巴液和组织间液的回流。

二、手法淋巴引流的生理效应与作用机制

有学者很早之前就开始了 MLD 作用机制的研究，但由于缺少有效和可靠的方法来测量 MLD 作用时其在淋巴系统和身体其他系统中的变化情况，因此 MLD 具体机制目前尚不完全明确。有研究表明，MLD 可增强淋巴液向前集合淋巴管的流动，并影响集合淋巴管的收缩率，从而促进淋巴液回流。Vodder 结合当时淋巴系统解剖生理和其临床经验认为 MLD 可以牵动与毛细淋巴管和皮肤相连的锚丝，造成锚丝移动，从而激活局部淋巴结及淋巴系统；淋巴管中的瓣膜和集合淋巴管管壁中平滑肌的收缩活动使"泵吸机制"被激活，引起淋巴管收缩，推动淋巴液流动，实现组织间液回流，从而进行消肿治疗；此外，Vodder 发现 MLD 可以降低交感神经活性，增加副交感神经系统活性，从而起到镇痛和镇静的作用。手法淋巴引流的作用机制归纳为以下几个方面：

1. 促进淋巴液的生成，增强淋巴管的功能。

2. 使静脉血液回流加快，从而加速淋巴液循环。

3. 降低机体静脉压，增强体液循环，促进组织液重吸收，有利于肢体肿胀的消退。

4. 通过轻柔手法产生的非按压性作用力来兴奋副交感神经，增加副交感神经系统活性，从而起到镇痛和镇静的作用；对机体组织起到舒缓作用。

5. 降低炎症反应，改善局部组织的营养供应，加速组织代谢废物的清除。

三、手法淋巴引流操作基本原则

1. 方向：抚摩的方向依据淋巴回流的方向，轻柔地、呈环形地伸展皮肤。

2. 时间：每一次抚摩包括休息期和工作期，让组织间的压力在休息期平稳下降，工作期平稳上升。工作期持续至少 1 秒，每个部位重复 5～7 次。

3. 减压期：组织的被动扩张产生短暂的负压，使得淋巴管被周围液体再填充，即吸入效应。

4. 施压期：操作时所施加抚摩的压力要适度，促进淋巴向理想的引流区流动，过度的压力会导致淋巴管痉挛。

5. 治疗的顺序：首先治疗区域淋巴结；躯干部位先治疗近静脉角的部位；肢体从近心端开始治疗，然后再治疗远心端部位。

第二节　淋巴引流的适应证与禁忌证

一、淋巴引流的适应证

手法淋巴引流的禁忌证很少，可用于治疗许多疾病。手法淋巴引流可以激活淋巴系统，特别是由于手术放疗导致的淋巴管的输送功能障碍。治疗师采用手法淋巴引流治疗淋巴水肿能有效地改变淋巴回流的途径，高效率地减少滞留在组织间的淋巴液。此外手法淋巴引流能减轻组织纤维化，减少皮肤增厚，增加患部的免疫防御功能。作为 CDT 治疗的一部分，手法淋巴引流有助于恢复肿胀肢体的正常外形和功能，其适应证包括：

1. 各种类型的水肿：①淋巴水肿；②脂肪水肿；③静脉水肿；④淋巴—静脉混合性水肿；⑤淋巴—静脉—脂肪混合性水肿；⑥手术后组织水肿；⑦创伤后组织水肿。

2. 风湿性疾病。

3. 硬皮病。

4. 对脑卒中、偏头痛、面瘫、三叉神经痛、耳鸣、慢性鼻窦炎、自身免疫疾病等有不同疗效。

二、淋巴引流的禁忌证

不是所有的人均适合手法淋巴引流治疗。治疗前患者需经过临床医生和治疗师的检查，有多种复杂疾病或有以下禁忌证的患者不得接受此项治疗。

1. 有以下全身症状疾病

（1）任何种类的急性感染。

（2）恶性病变。

（3）肾功能衰竭。

（4）心源性水肿。

（5）急性深静脉栓塞。

2. 颈部手法淋巴引流禁忌证

（1）有上述全身症状者。

（2）心律失常。

（3）颈动脉斑块形成。

（4）甲状腺功能亢进或甲状腺机能减退。

（5）颈动脉窦高度敏感。

3. 腹部手法淋巴引流禁忌证

（1）有上述全身症状者。

（2）妊娠期。

（3）月经期（相对禁忌，视具体情况）。

（4）近期有腹部手术。

（5）放射性大肠炎、膀胱炎。

（6）肠道感染。

（7）小肠或大肠憩室炎或憩室病。

（8）深静脉栓塞后（盆腔部位）。

（9）腹主动脉瘤。

（10）肝纤维化（门脉高压）。

第三节　传统型手法淋巴引流方法 MLD

一、传统型手法淋巴引流的历史

详见第二章第六节"淋巴水肿的治疗"。

二、传统型手法淋巴引流的基本手法

Vodder 创立了手法淋巴引流的四项基本手法，后来被不断改善以适应人体的不同部位。这四项手法分别是："固定打圈""泵送技术""铲送技术""旋转技术"。

1. 固定打圈

（1）适用部位：适用于全身任何部位。根据需要治疗的部位，"打圈"可大（用 8 根手指或手掌）可小（用拇指）。可单手或双手操作。

（2）具体方法："固定打圈"包括施压期和减压期。在施压期，皮肤被压向皮下组织打半个圈，但并不到整圆的程度时手即离开。在减压期，伸展的皮肤重新回到手施压的起始点。"固定打圈"主要是促进淋巴生成和淋巴的流动。

2. 泵送技术

（1）适用部位：适用于不平整的大区域（包括手臂、腿、躯干侧面）。

（2）具体方法：较小区域使用单手，较大区域使用双手。在起始位置，展开拇指和示指，使两指间的虎口形成"按压带"并贴于皮肤；整个手掌面向下压形成一个平面，泵送方向为淋巴回流方向。在减压阶段，按摩的手离开组织表面，如此进行下一个循环，手掌滑行向近端引流方向，需重复多次。该手法主要使淋巴液重新分布。

3. 铲送技术

（1）适用部位：适用于四肢（可使用单手或双手）。

（2）具体方法：铲送技术没有明确的施压期和减压期的区别，但要求不间断节律性的动作。起始时手腕屈曲，拇指与示指展开形成"按压带"，将侧面接触皮肤同时滑行向四肢的背面，接着整个手向背面下沉向四肢的背面绕送过去。然后，已经下沉的手掌和手指在四肢的背面横向滑行，直到手指与淋巴管的方向平行。不断加大按压的力度，直到手不能滑行为止。需重复多次，进行下一个重复循环动作时，手不能离开皮肤表面，拇指和示指形成的"按压带"在一个新的位置开始按压。"铲送技术"联合横向延伸使淋巴液重新分布，主要对筋膜外的淋巴管道产生影响。

4. 旋转技术

（1）适用部位：适用于躯干。

（2）具体方法：开始时，指尖接触需治疗的部位；随后，手掌下沉，拇指向侧面滑行，其余手指指向引流方向。紧接着手掌向下压（施压期），整个手向指尖方向移动，而拇指则向手掌方向移动，再接着手掌放松（减压期）。进行下一个部位的治疗时，沿着引流方向，先移动第 2～5 根手指，再带动拇指。"旋转技术"使液体重分布，促进淋巴形成和淋巴流动。

三、手法淋巴引流治疗顺序

手法淋巴引流的治疗顺序在实际治疗中并不是一成不变的。治疗顺序是基于淋巴系统的解剖和生理特点，在实际操作过程中可视情况而修改，但其基本原则如下：

1. 从肢体的近端开始，先按压近端肢体，再按压远端肢体。从近端开始按压可为远端待疏散的淋巴液"腾出空间"，减少远端淋巴流动的阻力。

2. 先治疗健侧后患侧，先治疗躯干后肢体，先对区域淋巴结（锁骨上窝、腋窝及腹股沟）进行按压，再按其引流区域的淋巴管走向作引流，以促进患侧淋巴液通过淋巴通路回流。

3. 患者在治疗后需要休息一段时间，因为提高淋巴管活性所需的时间往往超过手法淋巴引流治疗的时间，休息时尽量保持有利于引流的体位。

四、不同部位手法淋巴引流的基本操作流程

在淋巴循环未被阻断的情况下实施。

1. 颈肩部（取仰卧位）

（1）适应证：①外伤、外科手术（如牙科、口腔或颌面外科）造成的局部淋巴回流障碍；②淋巴滞留性脑病；③头面部原发性或继发性淋巴水肿；④身体其他部位淋巴手法引流治疗的一部分。

（2）操作步骤：①从胸骨向肩峰轻柔的按压2～3遍；②四指并拢轻柔地在锁骨上窝做固定打圈；③从耳垂向锁骨上窝（颈部侧方淋巴结）做固定打圈；④在耳前和耳后淋巴结表面做固定打圈；⑤从枕部向锁骨上窝做固定打圈；⑥四指并拢从斜方肌表面向胸骨和锁骨上窝做固定打圈。

2. 颈后部（取俯卧位）

（1）适应证：①外伤后的局部水肿；②颈椎过度屈伸损伤。

（2）操作步骤：①从头顶向斜方肌再向胸骨做固定打圈；②从下颌角向锁骨上窝做固定打圈；③从头后方向枕部淋巴结做固定打圈；④从耳后淋巴结向锁骨上窝做固定打圈；⑤从脊柱旁向锁骨上窝做固定打圈。

3. 面部（取坐位）

（1）适应证：①原发性头面部淋巴水肿；②面部外伤、撕裂伤、割伤等造成的淋巴回流障碍；③美容手术、牙科手术、颌面部手术等造成的淋巴回流障碍。

（2）操作步骤：①从颏部、下颌体、颊部、下颌骨体部向下颌角区域做固定打圈，使淋巴液疏散至锁骨上窝；②从唇下方向下颌角做固定打圈；③在上颌区域做固定打圈，从鼻子下半部开始将淋巴液疏散到颊部；④从鼻旁、眶周经下颌角向颌下淋巴结及锁骨上窝做固定打圈；⑤从眼周、眉部向耳前淋巴结做固定打圈；⑥从前额部正中向颞部和下颌角做固定打圈，将淋巴液疏散至下颌部和锁骨上窝。

4. 胸后方（取俯卧位）

（1）适应证：①作为上肢淋巴水肿治疗的一部分；②外伤或手术后局部淋巴回流障碍。

（2）操作步骤：①在腋窝淋巴结处做固定打圈；②从后背棘突向腋窝淋巴结做固定打圈；③从侧胸部上下方向腋窝做固定打圈；④沿肋间从外侧向内侧做固定打圈。

5. 胸前方（上 1/4 躯干）（取仰卧位）

（1）适应证：作为上肢淋巴水肿治疗的一部分。

（2）操作步骤：①从胸骨向同侧的腋窝淋巴结做轻抚；②在腋窝淋巴结做固定打圈；③在侧面淋巴干做固定打圈；④从锁骨下区域向腋窝淋巴结方向做固定打圈；⑤双手在乳房上下交替向腋窝方向做环状旋转；⑥在

乳房下区域从胸廓向躯干侧面做旋转；⑦在肋间做固定打圈。

6.上肢（取仰卧位）

（1）适应证：①原发性和继发性上肢淋巴水肿；②外伤、手术或瘫痪引起的水肿；③风湿性疾病的辅助治疗。

（2）操作步骤：①向着淋巴引流方向对整个肢体做全面轻抚；②对腋窝淋巴结做固定打圈；③双手在上臂内侧向腋窝做固定打圈；④双手在三角肌前后方向腋窝淋巴结方向做固定打圈；⑤在上臂掌面外侧进行泵送手法；⑥在肘内外部和肘窝向近心端做固定打圈，同时配合关节运动；⑦从腕部向肘部（前臂）联合使用泵送技术、铲送技术或固定打圈；⑧依次在腕背、手背、手指和手掌顺着淋巴回流方向做固定打圈。

7.腹部（取仰卧位）

（1）适应证：①静脉—淋巴水肿；②下肢或外生殖器原发性和（或）继发性淋巴水肿；③上肢原发性和（或）继发性淋巴水肿；④淋巴淤滞性肠病；⑤脂肪水肿。

（2）操作步骤：①取仰卧位，头部抬高，下肢抬高，腹部放松；②吸气时，双手从耻骨联合上方向胸骨方向做轻抚，呼气时从肋缘向髂前上棘做轻抚再回到耻骨联合；③腹部深部引流：双手叠加放在腹部，吸气时鼓肚；④呼气时给患者能承受的轻压；⑤再次吸气快结束时对腹部施压；⑥吸气和呼气交接之际改变手的位置；⑦按位点做循环按压轻抚，所有位点的按压均朝向乳糜池的方向。

8.臀部（取俯卧位）

（1）适应证：①外伤后局部淋巴回流障碍治疗的一部分；②单侧下肢原发性或继发性淋巴水肿治疗的一部分；③脂肪水肿治疗的一部分。

（2）操作步骤：①从外阴中线向臀外侧做固定打圈；②从臀外侧向腹

股沟淋巴结方向做固定打圈；③从髂前上棘向臀外侧做固定打圈；④从臀中部向腹股沟淋巴结做固定打圈。

9. 下肢（取仰卧位）

（1）适应证：①下肢原发性淋巴水肿（膝关节以下）；②下肢的外伤性水肿；③静脉—淋巴混合性水肿。

（2）操作步骤：①沿着淋巴回流方向对整个肢体做全面轻抚；②在腹股沟淋巴结区域，沿着淋巴回流方向做固定打圈；③大腿的治疗：在大腿内侧中央做固定打圈，然后联合泵送手法按压。大腿内侧和外侧交替做泵送手法和固定打圈，向腹股沟淋巴结方向按压；④膝盖区域的治疗：从膝关节上方向腹股沟区做泵送手法，在腘窝淋巴结做固定打圈，在膝盖中央做固定打圈，在腓骨下区域做固定打圈；⑤小腿治疗：下肢屈曲，用一只手在腓肠肌上做铲送手法按压，另一只手配合在小腿腹侧做泵送手法按压。也可用双手做铲送按压，如果腿不能屈曲，可以做固定打圈；⑥足部治疗：从踝部以及沿着跟腱做固定打圈，用拇指在踝关节外部做挤压抚摸，同时可结合被动运动踝关节，拇指在足背和足趾表面做固定打圈。

第四节　创新型手法淋巴引流方法 FG-MLD

一、创新型手法淋巴引流与传统型手法淋巴引流的差别

基于荧光检测证据的手法淋巴引流技术（fluoroscopy guided-manual lymph drainage，FG-MLD）的创始人是世界淋巴管学家 Belgrado 教授。英国淋巴水肿训练学院院长 Jane Wigg 教授是淋巴水肿手法引流治疗领域的创新者与领导者，她引领和进一步发展了 FG-MLD。传统型手法淋巴引流与 FG-MLD 都是基于淋巴系统的解剖结构，沿着特定的方向，在皮肤上移

动的一种轻柔的、有节律的手法，但两者也存在一些区别，主要如下：

1. 在进行淋巴水肿手法引流时，FG-MLD强调应花更多的时间在水肿部位上，故只需打开水肿部位附近的淋巴结群，不必要做全身性大范围的淋巴结打开。

2. 进行FG-MLD时，水肿部位用使用环推/填充手法（"Fill & Flush"技术）直至水肿部位变软，无水肿部位用轻柔的前推滑抚手法2次。

3. 在进行淋巴水肿FG-MLD过程中，每次经过水肿边缘时需要使用填充手法，就像打开一条淋巴液的"高速公路"一样。

4. 淋巴液引流方向可以沿着三条特殊的路线进行引流：

（1）Mascagni pathway：这条通路从腋下开始，直接通路到达锁骨上，间接通路到达锁骨下，76％的人拥有这条通路；

（2）Ciucci pathway：这条通路从手掌中间靠近手腕的旁边处开始，沿深部淋巴管到达颈部。在手掌部位水肿的患者按照普通方向进行手法引流效果不佳时，可以采用这条通路；

（3）Tricipital pathway：这条通路从手掌尺侧（靠近小拇指一侧）沿尺侧一直往上到达肘关节，再沿内侧到达肩胛骨部位的旁边。

二、不同部位 FG-MLD 的基本操作流程

1. 上肢 FG-MLD

（1）治疗顺序

根据引流区域的淋巴管走向进行按摩引流，一般引流顺序为：上臂（大手臂）外侧、前侧、内侧、后侧（往同侧腋窝方向）→肘关节、肘窝淋巴结→前臂（小手臂）前侧、后侧（往肘窝方向）→腕关节→手掌→手指→手背。

（2）具体实施

①评估患者皮肤与肢体活动度，并解释手法淋巴引流的目的。

②指导患者深呼吸 5 次。

③检查患肢水肿边缘部位。

④使用软塑球排空健侧腋窝淋巴结 4 次。

⑤从健侧向患侧使用前推滑抚手法推走胸部淋巴液 2 次。

⑥用手指固定打圈排空 Mascagni 淋巴结 4 次。

⑦使用环推手法推走肩膀淋巴液 2 次。

⑧上臂使用环推手法将淋巴液引流至水肿边缘，再使用填充手法填充水肿边缘，然后使用环推手法将淋巴液引流至患侧腋窝淋巴结处。

⑨使用软塑球排空患侧腋窝淋巴结 4 次。

⑩使用环推手法，推走肩膀淋巴液 2 次。

⑪用手指固定打圈排空 Mascagni 淋巴结 4 次。

⑫从健侧向患侧使用前推滑抚手法推走胸部淋巴液 2 次。

⑬使用软塑球排空健侧腋窝淋巴结 4 次。

依照以上方法反复做到上臂皮肤变软，如果上臂水肿部位大，可将上臂分为上下两段分别进行手法引流。

⑭使用软塑球排空患侧肘窝淋巴结 4 次。

⑮前臂使用环推手法将淋巴液引流至肘窝，水肿边缘使用填充手法。

⑯再次使用软塑球排空患侧肘窝淋巴结 4 次

⑰再将上臂淋巴液按照上述方法（⑧~⑬）引流、排空，直至上臂、前臂皮肤变软。

⑱使用双手大拇指并行前推再前滚 180° 引流手掌淋巴液（手掌分为前后两段，先引流上段，再引流下段，两段均是由远心端向近心端引流）。

⑲治疗师将 5 个手指合拢呈椎状沿患者手指指尖向指根处分别对每根手指进行引流。

⑳使用双手大拇指并行前推再前滚 180° 引流手背淋巴液（由近心端向远心端引流至手掌后再按照 ⑱ 进行引流）。

㉑再按照上述方法（⑮～⑰）将手部淋巴液引流，直至手部皮肤变软。

（3）注意事项

①每一个部位（手、前臂、上臂）的每一次引流、排空淋巴液都是以排空健侧腋窝淋巴结 4 次结束。

②每一个有水肿的部位使用环推/填充手法（"Fill & Flush"技术）引流，水肿边缘使用填充手法，没有水肿的部位使用轻柔的前推滑抚手法。

③引流时，手与皮肤需直接接触，避免存在摩擦力。

④按压引流力度轻柔，速度缓慢，不要引起皮肤发红。

⑤每个步骤可重复，肿胀严重之处可适当增加次数，直到皮肤变软。

⑥患者饭前、饭后、睡前 1 小时内以及饥饿状态下不宜进行操作。

⑦患者应剪短指甲，取下戒指、手链、手表等饰物，穿宽松的衣服，全身心放松。

⑧患者上肢有急性感染、急性创伤时，禁止进行操作。

2. 下肢 FG-MLD

（1）治疗顺序

根据引流区域的淋巴管走向进行按摩引流，一般引流顺序为：大腿外侧、内侧、前侧（往同侧腹股沟方向）→膝关节、腘窝淋巴结→小腿前侧、后侧（往腘窝方向）→踝关节→足。

（2）具体实施

①评估患者皮肤与肢体活动度，并解释手法淋巴引流的目的。

②指导患者深呼吸 5 次。

③检查患肢水肿边缘部位。

④使用软塑球排空健侧腹股沟淋巴结 4 次。

⑤从患侧向健侧使用前推滑抚手法推走下腹部淋巴液 2 次。

⑥使用软塑球排空患侧腹股沟淋巴结 4 次。

⑦使用环推手法将大腿淋巴液引流至腹股沟淋巴结，如果大腿水肿部位大，可将大腿分为几个部分分别进行引流，先引流近心端，再引流远心端，水肿边缘使用填充手法。

⑧使用软塑球排空患侧腹股沟淋巴结 4 次。

⑨从健侧向患侧使用前推滑抚手法推走下腹部淋巴液 2 次。

⑩使用软塑球排空健侧腹股沟淋巴结 4 次。

依照以上方法反复做到大腿皮肤变软。

⑪使用软塑球排空患侧腘窝淋巴结 4 次。

⑫小腿使用淋巴手法将淋巴液引流至腘窝。

⑬再次使用软塑球排空患侧腘窝淋巴结 4 次。

⑭再次将大腿淋巴液按照上述方法（⑦～⑩）引流、排空，直至大腿、小腿皮肤变软。

⑮在踝关节外部做挤压抚摸引流踝关节淋巴液。

⑯用拇指在足背和足趾表面向心性按压引流足部淋巴液。

⑰对整个下肢从足部到大腿根部进行轻抚。

⑱使用软塑球排空患侧腹股沟淋巴结 4 次。

⑲从健侧向患侧使用前推滑抚手法推走下腹部淋巴液 2 次。

⑳使用软塑球排空健侧腹股沟淋巴结 4 次。

（3）注意事项

①每一个部位（足、小腿、大腿）的每一次引流、排空淋巴液都是以排空健侧腹股沟淋巴结 4 次结束。

②每一个有水肿的部位使用环推／填充手法（"Fill & Flush"技术）引流，水肿边缘使用填充手法。没有水肿的部位使用轻柔的前推滑抚手法。

③引流时，手与皮肤需直接接触，避免存在摩擦力。

④按压引流力度轻柔，速度缓慢，不要引起皮肤发红。

⑤每个步骤可重复，肿胀严重之处可适当增加次数，直到皮肤变软。

⑥患者饭前、饭后、睡前 1 小时内以及饥饿状态下不宜进行操作。

⑦患者应穿宽松的衣服，全身心放松。

⑧患者下肢有急性感染、急性创伤时，禁止进行操作。

3. 头颈部 FG-MLD（此步骤为传统手法步骤）

（1）具体实施

①评估患者头颈部皮肤与活动度，并解释手法淋巴引流的目的。

②指导患者深呼吸 5 次。

③检查患肢水肿边缘部位。

④做四指并拢或配合软塑球轻压排空双侧、锁骨上下淋巴结。

⑤从颈前、颈中、颈后向锁骨上窝作滑抚引流。

⑥从颏部、下颌体、颊部、下颌骨体部向下颌角作滑抚。

⑦从唇下方向下颌角做滑抚。

⑧从鼻旁、眶周经下颌角向颌下淋巴结，锁骨上窝做滑抚。

⑨从眼周、眉部向耳前淋巴结做滑抚。

⑩从额部正中向颞部和下颌角做滑抚。

⑪四指并拢在锁骨上窝做静止旋转排空。

⑫从耳垂向锁骨上窝轻抚颈淋巴结。

⑬在耳前和耳后淋巴结表面做静止旋转抚摩。

⑭从枕部向锁骨上窝做静止旋转轻摩。

⑮四指并拢从斜方肌表面向胸骨和锁骨上窝做轻抚。

（2）注意事项

①每一个有水肿的部位使用环推 / 填充手法（"fill & flush"技术）引流，水肿边缘使用填充手法，没有水肿的部位使用轻柔的前推滑抚手法。

②引流时，手与皮肤需直接接触，避免存在摩擦力。

③按压引流力度轻柔，速度缓慢，不要引起皮肤发红。

④每个步骤可重复，肿胀严重之处可适当增加次数，直到皮肤变软。

⑤患者饭前、饭后、睡前 1 小时内以及饥饿状态下不宜进行操作。

⑥患者应取下耳环、项链等饰物，卸下浓妆；穿宽松的衣服，全身心放松。

⑦患者头颈部有急性感染、急性创伤时，禁止进行操作。

4. 外阴部 FG-MLD

（1）具体实施

①协助患者取仰卧位，首先用温水清洁外阴皮肤。

②指导患者腹式深呼吸 5 次。

③打开淋巴结：两侧颈部淋巴结；两侧腋窝淋巴结；从两侧腋前线与腋中线位置由下而上，打通从腹股沟至腋窝分水岭；两侧腹股沟淋巴结（腹股沟淋巴结存在时）。

④腹部区域淋巴引流：以正中线为界，从阴阜沿腹股沟向左右腋中线引流。

⑤外阴：左右分开，由下至上、由中心向腹股沟方向引流；水肿及纤

维化区域进行冲洗 / 填充手法引流；无水肿区域使用普通前推滑抚手法进行引流。

⑥反复重复第 5 步骤的外阴引流直至外阴皮肤变软。

（2）注意事项

①每一个有水肿的部位使用环推 / 填充手法（"Fill & Flush" 技术）引流，水肿边缘使用填充手法，没有水肿的部位使用轻柔的前推滑抚手法。

②引流时，手与皮肤需直接接触，避免存在摩擦力。

③按压引流力度轻柔，速度缓慢，不要引起皮肤发红。

④每个步骤可重复，肿胀严重之处可适当增加次数，直到皮肤变软。

⑤患者饭前、饭后、睡前 1 小时内以及饥饿状态下不宜进行操作。

⑥穿宽松的衣服，全身心放松。

⑦患者外阴部有急性感染、急性创伤时，禁止进行操作。

⑧注意保护患者隐私。

5. 乳房 FG-MLD

（1）具体实施

①评估患者胸部皮肤情况，并解释手法淋巴引流的目的。

②深呼吸 5 次。

③排空健侧腋窝淋巴结 4 次。

④将患侧乳房分为四个象限：内上象限使用环推手法将淋巴液引流至健侧腋窝淋巴结（从健侧乳房上面经过）；将内下象限淋巴液使用环推手法经过内上象限引流至健侧腋窝淋巴结（从健侧乳房上面经过）；外下象限使用环推手法将淋巴液引流至健侧腋窝淋巴结（从健侧乳房下面经过）外上象限使用环推手法将淋巴液引流至健侧腋窝淋巴结（从健侧乳房上面经过）。

⑤排空健侧腋窝淋巴结4次。

（2）注意事项

①一般乳房水肿都是伴有同侧上肢淋巴水肿，所以要配合患侧上肢淋巴水肿手法引流一起做。

②每一个有水肿的部位使用环推/填充手法（"Fill & Flush"技术）引流，水肿边缘使用填充手法。没有水肿的部位使用轻柔的前推滑抚手法。

③引流时，手与皮肤需直接接触，避免存在摩擦力。

④按压引流力度轻柔，速度缓慢，不要引起皮肤发红。

⑤每个步骤可重复，肿胀严重之处可适当增加次数，直到皮肤变软。

⑥患者饭前、饭后、睡前1小时内以及饥饿状态下不宜进行操作。

⑦穿宽松的衣服，全身心放松。

⑧患者胸部有急性感染、急性创伤时，禁止进行操作。

⑨注意保护患者隐私。

案例分享

案例一

王女士，50岁，两年前因乳腺癌接受了左侧乳房切除术和腋窝淋巴结清扫术。目前癌症治疗已完成，无其他病史。现左臂和手部淋巴水肿，左前臂部分组织变厚。今天是她进行FG-MLD的第一天，请描述为她进行FG-MLD的具体步骤并解释。

1. 指导患者深呼吸5次——促进淋巴液的运动。

2. 检查并标记左上肢淋巴水肿边缘部位——为后续步骤做准备。

3. 使用软塑球排空右侧腋窝淋巴结4次——将健侧腋窝淋巴结的淋巴液排空。

4. 从左侧向右侧使用前推滑抚手法推走胸部淋巴液 2 次——将胸部淋巴液从患侧推向健侧。

5. 用手指固定打圈排空 Mascagni 淋巴结 4 次——将患侧 Mascagni 淋巴结的淋巴液排空。

6. 使用环推手法推走左侧肩膀淋巴液 2 次——将患侧肩膀的淋巴液往上推。

7. 使用环推手法将左侧上臂淋巴液引流至水肿边缘，再使用填充手法填充水肿边缘，然后使用环推手法将淋巴液引流至左侧腋窝淋巴结处——先将患侧上臂水肿部位的淋巴液引流到水肿边缘，再通过填充手法将水肿边缘的淋巴液过渡到非水肿一侧，然后将此处的淋巴液推到患者的腋窝处。

8. 使用软塑球排空左侧腋窝淋巴结 4 次——将刚刚推到患侧腋窝淋巴结的淋巴液排空。

9. 使用环推手法推走左侧肩膀淋巴液 2 次——将刚刚从患侧腋窝淋巴结排出的淋巴液往上推。

10. 用手指固定打圈排空 Mascagni 淋巴结 4 次——将刚刚推上来的淋巴液排空。

11. 从左侧向右侧使用前推滑抚手法推走胸部淋巴液 2 次——将刚刚排到胸部的淋巴液从患侧往健侧推。

12. 使用软塑球排空健右腋窝淋巴结 4 次——将刚刚积聚到此处的淋巴液排空，使其参与到健康的淋巴循环中去。

13. 反复重复上述步骤（4～12）直到左上臂皮肤变软——将患侧上臂的淋巴液尽可能地排到健侧去，使其参与到全身的淋巴循环中去。

14. 使用软塑球排空左侧肘窝淋巴结 4 次——排空患侧肘窝淋巴结。

15. 左前臂使用环推手法将淋巴液引流至肘窝，水肿边缘使用填充手法——将患侧前臂的淋巴液推至肘窝处。

16. 再次使用软塑球排空患侧肘窝淋巴结 4 次——将刚刚推到此处的淋巴液排空。

17. 再将上臂淋巴液按照上述方法（7～12）引流、排空，直至上臂、前臂皮肤变软，组织变厚的部分可多重复几次直至变软——以相同的方法将患侧前臂的淋巴液尽可能地排到健侧去，使其参与到全身的淋巴循环中去。

18. 使用双手大拇指并行前推再前滚 180° 引流手掌淋巴液（手掌分为前后两段，先引流上段，再引流下段，两段均是由远心端向近心端引流）——将积聚在手掌的淋巴液往近心端引流。

19. 治疗师将 5 个手指合拢呈椎状沿患者手指指尖向指根处分别对每根手指进行引流——将积聚在手指的淋巴液往上引流。

20. 使用双手大拇指并行前推再前滚 180° 引流手背淋巴液（由近心端向远心端引流至手掌后再按照第 18 个步骤进行引流）——将手背部的淋巴液引流至手掌，通过手掌向上引流。

21. 再按照上述方法（15～17）将手部淋巴液引流，直至手部皮肤变软——将手部的淋巴液通过前臂、上臂一步步向上引流至健侧，参与到健康的淋巴循环中去。

案例二

杨女士，38 岁，宫颈癌患者，于一年前行子宫广泛性切除加盆腔淋巴结清扫术。半年前发现左下肢大腿轻微变肿，未重视未就医，1 月前发现水肿部位蔓延至膝盖及小腿上段，前来就医诊断为淋巴水肿。今天是她进行 FG-MLD 的第一天，请描述为她进行 FG-MLD 的具体步骤并解释。

1. 指导患者深呼吸 5 次——促进淋巴液的运动。

2. 检查患肢水肿边缘部位——为后续步骤做准备。

3. 使用软塑球排空右侧腹股沟淋巴结 4 次——将健侧腹股沟淋巴结的淋巴液排空。

4. 从患侧向健侧使用前推滑抚手法推走下腹部淋巴液 2 次——将下腹部淋巴液从患侧推向健侧。

5. 使用软塑球排空左侧腹股沟淋巴结 4 次——将患侧腹股沟淋巴结的淋巴液排空。

6. 使用环推手法将左侧大腿淋巴液引流至腹股沟淋巴结，如果大腿水肿部位大，可将大腿分为几个部分分别进行引流，先引流近心端，再引流远心端，水肿边缘使用填充手法——将患侧大腿淋巴液向上引流至患侧腹股沟。

7. 使用软塑球排空左侧腹股沟淋巴结 4 次——将刚刚引流到患侧腹股沟的淋巴液排空。

8. 从左侧向右侧使用前推滑抚手法推走下腹部淋巴液 2 次——将刚刚从患侧腹股沟淋巴结排出的淋巴液从患侧推向健侧。

9. 使用软塑球排空右侧腹股沟淋巴结 4 次——将刚刚积聚到此处的淋巴液排空，使其参与到健康的淋巴循环中去。

10. 反复重复上述方法（6～9），反复做到大腿皮肤变软——将患侧大腿的淋巴液尽可能地排到健侧去，使其参与到全身的淋巴循环中去。

11. 使用软塑球排空左侧腘窝淋巴结 4 次——排空患侧腘窝淋巴结。

12. 使用环推手法将左小腿淋巴液引流至腘窝——将患侧小腿的淋巴液引流至腘窝。

13. 再次使用软塑球排空左侧腘窝淋巴结 4 次——将刚刚引流到腘窝的淋巴液排出。

14. 再次将大腿淋巴液按照上述方法（3～10）引流、排空，直至大腿、小腿皮肤变软——以相同的方法将患侧小腿的淋巴液尽可能地排到健侧去，使其参与到全身的淋巴循环中去。

15. 在左侧踝关节外部做挤压抚摸引流踝关节淋巴液——将患侧踝关节外部的淋巴液向上引流。

16. 用拇指在左侧足背和足趾表面向心性按压引流足部淋巴液——将整个患侧足部的淋巴液向上引流。

17. 对整个左下肢从足部到大腿根部进行轻抚——将整个患侧下肢的淋巴液向上引流。

18. 使用软塑球排空左侧腹股沟淋巴结 4 次——将刚刚引流至此的淋巴液排空。

19. 从左侧向右侧使用前推滑抚手法推走下腹部淋巴液 2 次——将刚刚从患侧腹股沟淋巴结排出的淋巴液从患侧推向健侧。

20. 使用软塑球排空健侧腹股沟淋巴结 4 次——将刚刚积聚到此处的淋巴液排空，使其参与到健康的淋巴循环中去。

案例三

张女士，48 岁，因卵巢癌于 6 个月前行卵巢、子宫切除加盆腔淋巴结清扫术，1 个月前发现外阴部肿胀前来就诊，请你用 FG-MLD 治疗她并解释你的治疗方法。

1. 协助患者取仰卧位，首先用温水清洁外阴皮肤——为后续步骤做准备。

2. 指导患者腹式深呼吸 5 次——促进淋巴液的运动。

3. 打开淋巴结：①两侧颈部淋巴结；②两侧腋窝淋巴结；③从两侧腋前线与腋中线位置由下而上，打通从腹股沟至腋窝分水岭；④两侧腹股沟淋巴结（腹股沟淋巴结存在时）——打开与引流路线的淋巴结，使该路线的淋巴液更好地流动从而减轻外阴部的水肿。

4. 腹部区域淋巴引流：以正中线为界，从阴阜沿腹股沟向左右腋中线引流——将腹部区域的淋巴液引流向两侧腋中线，为患处的淋巴液引流做好准备。

5. 外阴：左右分开，由下至上、由中心向腹股沟方向引流；水肿及纤维化区域进行冲洗／填充手法引流；无水肿区域使用普通前推滑抚手法进行引流。

6. 反复重复第 5 步骤的外阴引流直至外阴皮肤变软——尽可能地将外阴积聚的淋巴液向腹股沟、腹部引流从而使其参与到健康的淋巴循环中去。

案例四

杨女士，65 岁，因乳腺癌于 12 个月前接受了左乳癌切除术和放疗。癌症治疗已完成。现发现左上肢与左侧乳房有轻微肿胀，刚刚您已经为她进行了左上肢 FG-MLD，现在请您继续为她进行左侧乳房的 FG-MLD，并解释。

1. 深呼吸 5 次——促进淋巴液的运动。

2. 排空右侧腋窝淋巴结 4 次——将健侧腋窝淋巴结的淋巴液排空。

3. 将左侧乳房分为四个象限：①内上象限使用环推手法将淋巴液引流至右侧腋窝淋巴结（从右侧乳房上面经过）；②将内下象限淋巴液使用环推手法经过内上象限引流至右侧腋窝淋巴结（从右侧乳房上面经过）；③外下象限使用环推手法将淋巴液引流至右侧腋窝淋巴结（从右侧乳房下面经过)；④外上象限使用环推手法将淋巴液引流至右侧腋窝淋巴结（从

右侧乳房上面经过）——将患侧乳房分四个区域分步把每个区域积聚的淋巴液通过一定的路线引流到健侧腋窝淋巴结。

4. 排空右侧腋窝淋巴结4次——将刚刚积聚到此处的淋巴液排出。

5. 反复重复上述（步骤3～4）——尽可能将患侧乳房积聚的淋巴液引流到健康的淋巴循环中去。

第五节　自我/简易淋巴引流方法SLD

慢性淋巴水肿是一个不能根治的疾病，它需要长期的治疗与呵护。因此，患者在接受系统阶段的手法淋巴引流综合消肿治疗（CDT）之后，即进入巩固治疗阶段。在此阶段，患者需要坚持佩戴压力制品、坚持功能锻炼，如能配合进行自我淋巴引流，巩固效果更佳。但自我淋巴引流需要注意顺序、时机、手法等，切不可盲目进行。

一、SLD顺序

总体原则：需遵循淋巴系统走向、沿淋巴回流方向与途径进行引流。做到先躯干后肢体、先健侧后患侧、先按压激活区域淋巴结后按其引流区域淋巴管走向做引流。

1. 上肢自我淋巴引流的具体顺序：①先按压激活区域淋巴结，包括锁骨上、腋窝、腹部、腹股沟；②进行腹式呼吸，激活腹部淋巴；③根据引流区域的淋巴管走向进行按摩引流，一般引流顺序为：上臂外侧、前侧、内侧、后侧（往同侧腋窝方向）→肘关节、肘窝淋巴结→前臂前侧、后侧（往肘窝方向）→腕关节→手背。

2. 下肢自我淋巴引流的具体顺序：①先按压激活区域淋巴结，包括锁骨上、腋窝、腹部、腹股沟；②进行腹式呼吸，激活腹部淋巴；③根据引流区域的淋巴管走向进行按摩引流，一般引流顺序为：大腿外侧、前侧、内侧（往同侧腹股沟方向）→膝关节、腘窝淋巴结→小腿内侧、外侧→踝关节→足背。

二、SLD 时机

1. 建议自我淋巴引流至少 1～2 次／天，每次 20～30 分钟，在早晨佩戴压力制品前及晚上脱下压力制品睡觉前进行。

2. 如遇皮肤发生感染、发炎、破损、破溃等特殊情况，均不进行自我引流。

三、手法

1. 引流时，手与皮肤需直接接触，避免存在摩擦力。

2. 按压引流力度轻柔，速度缓慢，不要引起皮肤发红。

3. 每个步骤可重复 15～20 次，肿胀严重之处可适当增加次数。

四、注意事项

1. 淋巴系统是人体相对独立的第二套循环系统，淋巴引流需遵循淋巴系统走向，讲究方向及顺序，方可达到引流目的。

2. 淋巴引流讲究轻、柔，与中医推拿完全不同，全程不提穴位，切不可盲目按压。

3. 进行淋巴自我引流之前，应该先经过淋巴水肿治疗师专业指导，掌握具体细节，避免发生错误，从而影响效果甚至适得其反。

| 第八章 |

皮肤护理

本章介绍

　　概述了皮肤的生理与功能、淋巴水肿对皮肤的影响；详细介绍了淋巴水肿患者的皮肤护理方法以及复杂皮肤问题的护理。

学习目标

　　1. 了解皮肤的生理与功能。

　　2. 熟知淋巴水肿对皮肤的影响。

　　3. 掌握淋巴水肿患者的皮肤护理以及复杂皮肤问题的护理。

　　罹患淋巴水肿患者的皮肤通常已受损，并且极其敏感，这些患者的皮肤往往干燥、瘙痒，容易发炎和感染，甚至发生纤维化、淋巴漏、溃疡等。因此，我们需要了解正常皮肤的生理和功能。

第一节　皮肤的生理与功能

一、皮肤的概念

皮肤位于人体表面，是人体的第一道防线，尤其是角质层，具有十分重要的功能。成人的皮肤面积约为 1.5～2.0 m^2，厚度一般为 1～4mm。一般来说，男性的皮肤比女性的要厚一些，眼睑、颊部和四肢曲侧等处皮肤较薄，脚跟最厚，为 2～5mm。人体皮肤质量约为体重的 5%，若包括皮下组织，总质量达体重的 16%，所以皮肤是人体最大的器官。

1. 表皮

表皮是皮肤的最外层组织，由外向内可分为角质层、透明层、颗粒层、棘层和基底层五个层次。

（1）角质层（stratum corneum）：角质层是表皮最外层的部分，主要由 15 至 20 层没有细胞核的死亡细胞组成。角质层的角质细胞通过细胞桥粒彼此依附，细胞内含有角蛋白（keratin），它是一种非水溶性硬蛋白，对酸、碱和有机溶剂均有一定的抵抗力，可抵抗摩擦，阻止体液外渗与化学物质内渗。角蛋白吸水能力很强，角质层不仅能防止体内水分的散发，还能从外界环境中获得一定的水。角质层细胞一般脂肪含量约 7%，水分约 15%～25%，使皮肤保持柔润。如果水分降至 10% 以下，皮肤就会干燥出现褶皱，产生肉眼可见的裂纹甚至鳞片。

（2）透明层（stratum lucidum）：透明层是由颗粒层细胞转化而来，细胞排列紧密，其界限不清。细胞核退化逐渐消失，细胞质中透明角质颗粒已液化而透明，此层在薄的表皮中更薄甚至不存在，只有手掌、足底皮肤最明显。透明层含有角质蛋白和磷脂类物质，能防止水及电解质透过皮肤，起到生理屏障作用。

（3）颗粒层（stratum granulosum）：颗粒层含有 2～4 层扁平细胞，纺锤形或棱形，有细胞核。颗粒层是表皮内层细胞向表层角质层过渡的细胞层，可以防止水分渗透，对储存水分有重要的作用。

（4）棘层（stratum spinosum）：棘层由 5～10 层多角形、有棘突的细

胞组成，棘细胞之间有许多棘刺互相连接故称为棘细胞层。越往上越扁，下面长，有间桥连结。间桥间有淋巴液通过，以供给细胞营养。它是表皮中最厚的一层，下面的棘细胞具有分裂功能，参与创伤的修复。

（5）基底层（stratum germinativum）：基底层又名生发层，是表皮的最下层，与真皮相接，由一列呈栅形排列的圆柱状细胞构成。基底层包括两种细胞：黑色素细胞和基底细胞。

①黑色素细胞：分泌黑色素以吸收紫外线，防止紫外线过度照射（这种细胞的多少决定人类皮肤的颜色。白种人黑色素细胞较少，黑种人极多，黄种人居中。正常人如果黑色素过多就会出现雀斑、黄褐斑、黑变病等，如果黑色素细胞消失就会得白癜风，它们都属于色素皮肤病）。

②基底细胞：分裂繁殖细胞，部分分裂的新细胞逐渐向上层推移，最后变成角质层的死亡细胞脱落。

（6）角质化过程：表皮细胞从新生到死亡的新陈代谢过程叫作角质化过程。正常的角质化过程要 1～2 个月。

2. 真皮（dermis）

真皮在表皮下面，一般分为下列两层：乳头层和网状层，主要由蛋白纤维结缔组织和含有黏多糖的基质（ground substance）组成。真皮结缔组织中主要成分为胶原纤维（collagenous fibers）、网状纤维（reticular fibers）和弹力纤维（elactic fibers），这些纤维的存在对维持正常皮肤的韧性、弹性和充盈饱满程度具有关键作用。真皮中含水量的下降可影响弹力纤维的弹性，胶原纤维也易于断裂。纤维间基质主要是多种黏多糖和蛋白质复合体，在皮肤中分布广泛，可以结合大量水分，是真皮组织保持水分的重要物质基础。例如透明质酸就是真皮中含量最多的氨基多糖。所以，常把生物提取的透明质酸作为保湿原料添加到化妆品中。

人体皮肤的含水量为体重的 18% ～ 20%，皮肤内 75% 的水在细胞外，主要贮存在真皮内。若真皮基质中透明质酸减少，黏多糖变性，真皮上层的血管伸缩性和血管壁通透性减弱，就会导致真皮内含水量下降，使皮肤出现干燥、无光泽、弹性降低、皱纹增多等老化现象。

3. 皮下组织（subcutaneous tissue）

皮下组织含有大量的血管、淋巴管、神经、毛囊、皮脂腺、汗腺等皮肤的附属器官。其中，皮脂腺（sebaceous glands）是皮脂细胞核随着细胞的陈旧、脂肪量增加而萎缩，细胞更新时，细胞膜破裂排出到皮肤表面，扩散并与水分乳化形成皮脂膜。

二、皮肤功能及作用

皮肤是人体最大的器官，皮肤具有屏障、吸收、分泌和排泄、体温调节、感觉、代谢、免疫等多种功能。其生理功能不仅对机体健康具有非常重要的作用，机体内脏病变也可以通过皮肤的功能反映出来。

（一）屏障功能

1. 对物理性损伤的防护

（1）电损伤：皮肤对电损伤的防护作用主要是通过角质层完成。角质层含水量增多时，皮肤电阻减小，导电性增强，易发生电击伤。

（2）光线防护：皮肤对光线的防护主要由吸收作用实现，角质层的角蛋白和皮肤内的黑色素能吸收紫外线，使组织免受紫外线的伤害。

（3）机械性损伤：皮肤对机械性损伤（如摩擦、挤压、牵拉和冲撞等）有比较好的防护作用。角质层致密而柔韧，是主要的保护结构，在经常受摩擦和压迫部位，角质层可增厚进而加强对机械性损伤的耐受力；真皮内的胶原纤维、弹性纤维以及网状纤维交织成网状，使皮肤具有一定的伸展性及弹性；皮下脂肪层对外力具有缓冲作用，使皮肤具有一定的抗挤压、牵拉和对抗冲撞的能力。

2. 对微生物的防御作用

（1）角质层细胞排列紧密，其他层角质形成细胞间也通过桥粒结构相互镶嵌排列，能机械性抵御微生物的侵入。

（2）由于角质层含水量较少和皮肤表面呈弱酸性环境，均不适合某些微生物的生长繁殖。

（3）角质层生理性脱落，可清除一些寄居在体表的微生物。

3. 对化学性刺激的防护

皮肤防护化学性刺激的主要结构为角质层。角质层细胞具有完整的脂质膜、丰富的脂质角蛋白和细胞间的酸性胺聚糖，有抗弱酸和抗弱碱的作用。

4. 防止营养物质的丢失

正常皮肤的角质层具有半透膜性质，可防止体内营养物质、电解质的丢失，皮肤表面的皮脂膜也可显著降低水分丢失。正常情况下，成人经皮丢失的水分每天为 $240 \sim 480\,mL$（不显性出汗）。但若是角质层全部丧失，每天经皮丢失的水分将增加 10 倍以上。

（二）吸收功能

皮肤对于水分、脂溶性物质具有一定的吸收功能。经皮吸收是皮肤病局部药物治疗的理论基础。

1. 皮肤的吸收途径

角质层的角质细胞间隙及角质细胞膜是经皮肤吸收的主要途径，其次是毛孔、皮脂腺孔和汗孔。

2. 皮肤对各类物质的吸收能力

完整皮肤只能吸收少量水分，水溶性物质不易被吸收，而油脂类物质和脂溶性物质吸收良好，主要吸收途径是毛孔和皮脂腺孔，吸收强弱顺序为羊毛脂＞凡士林＞植物油＞液状石蜡。另外，皮肤还能吸收多种重金属（如铅、汞、砷、铜等）及其盐类。

3. 影响皮肤吸收功能的因素

皮肤的吸收功能受多种因素的影响，如角质层的厚度、皮肤含水量、毛孔状态、局部皮肤温度。角质层越薄，营养成分越容易渗透而被吸收；皮肤含水量越多，吸收能力越强；毛孔扩张时，营养物质可以通过毛孔到达真皮而被吸收；局部皮肤温度高，营养物质可以通过汗孔进入真皮而被吸收。另外，某些皮肤的病理性因素如械性损伤、化学性损伤、皮肤疾患等也可影响其吸收。

（三）分泌和排泄功能

皮肤的分泌和排泄主要通过汗腺及皮脂腺完成。汗腺分泌的汗液和皮脂腺分泌的皮脂在皮肤表面混合，形成乳化皮脂膜，起到滋润和保护皮肤、毛发的作用。

（四）体温调节功能

皮肤具有重要的体温调节作用。皮肤体表面积大，可通过散热和保温作用发挥体温调节作用。气温低时，皮肤血管收缩，动静脉吻合关闭，血流减少，皮肤散热减少，同时立毛肌收缩，压迫皮脂腺排出皮脂阻滞散热。气温高时，皮肤血管扩张，血流加快，汗腺分泌，通过辐射、传导、对流、蒸发等散温方式，以保持体温的恒定。

（五）感觉功能

皮肤是人体主要的感觉器官之一，正常皮肤在受到体内外各种刺激作用后可产生相应的神经反射，从而防止机体发生损害。皮肤的感觉作用一般分为以下两大类。

1. 单一感觉

单一感觉是指皮肤中感觉神经末梢与特殊感受器感受体内外的单一性刺激并转换成一定的动作电位，沿神经纤维传入中枢，产生不同性质的感觉，如痛觉、压觉、触觉、冷觉和温觉。

2. 复合感觉

复合感觉是指皮肤中不同类型的感觉神经末梢或感受器共同感受的刺激传输到中枢后，由脑综合分析形成的感觉，如软、硬、潮湿、光滑等。此外，皮肤还有形体觉、两点辨别觉和定位觉。

（六）代谢功能

1. 糖代谢

皮肤中的糖主要为糖原、葡萄糖及黏多糖等。其中糖原和葡萄糖是细胞中的主要糖类，可为细胞提供能量。当机体发生某些疾病如糖尿病时，皮肤糖的含量可升高，易发生皮肤真菌或细菌的感染。皮肤糖原含量在胎儿期最高，成人期含量明显下降。真皮中黏多糖含量丰富，对真皮及皮下组织起支持、固定作用。

2. 蛋白质代谢

皮肤蛋白质包括纤维性与非纤维性蛋白质：前者包括角蛋白、胶原蛋白及弹性蛋白等，后者包括细胞内的核蛋白和调节细胞代谢的各种酶类。其代谢的主要作用是形成表皮细胞、毛发和指甲，参与角化过程以外的所有细胞功能，合成和分解结缔组织等。

3. 脂类代谢

皮肤中的脂类包括脂肪与类脂质。脂肪的主要功能是储存能量以及氧化供能，类脂质是细胞膜的主要成分及某些生物活性物质合成的原料。表皮细胞在分化的各阶段，其类脂质的组成有明显的差异，如由基底层到角质层，胆固醇、脂肪酸、神经酰胺含量逐渐升高，而磷脂则逐渐减少。表皮中最丰富的必需脂肪酸是亚油酸和花生四烯酸，后者在日光作用下可合成维生素 D，有益于预防佝偻病。另外，某些维生素与皮肤关系密切，缺乏维生素 A 可出现毛囊过度角化，缺乏 B 族维生素时可引起口角炎、阴囊皮炎等。

4. 水和电解质代谢

皮肤中的水分主要分布在真皮内，当机体脱水时，皮肤可提供其水分的 5% ～ 7%，以维持循环血容量的稳定。电解质大部分储存于皮下组织内，主要成分有钠、钾、镁、钙、氯、磷等。当皮肤受损或发生各种炎症时，皮肤的水分和钠盐含量增加。

（七）免疫功能

皮肤是重要的免疫器官，可以有效防止物理性、化学性以及生物性等有害物质对深层组织的损伤。皮肤内的免疫活性细胞可参与皮肤免疫功能的调节，如朗格汉斯（Langerhans）细胞表面有 IgG 和 IgE 受体、补体 C3b 受体，能结合并处理抗原，将抗原信息传递给其他免疫活性细胞，启动免疫应答。近年来的研究表明，皮肤不仅具有很强的非特异性免疫防御功能，还是一个独特的免疫器官。

第二节　水肿对皮肤的影响

淋巴水肿患者的皮肤通常是易受损并且极其敏感的，因为水肿皮肤的新陈代谢是由微循环和大循环的问题引起的。这些患者的皮肤往往干燥、发痒，容易发炎和感染，并且较难康复。因此，对于皮肤的任何损害都要及时治疗。

一、皮肤干燥

淋巴水肿患者由于需要加压治疗，压力用品需要直接接触皮肤，除了明显消肿的疗效之外，加压疗法在皮肤和压缩方式（医用压力绷带或长袜）之间还有很多内置的负面作用，这些相互作用使得皮肤变得干燥、开裂、脆弱，并且容易受伤。主要原因是：压力绷带和压力袜（袖套）对于局部微循环来说具有积极影响，但非常贴近并且摩擦皮肤的压力绷带和压力袜（袖套）同样也会带给角质层很大的机械压力。由于直接接触皮肤，压力绷带和压力袜（袖套）的织物纤维会同时吸收皮肤的脂质和汗液，会使正常的生理性皮肤表面皮脂膜和酸性防护涂层受损，皮肤会变干、开裂并且易损，显著降低其屏障功能。

正常情况下，角质层的含水量应该在 10% 左右，低于这个水平就是缺水肌肤。一旦皮脂膜受到破坏，导致水分、天然保湿因子和脂质等流失，皮肤会很容易发生干燥，甚至皲裂。尤其是淋巴水肿患者，皮肤干燥会有以下临床表现：①局部皮肤感到紧绷；②用手掌轻触时没有湿润感；③皮肤呈现干巴巴的状态；④有干燥脱皮现象；⑤洗澡过后有发痒的感觉等。

二、组织纤维化和皮肤角化

真皮中胶原纤维含量最丰富。真皮乳头层、表皮附属器以及血管附近的胶原纤维较纤细，且没有一定的走向；真皮中下部胶原纤维的聚合走向几乎和表皮平行，相互交织成网，在不同水平面上自由延伸；真皮下部的胶原束最粗。胶原纤维是由胶原纤维聚合而成，主要成分为Ⅰ型胶原，少量为Ⅲ型胶原。胶原纤维韧性较大，抗拉力较强，但缺乏弹性。当患者发生淋巴水肿，肿胀肢体造成皮肤的胶原纤维过度增生，触感皮肤硬度增加，Stemmer 征阳性。其中组织纤维化和皮肤角化是晚期淋巴水肿常见的皮肤病变，分别发生在表皮层和皮下组织层。表皮的病变表现为角质层棘状增生和增厚，角化明显，或向外突出生长呈乳头状，其质地逐渐变硬，颜色逐渐变黑，以下肢及足背部最为常见。真皮和皮下组织的纤维化也随着病程的延长而加重，上、下肢都可能发生，下肢更为严重。淋巴水肿3期患者的真皮层纤维化明显，纤维组织增生增厚，皮肤的质地从开始柔软的凹陷性水肿到晚期为坚硬的象皮样肿。

纤维化可以伴随淋巴水肿，组织纤维化反过来又可加重淋巴水肿，因为组织纤维化会阻止淋巴管的生长，妨碍淋巴管的输送功能。慢性淋巴水肿组织纤维化会使皮肤组织变硬、增厚，肢体体积增大，畸形显著，也使得治疗更为困难。

第三节　淋巴水肿皮肤护理方法

正常皮肤的水分和脂质含量达到平衡才是健康的皮肤。淋巴水肿患者的皮肤易发生皮肤干燥、组织纤维化、丹毒、真菌感染、淋巴液漏等，因此对于淋巴水肿易患人群需做好皮肤护理之外，还应重视皮肤清洁，预防皮肤老化，还应养成良好的生活习惯，保证充足的睡眠，合理饮食，加强体育锻炼，情绪稳定，心情舒畅。

一、加强皮肤保健

（一）皮肤清洁

保持良好的卫生习惯，及时清除附着于皮肤上的灰尘、污垢及各种微生物，可使皮肤清洁健康，防治皮肤病的发生。清洗皮肤应选择对皮肤无刺激性的自来水、河水、湖水等软质水；山区的水中含较多钙盐、镁盐，对皮肤有一定刺激性，应先煮沸或加入适量硼砂或小苏打，使其变为软水后再使用。同时,根据皮肤类型选择适合的洗涤剂。普通肥皂是强碱性的(pH 值为 10～11),会破坏皮肤的天然酸性涂层。碱性肥皂同样也充当了一个强脱脂剂的角色,可破坏皮肤表面皮脂膜,冲走脂质防护层。此外,碱性肥皂还会导致角质层明显肿胀。相对于普通肥皂来说,只有无皂、温和的药用清洗乳液(合成清洁剂)才适合用来清洗皮肤。这些乳液含有丰富的清洁剂(表面活性剂),能温和清洗,是中性(pH 值为 7)或微酸性溶液(pH 值约为 5)。所谓的"沐浴油"是适合沐浴的,包含了护理皮肤的油质增补物,适用于恢复皮肤的油脂。

清洗完后把皮肤擦干也是很重要的。为了防止真菌感染,需要特别注意手指和脚趾之间以及皮肤发生交叠的一些区域,必须保持干燥。

(二)选用合适护肤品

只有温和的药用产品才适用于皮肤护理以防止淋巴水肿,因为患有淋巴血管疾病患者的皮肤是非常敏感的。因此,合适的产品是那些含有脂肪和油质平衡配方的产品(如杏仁油、胡萝卜油、芦荟萃取物或者花生油),这些脂肪和油脂是天然的或者类似于皮肤脂质层。天然保湿因子(如尿素)和形成屏障的脂质(如磷脂质和胆固醇)对于保持皮肤的光滑柔顺尤为重要。当然,药用护肤品不应该包含任何可能导致过敏的物质。在天然物质当中,常用的从羊毛中提取的脂质(如羊毛脂、无水羊毛脂)有相当大的潜在致敏危险。高纯度的酒精羊毛脂(是羊毛脂与植物油混合的成分——羊毛脂醇)是一种很好的护肤物质,因为其高含量的脂质类似于皮肤脂质。矿物脂质不能被皮肤吸收,而且会在皮肤表面形成一层薄膜,具有阻塞效果。另外,精油会刺激皮肤。

(三)护肤品使用注意事项

1.护肤品应该少量使用,并且配合轻柔的按摩。天然原料制成的产品,按摩 5 ～ 10 分钟之后会被肌肤完全吸收，可以让皮肤更顺滑，而且没有产品残留。

2. 在产品被完全吸收后才能穿上压力长袜（袖套）。

3. 护肤品应该在早上（在洗完澡自然风干后和穿上压力长袜／袖套前），以及晚上（脱去压力长袜／袖套后）再次使用。如果是非常干燥的皮肤，洗完澡后用护肤产品是非常重要的。淋巴水肿皮肤护理是通过持续地对皮肤的治疗和保护得以实现的。

二、预防皮肤老化

夏季尽量避免强烈日光照射，外出时应打伞、穿浅色衣服或外用遮光防晒剂。经常进行皮肤保健按摩，可改善血液循环，使皮肤富有光泽和弹性。可根据年龄、性别、季节及个体皮肤类型选择合适的抗衰老、保湿、抗氧化的护肤品，应注意切勿选用含激素、汞、砷等成分的化妆品。

三、良好的生活习惯

（一）充足的睡眠

皮肤基底细胞更新最旺盛的时间一般在 22：00 至 2：00，因此，养成良好的睡眠习惯和保证充足睡眠，对于维持皮肤细胞的正常更新和良好功能最为重要。同时，睡眠有利于消除疲劳、恢复活力、保持皮肤红润光泽。生物钟因人而异，但成人应保持每天 6 ～ 8 小时的睡眠，生活不规律、过劳或失眠者往往因皮肤不能正常更新而肤色黯淡。

（二）合理的饮食

饮食均衡，避免偏食，摄入适量的水、蛋白质、糖类、脂肪、维生素及微量元素等，可促进皮肤新陈代谢，使皮肤富有弹性和光泽。若营养不足，则头发易枯黄或脱落，皮肤则暗黄、干燥、脱屑。如维生素 A 缺乏，皮肤粗糙、发干、脱屑等；维生素 B 缺乏，可引发口腔炎和阴囊炎等。维生素 C 缺乏，使血管脆性增加，易引起瘀斑，同时也影响色素代谢；长期缺乏抗细胞氧化的维生素，如维生素 A、维生素 E、维生素 C 及 B 族维生素等，可引起细胞内脂褐质的增多，出现老年斑，使皮肤老化。冬瓜、萝卜、豌豆、白瓜子、百合、黄豆芽、黑小豆等食物有助于皮肤保持白嫩、减少黑斑和白发等，大枣、菠萝、蜂蜜、樱桃等可使面色红润，身材丰满。

（三）加强体育锻炼

适当地进行体育锻炼可增加皮肤对氧、负离子的吸收，增加血流携氧量，并增强皮肤对外界环境的适应能力，使皮肤保持健康。

（四）情绪稳定舒畅

经常保持乐观的情绪，愉快地学习和工作，可使副交感神经处于兴奋状态，血管扩张，皮肤血流量增加，使皮肤代谢旺盛，皮肤红润；生活有规律，对喜、怒、哀、乐有节制，可使自主神经处于稳定状态，保持肌肤有充足的血液和营养供给，保持正常肤色和功能，可以延缓衰老，减少白发和皱纹。

第四节　复杂皮肤问题处理注意事项

淋巴水肿如不能合理治疗和处置则可导致表皮组织改变——脂肪和纤维化增加；生理和功能受限；慢性感染风险增加；淋巴溢（淋巴液漏）；疼痛和不适；日常生活和活动能力减少。大约三分之一的淋巴水肿患者因感染和其他因素而发展为蜂窝织炎。通过减少水肿、防止干燥、避免损伤是预防炎症和进一步感染的重要策略。

一、淋巴水肿组织的慢性炎症的护理

淋巴水肿组织较正常组织易发生感染，如蜂窝织炎、淋巴管炎。正常时，侵入机体的绝大多数病原微生物首先被淋巴管摄取或大部分进入淋巴循环，然后再进入血液循环。有研究证实，如果皮肤淋巴管被机械性阻断，注射到皮下组织中的细菌就不再被摄取。淋巴系统能有效清除99％的恶性肿瘤细胞和细菌，炎症区域的起始淋巴管和集合淋巴管的变化最为明显，表现为轻度炎症病灶的淋巴流量略减少；若炎症继续发展，其淋巴流量明显减少，甚至闭塞。

（一）原因及临床表现

淋巴管的炎症即淋巴管炎（丹毒），通常由乙型溶血性链球菌引发，下肢较常见，可以导致继发性淋巴水肿或淋巴管病变。患者表现为局部皮肤呈红、肿、热、痛等；随着病情的发展，可出现畏寒、发热等全身性表现，甚至发生败血症。

复发性淋巴管炎的淋巴管可因此发生退行性改变，如狭窄、管壁变硬、节律性收缩，少数可发生闭塞。此时肢体远端发生水肿，淋巴管病变可能进一步加重。慢性淋巴水肿皮肤的组织学检查可见皮肤毛细淋巴管扩张，内皮细胞肥大，小血管周围渗出增多，毛细血管数量增多。皮肤丹毒样感染还可能发生在外伤后、静脉栓塞、静脉性溃疡、足癣，甚至发生在机体远处的感染灶（口腔炎症或中耳炎）、外伤骨折、各类静脉手术后。真菌感染最常见于足趾，感染处皮肤潮湿、糜烂和瘙痒，真菌感染也是引发淋巴管炎（丹毒）或蜂窝织炎的重要诱因。因此，真菌感染患者应积极行抗真菌药物治疗。

淋巴管炎不一定是淋巴水肿的发病原因，但是淋巴管本身有缺陷的可能更容易导致感染。有人认为，淋巴管本身有缺陷（如毛细淋巴管排列不齐、曲张）而后发生的淋巴管炎不应该被视为继发性淋巴水肿，而是原发性淋巴水肿。

皮肤感染是淋巴水肿常见并发症。淋巴水肿患者淋巴液中的淋巴细胞、红细胞数量都较正常人明显增高。而慢性淋巴水肿的表皮中 B 细胞和朗格汉斯细胞等炎性细胞增多。在真皮层小血管周围有大量的单核细胞渗出，在皮肤小血管内有粒细胞移出。淋巴细胞和朗格汉斯细胞等免疫细胞从组织中回流到淋巴结的途径受阻，外来微生物和抗原难以被清除，因此淋巴水肿肢体易患感染。

（二）淋巴水肿慢性组织炎症的护理

1. 心理护理

由于患者腿部肿痛不能活动，导致生活不能自理而依靠别人照料，对发病原因不了解等，易使患者产生恐惧、忧愁、紧张不安的心理。对此，应耐心向患者讲明该病的有关知识及治疗中的注意事项。特别应告知患者患肢抬高制动的目的：制动是为了减轻肢体的疼痛，抬高是利于下肢静脉回流，减轻局部肿胀，促进愈合。患者安心配合治疗，通常很快就会恢复健康。

2. 卧床休息

患肢制动并抬高 30°～40°。室内宜安静整洁，空气新鲜。经常通风，保持温度、湿度适宜。若疼痛严重时可给予必要的止痛剂，以减轻患者的痛苦。饮食宜清淡，病情重者食半流质，宜多食新鲜蔬菜、水果；忌食辛辣、腥荤、厚腻之品。鼓励患者多饮开水，尤其发热期间。

3. 皮肤护理

内衣松软宽松，防止皮肤破溃。局部保持清洁干燥，防止复发。应用大剂量抗生素治疗，等到体温降至正常、皮肤红肿消退后，再继续用5～7天才能停药，避免因治疗不彻底而复发。另外，要防止接触性传染，对于皮肤黏膜破损者应及时治疗，同时积极治疗口、鼻腔及脚趾的感染病灶，彻底治疗足癣是避免淋巴管炎复发的好办法。同时注意生活卫生，勤锻炼身体，增强机体的抗病能力。

4. 饮食护理

嘱患者尽可能食用高纤维食物，提高每日饮水量，以促进体温降低，同时禁止其使用辛辣及刺激性食物。

5. 药物护理

使用抗生素，大剂量、足疗程。当患者体温及病变部位体温恢复正常后，继续指导患者服用抗生素，时间为1周，进而对其体内病菌进行彻底消除，避免复发。足癣引发下肢淋巴管炎的患者，采用常规治疗方法结合红外线疗法，并采取相应护理措施，能够有效改善患者局部症状，促进其恢复。

二、淋巴水肿肢体慢性溃疡的护理

（一）原因与临床表现

淋巴水肿肢体慢性溃疡常见于下肢，但是其发生的概率远低于静脉性水肿。静脉性水肿的组织因为血液循环不畅而缺氧，比较容易发生溃疡。淋巴水肿如果与静脉性水肿同时存在，则发生皮肤慢性溃疡的概率增加，而且一旦发生，创面难以愈合。单纯的淋巴水肿肢体发生慢性溃疡前往往有反反复复的皮肤破溃和淋巴液渗漏，伤口局部纤维增生，在纤维瘢痕增生基础上再发生溃疡，最终形成不易愈合的慢性溃疡。长期未经治疗的慢性溃疡有可能发生恶性变。

慢性溃疡的治疗不能仅仅处理溃疡面，还要积极减轻患肢的水肿，使用弹力绷带，避免长期站立，同时局部使用去腐生肌和抗菌的药物，必要时应及时转诊到专科治疗。

（二）淋巴水肿肢体慢性溃疡的护理

1. 患者卧床休息，减少活动量，卧床休息时可将患肢抬高，促进静脉回流。

2. 需常年坚持穿戴压力制品，休息时可脱掉，并每天更换。发生溃疡期间可使用多层压力绷带。

3. 避免久站久坐，长时间站立会使静脉内的血液异常反流并逐渐加重，加重下肢溃疡的程度。

4. 注意伤口和皮肤的护理，保持肢体的清洁和卫生，避免外伤和感染等。淋巴水肿肢体合并溃疡者必要时与伤口门诊、血管外科门诊联合治疗。

5. 戒烟、戒酒，不吃辛辣刺激的食物，宜清淡饮食。

三、淋巴漏的护理

（一）病因

发生淋巴液漏具备两个基本条件：①淋巴循环途径的破坏或中断；②破损部位淋巴液压力大于组织液压力或体腔内压。

（二）分类

有人将淋巴漏按其发生原因大致归纳为3个类型。①单纯损伤型：主要淋巴管干损伤，最多见；②梗阻—损伤型：较多见于晚期癌淋巴结广泛转移病例；③损伤—梗阻型：淋巴回流通道被完全阻断，淋巴回流受阻，导致淋巴液自末梢漏出，少见。

其发生的具体原因主要有：①术者对局部解剖不熟悉，导致术中组织分离时，损伤过多；②分离血管时对周围伴行的淋巴管破坏过多，破坏后又不做彻底的结扎；③过度牵拉周围组织；④恶性肿瘤原有的淋巴回流系统被破坏。近年来，由于电刀的广泛应用，外科医生常过于依赖其来止血，忽视了丝线结扎的传统手段。由于其热力往往不足以使淋巴管闭合，有时反而造成组织大片烧伤，影响术后的组织愈合，导致发生淋巴漏的可能性大增。

（三）护理方法

护理人员要对患者的实际病情全面观察，特别是患者的皮肤及淋巴渗液等；还需要加强与患者沟通，确保患者呼吸畅通，必要时提供吸氧，对患者的病情变化全面评估，检查肢体是否存在肿胀、积液等情况，当发现异常时应立即通知医生处理。

| 第九章 |

运动锻炼

本章介绍

　　概述了运动对生理及心理的影响、淋巴水肿运动与功能锻炼的总原则，详细介绍了上肢、下肢、头颈部淋巴水肿的具体运动锻炼方法与注意事项。

学习目标

　　1. 了解运动对生理及心理的影响。

　　2. 熟知淋巴水肿运动与功能锻炼的总原则。

　　3. 掌握上肢、下肢、头颈部淋巴水肿的具体运动锻炼方法。

第一节　运动对生理及心理的影响

一、运动与运动健康管理概述

　　运动是一种融合了体力和技巧，并且由一套规则或习惯所约束的活动，结合了空气、日光、水等自然因素，以身体练习为基本手段，以强身健体、增进心理健康、丰富生活、增强社会适应能力为目的的社会活动。健身锻炼和运动竞赛是运动最常见的组织化活动形式。但除此之外，运动还包含了日常生活中大量非结构化的活动形式，如走路、骑车、跳舞、休闲娱乐等，也同样产生能量消耗和健康效益。因此，运动还包括诸多形式的活动行为，在不同层面影响着人们的健康。

健康管理是指对个人或者人群的健康危险因素进行全面监测、分析及预防的过程，其目的与宗旨是为了调动人们的运动积极性，实现健康改善最大化，本质上是一种服务。运动健康管理是指有针对性地对一个人的身体健康状况进行评价，并为其提供运动适能评估、运动咨询等服务，进而建立有针对性的、个人专属的运动"处方"。在运动方案制定过程中，运动健康管理可以从社会学、生理学及营养学等角度关注运动者的身体健康，在后续运动过程中，能够进行实际性教学、全方位健康服务，最终实现个人运动健康的目的。淋巴水肿是一个需要长期与之进行抗争的疾病，运动锻炼是淋巴水肿综合治疗中重要的一部分，实施长期的运动健康管理十分必要。

二、运动对健康的影响

1. 运动对生理的影响

（1）运动有利于促进人体骨骼、肌肉的生长，促进血液循环、改善心肺功能、肌肉力量、关节的活动度，是促进生长发育、增强体质、提高人体免疫力，以更好地适应环境与社会变化的积极手段。

（2）运动可以促进新陈代谢，有效延缓衰老，也可以改善神经中枢系统对器官系统的作用。

（3）科学的运动方式和运动量可以减少脂肪，预防肥胖，塑造身形。

（4）规律的运动对心血管疾病、高血压、2型糖尿病、高血脂、中风等慢性病的预防和控制具有积极作用，并能显著降低各种疾病的死亡率。

（5）运动锻炼促进肌肉收缩，有效改善肢体静脉回流；运动锻炼还可以加强淋巴血管适应性，通过直接的力学刺激和间接的神经反射加快淋巴循环，促进外周淋巴液向心回流，减轻外周肢体水肿程度。

2. 运动对心理的影响

（1）运动具有舒缓紧张情绪、缓解压力、愉悦心情，增进自信，提高自我满意度和主观幸福感，改善心理状态、恢复体力与精力的作用，是提升人体心理健康的一种行为方式。

（2）经常参与体育锻炼有利于人际交往，有利于提高社会适应能力和自我效能，有益于心理健康，能够减少焦虑、抑郁等消极反应。

第二节　淋巴水肿运动与功能锻炼的总原则

功能锻炼是淋巴水肿综合消肿治疗必不可少的环节。规律、有效的功能锻炼可以加快淋巴循环，对缓解患肢水肿，改善肢体功能具有非常重要的作用。远近相邻两对瓣膜之间的淋巴管段构成"淋巴管泵"，通过平滑肌收缩以及瓣膜的开闭，推动淋巴液向心性流动，淋巴管周围的动脉搏动、肌肉收缩、胸腔负压运动和按摩可促进淋巴回流，淋巴管之间有丰富的交通支，淋巴管新生，形成新的淋巴侧支通路，从而保证了正常组织或病变组织的淋巴回流。淋巴水肿患者的功能锻炼并没有统一的程式，但是进行锻炼时需要遵守下列总原则。

1. 运动前评估

无运动禁忌证，如极度疲乏、重度贫血、感染活动期、病情恶化、共济失调等情况；评估身体状况、肢体关节活动度和肢体功能；评估患肢皮肤颜色、质地、水肿是否处于稳定期等。

2. 运动基础

所有运动在穿着压力手臂套 / 压力袜的基础上进行，如果运动前能先进行自我简单手法淋巴引流效果更好。

3. 运动时间

尽量白天运动，每次运动 10 ～ 15 分钟，餐后间隔半小时开始。

4. 运动强度

运动量适度，在不引起呼吸急促、身体不适、肌肉疼痛或酸痛的强度下进行运动；运动后应放松，放松时间至少与运动时间对等。

5. 运动穿着

穿着应宽松、舒适，紧身运动衣、紧身裤或戴塑形胸罩等都可能加重淋巴水肿，应该避免。

6. 运动姿势

上肢及头颈部淋巴水肿以坐位运动为主、站位运动为辅；下肢、外阴部及足底淋巴水肿以仰卧位运动为主、坐位 / 站位运动为辅。坐位运动时，选择凳子，不靠后背；卧位运动时，最好选择在铺有垫子的地板上，保持一定的硬度，膝下可放置一个小枕头，以避免腰背拉伤。

7. 运动计划

在淋巴水肿治疗师的指导下制定一个自己能做到、并符合兴趣爱好的运动计划，计划不应太难或太长，方案可以定期改变，关键在于坚持。

8. 大众运动

一般包括腹式呼吸运动、散步、唱歌等，无特别针对性，任何部位淋巴水肿的患者均可进行。

9. 特殊运动

应避免高强度活动，如健美操、长时间广场舞、快跑、举重等，但一些缓和伸展运动，如瑜伽、太极拳、八段锦、游泳、水中步行等，只要在一定的运动强度范围内，均可大胆放心地进行。

在临床上，很多淋巴水肿患者害怕运动锻炼加重肿胀，造成功能锻炼迟迟未能进行，不仅影响了淋巴水肿 CDT 治疗效果与自我管理效能，也在一定程度上增加了肥胖发生风险，从而进一步增加机体淋巴回流负担，影响淋巴水肿康复效果。因此，淋巴水肿患者可以在遵循运动锻炼总原则的基础上，放心大胆地运动，以提高康复效果。

第三节　上肢淋巴水肿的运动锻炼方法

一、上肢淋巴水肿运动锻炼的具体方法

1. 深呼吸

在放松的状态下，用鼻子缓慢深吸气，再用嘴缓慢呼气，重复 5 次。

2. 手指运动

把手臂放在一个舒适的休息位置，如椅子或桌子上，握紧拳头，然后尽可能地把手指摊开，重复 5～10 次。这个练习可以通过握紧一个软球来进行。

3. 手腕运动

通过交替向上伸展和向下弯曲手腕来锻炼手腕，重复 5～10 次。

4. 前臂运动

肘关节弯曲，交替上下转动手掌，重复 5～10 次。

5. 屈肘运动

肘关节做屈曲运动，屈肘时握拳，伸肘时放松，重复 5～10 次。

6. 肩部运动

肩部放松，双肩部上抬，坚持 5～10 秒，双肩部后拉伸，坚持 5～10 秒，双肩部向前、向后各转动 10 次。

7. 直臂上举运动

两臂自然下垂，再上举双侧肩关节至 90°，掌心向上，然后继续上举肩关节做对掌运动，再放下手臂，重复 5～10 次。

8. 扩胸运动

先两臂自然下垂，然后将手臂垂直摆于胸前，手掌、前臂、肘关节内侧均并拢，分开，向两边侧平扩胸至身体两侧，放松，重复 5～10 次。

9. 患肢主动运动

患侧上肢主动触摸健侧肩膀、耳朵，重复 10 次。

10. 手臂抗阻运动

面对墙面站立，脚尖距离墙面 15cm 左右，然后肘关节屈曲，双侧手心对墙，做推墙动作，重复 10 次。

11. 扩胸抗阻运动

双手借助弹力带，手臂向两侧平举，使用适当的阻力做双上肢扩胸运动，保持 3～4 秒，再放下手臂，重复 10 次。

以上动作幅度以患者最大耐受度为限。每次做 2～3 组，每组 5～10 次。

12. 其他运动

唱歌（最好的呼吸训练）、拉伸练习（上肢上举摸头顶、对侧耳朵，以拉升胸肌和斜方肌）等都有助于淋巴液回流，促进患者身体的恢复。

二、上肢淋巴水肿运动锻炼的注意事项

1. 运动锻炼时必须在穿戴压力手套或使用压力绷带的情况下才能进

行，健侧和患侧肢体一起锻炼，以提升肌肉泵功能，促进淋巴回流，取得更佳效果。

2. 每天的运动次数不限，但应遵循灵活、适度、循序渐进的原则，两组运动之间有足够的休息时间，避免疲劳。

3. 每天建议锻炼时间达到 1 小时，可以分多次锻炼。

4. 避免在过冷或过热的极端的环境中运动。

5. 在锻炼中和锻炼后密切观察自己的肢体，一旦有任何异常变化或不适应及时向医生或治疗师咨询。

第四节　下肢淋巴水肿的运动锻炼方法

一、下肢淋巴水肿运动锻炼的具体方法

1. 深呼吸

在放松的状态下，用鼻子缓慢深吸气，再用嘴缓慢呼气，重复 5 次。

2. 踝泵运动

平卧，下肢伸展，足尖缓缓勾起，尽量靠向自己，再足尖尽量向下压，每个动作保持 5 秒。以踝关节为中心，做 360° 环绕，尽量保持动作幅度最大，重复 5 ~ 10 次。

3. 膝部弯向躯干

平躺，弯曲健侧膝盖，双手抓住同侧的大腿；把膝盖拉向胸部；然后退回。重复 5 ~ 10 次。然后患侧腿做同样的动作。

4. 直腿抬高运动

平躺于床上做直腿抬高，不要求抬起的高度，但要有 5 秒左右的滞空时间，重复 5 ~ 10 次。

5. 单侧或双侧膝到胸运动

和缓地将大腿压向腹胸部，或在腹部及胸部上方弹动15下，对侧同样进行，重复5～10次。

6. 臀部挤压

把臀部肌肉向内侧挤压，维持5秒，再慢慢放松肌肉，数到5秒，重复5～10次。

7. 仰卧位臀部挤压

弯曲患侧腿，轻轻地向外侧倾倒，然后在这个位置，收紧臀部肌肉5秒，重复5～10次。

8. 点趾运动

躺下把腿伸直靠在椅子或墙上，像跳芭蕾舞一样点脚趾，坚持，然后放松，脚尖再指向鼻子方向，坚持，然后再放松，重复5～10次。

9. 蛙腿式运动

把双腿伸直靠在墙上或床上，脚后跟并拢，慢慢向心脏方向弯曲双腿，然后伸直，保持脚跟并拢，重复5～10次。

10. 空中踏车运动

仰卧位，双侧髋关节屈曲，双足指向天花板，下肢在空中进行踩自行车的动作，重复5～10次。

11. 仰卧抬臀运动

仰卧时，脚跟靠近臀部。握紧臀部，把臀部抬离地面或床，然后慢慢放下。重复5～10次。如果有颈部或背部的疾病，在做这个动作之前，需要咨询专业人员。

以上动作幅度以患者最大耐受度为限。每次做2～3组，每组5～10次。

12. 其他

散步、爬楼梯、滚球、骑自行车、拉伸锻炼等。

二、下肢淋巴水肿运动锻炼的注意事项

1. 运动锻炼需配合压力治疗，例如绷带加压治疗、穿戴压力衣或弹力袜等，以提升肌肉泵功能，促进淋巴回流，取得更佳效果。

2. 其他 2 ～ 5 点请参照本章第三节"二、上肢淋巴水肿运动锻炼的注意事项"。

第五节 头颈部淋巴水肿的运动锻炼方法

一、头颈部淋巴水肿运动锻炼的具体方法

1. 深呼吸

在放松的状态下，用鼻子慢慢深吸气，用嘴慢慢呼气，重复 3 ～ 4 次。运动前轻柔的深呼吸能帮助刺激胸部淋巴系统，让淋巴液从肿胀部位流动。

2. 颈部摆位

可以像平常一样平躺，用枕头支撑头部，或者端正坐着，保持肩膀向前，不要转动身体，选择自己舒适的摆位即可。

3. 颈部旋转

慢慢地把头转向一边，在能保持的范围内，数到 5 秒，然后回到起始位置，再将头转向另一边，重复一遍（图 9-1）。将前三步动作重复 5 遍。可以轻轻地把手放在脸的侧面给予轻压力以增加拉伸。

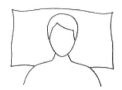
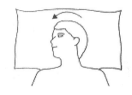

图 9-1　颈部旋转

4. 颈部侧弯

把头歪向一边，让耳朵靠近肩膀，直到感到脖子的另一边在伸展，坚持数到 5 秒，回到起始位置。在另一边重复以上动作（图 9-2），然后重复前三步动作 5 次。注意避免转动头部或抬起肩膀，为增加伸展，把手伸向脚趾，尽量不移动身体。

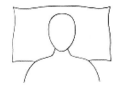
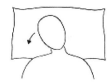
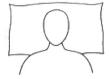

图 9-2　颈部侧弯

5. 收卷下巴

把下巴收起来，然后做出双下巴，保持脖子挺直，坚持此动作数到 5 秒（图 9-3）。重复以上动作 5 次。

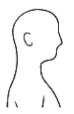
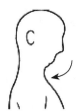

图 9-3　收卷下巴

6. 颈部屈曲

坐下来，将脖子弯曲；慢慢往下看，下巴尽量贴到胸前，返回起始位置，重复5次（图9-4）。在抬起头之前，收下巴起来，加强效果。

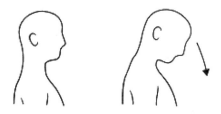

图9-4　颈部屈曲

7. 颈部扩展

坐着慢慢地把头往后仰，望天花板，然后回到起始位置（图9-5）。重复以上动作5次。后仰时，可以用手支撑后脑勺，增加舒适度。

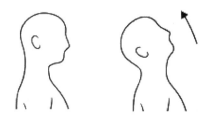

图9-5　颈部扩展

8. 耸肩

坐着或躺着，耸肩到耳朵，然后回到起始位置（图9-6）。重复10次。

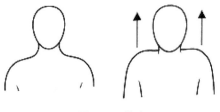

图9-6　耸肩

9. 绕肩

坐着，向后转动肩膀，重复10次，然后肩胛骨收紧、放松，重5次，再向前转动肩膀，重复 10 次（图 9-7）。

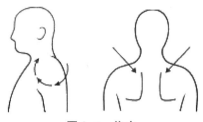

图 9-7　绕肩

10. 面部练习

改变面部表情会用到很多不同的肌肉，重复下列表情动作：①张开嘴巴，闭上嘴巴，尽量让自己舒服地打哈欠；②发元音字母，如 a，e，i，o，u；③慢慢吹气，像吹灭蜡烛似的；④做皱眉的动作，同时将下巴往下拉；⑤扬起眉毛，做出惊讶的表情；⑥微笑，露齿或不露齿；⑦张开嘴唇或者噘嘴。

二、头颈部淋巴水肿运动锻炼的注意事项

请参照本章第三节"二、上肢淋巴水肿运动锻炼的注意事项"。

第六节　其他运动

在遵守运动强度和运动时间的情况下还有许多运动适合淋巴水肿患者，如八段锦、太极拳、瑜伽等，下面以八段锦为例介绍。

八段锦是一套独立而完整的健身功法，起源于北宋，至今共一千多年的历史，是传统医学中导引按跷疗法中绚丽多彩之瑰宝。其功法柔和缓慢，圆活连贯；松紧结合，动静相兼；神与形合，气寓其中。一共有八段。

1. 双手托天理三焦

两脚平行开立，与肩同宽。两臂徐徐分别自左右身侧向上高举过头，十指交叉，翻转掌心极力向上托，使两臂充分伸展，不可紧张，恰似伸懒腰状。同时缓缓抬头上观，要有擎天柱地的神态，此时缓缓吸气。翻转掌心朝下，在身前正落至胸高时，随落随翻转掌心再朝上，微低头，眼随手运。同时配以缓缓呼气。如此两掌上托下落，练习 4～8 次。

2. 左右开弓似射雕

两脚平行开立，略宽于肩，成马步站式。上体正直，两臂平屈于胸前，左臂在上，右臂在下。手握拳，食指与拇指呈八字形撑开，左手缓缓向左平推，左臂展直，同时右臂屈肘向右拉回，右拳停于右肋前，拳心朝上，如拉弓状。眼看左手。然后相反方向开弓一次，如此左右各开弓 4～8 次。

3. 调理脾胃臂单举

左手自身前成竖掌向上高举，继而翻掌上撑，指尖向右，同时右掌心向下按，指尖朝前。左手俯掌在身前下落，同时引气血下行，全身随之放松，恢复自然站立。然后相反方向进行一次，如此左右手交替上举各 4～8 次。

4. 五劳七伤往后瞧

两脚平行开立，与肩同宽。两臂自然下垂或叉腰。头颈带动脊柱缓缓向左拧转，眼看后方，同时配合吸气。头颈带动脊柱徐徐向右转，恢复前平视。同时配合呼气，全身放松。然后相反方向进行一次，如此左右后瞧各 4～8 次。

5. 摇头摆尾去心火

马步站立，两手叉腰，缓缓呼气后拧腰向左，屈身下俯，将余气缓缓呼出。动作不停，头自左下方经体前至右下方，像小勺舀水一样引颈前伸，自右侧慢慢将头抬起，同时配以吸气；拧腰向左，身体恢复马步桩，缓缓深长呼气。同时全身放松，呼气末尾，两手同时做节律性掐腰动作数次。然后相反方向进行一次，如此交替进行各做 4～8 次。

6. 两手攀足固肾腰

两脚平行开立，与肩同宽，两掌分按脐旁。两掌沿带脉分向后腰。上体缓缓前倾，两膝保持挺直，同时两掌沿尾骨、大向下按摩至脚跟。沿脚外侧按摩至脚内侧。上体展直，同时两手沿两大腿内侧按摩至脐两旁。如此反复俯仰 4～8 次。

7. 攒拳怒目增气力

两脚开立，成马步桩，两手握拳分置腰间，拳心朝上，两眼睁大。左拳向前方缓缓击出，成立拳或俯拳皆可。击拳时宜微微拧腰向右，左肩随之前顺展拳变掌臂外旋握拳抓回，呈仰拳置于腰间。然后相反方向进行一次，如此交替进行各击出 4～8 次。

8. 背后七颠百病消

两脚平行开立，与肩同宽，或两脚相并。两臂自身侧上举过头，脚跟提起，同时配合吸气。两臂自身前下落，脚跟亦随之下落，并配合呼气。全身放松。如此起落 4～8 次。

|第十章|

其他辅助康复治疗方法

本章介绍

    本章概述了淋巴水肿其他辅助康复治疗方法，包括辅助物理治疗与辅助药物治疗方法。辅助物理治疗方法介绍了常见的空气波压力治疗（PCP）、低强度激光治疗（LLLT）、肌内贴布（KT）和高压氧治疗（HBO）。辅助药物治疗重点介绍了利尿剂、苯并吡喃酮类药物、抗生素类药物、复方中药等。

学习目标

    1. 了解常见辅助物理治疗方法。

    2. 熟知常见辅助药物治疗。

    3. 掌握 PCP 治疗的适应证与禁忌证，不同部位、不同情况淋巴水肿的压力选择。

第一节　辅助物理治疗方法

一、空气波压力治疗 PCP

（一）空气波压力治疗的定义

空气波压力治疗（PCP）是指运用空气波压力治疗仪来替代人工按摩，

基于压力泵原理，使用多腔室的气囊进行循环式的充放气，可以产生渐进性、方向性的挤压作用，从而促进淋巴液和静脉血的回流，改善肢体的血液循环，加快炎症物质和代谢产物的排出，促进淋巴水肿的消除。

（二）空气波压力治疗的作用原理

主要是模拟手法引流（MLD），通过按摩加压刺激皮下淋巴管的开放、吸收、运输，施加从远心端到近心端的间歇性力，促进静脉与淋巴回流，改善淋巴循环状况，减轻水肿。

空气波压力治疗仪为多腔房，有序贯性、周期性、可调节的压力梯度泵，符合淋巴、血液回流的代偿机制，通过加速血液回流，促进淋巴管—静脉短路的开放及毛细淋巴管的再生，而起到治疗性作用。同时利用压力泵的序贯性、周期性特征由远心端至近心端加压（指尖压力最高，肩部的压力最低），有效地促进肢端静脉回流，移出组织内富含蛋白的液体，使组织间隙胶体渗透压降低而减轻水肿，并预防组织纤维化的发生。同时组织渗出液的有效吸收，可加速致炎产物吸收，减少了炎性产物对外周感受器的刺激，从而使疼痛减轻，而疼痛的缓解又利于患者主动配合活动，形成术后恢复过程的良性循环。

（三）空气波压力治疗的应用

1.适应证：①上、下肢体淋巴水肿；②肢体原发性、继发性水肿；③产后水肿；④截肢后残肢肿胀；⑤复杂性区域性疼痛综合征，比如神经水肿、偏瘫肢体水肿。

2.禁忌证：①未经治疗的非凹陷性淋巴水肿；②深静脉栓塞已知或怀疑病例；③肺栓塞；④栓塞性静脉炎；⑤急性皮肤蜂窝织炎和淋巴管炎；⑥水肿；⑦严重心力衰竭；⑧缺血性脉管病；⑨活动性转移性病变引起的水肿；⑩肢体根部和躯干的水肿。

（四）淋巴水肿空气波压力值

有研究表明，尽管压力治疗仪可以施加不同的压力（0～300mmHg），但在治疗中通常选择30～60mmHg的压力，效果最好。低压力也是目前国际上公认的比较安全的压力，采用低压力对淋巴水肿进行治疗，既保证疗效，又保证使用的安全性。若空气波的压力过大，反而可能对肿胀部位体表造成伤害，加重水肿。表10-1和表10-2是空气波压力治疗淋巴水肿常用的压力参考值：

表10-1　上肢淋巴水肿压力参考值

压力水平	压强	适用于	频率/时长
低压～中压	30～50mmHg	体重较轻或正常的病人；患1阶段或2阶段淋巴水肿，有伤口、无知觉，或存在脆弱组织的病人（如无可见副反应，可适当增加压力）。	每次60分钟，每天1～2次，可进行时间更短、频率更高的治疗。在夜晚或下午进行治疗效果最好。
中压～高压	40～60mmHg	患2阶段或3阶段淋巴水肿，纤维化严重或体重较重的病人；腹部区域压力须低于40mmHg，以确保舒适。	

表10-2　下肢淋巴水肿压力参考值

压力水平	压强	适用于	频率/时长
低压～中压	30～60mmHg	体重较轻或正常的病人；患1阶段或2阶段淋巴水肿，有伤口、无知觉，或存在脆弱组织的病人（如无可见副反应，可适当增加压力）。	每次60分钟，每天1～2次。
中压～高压	＞60mmHg	患3阶段淋巴水肿，纤维化严重或体重较重的病人；腹部区域压力须低于40mmHg，以确保舒适。	

（五）淋巴水肿专用空气波治疗模式

1. Sequential—序贯模式

由肢体的远心端向近心端依次加压，促进淋巴与静脉回流，是淋巴水肿治疗常用的模式。

2. Peristaltic—蠕动模式

在肢体的末梢部位释放压力，随后压力波向近心端移动，适合末梢神经水肿的治疗。若较长时间使用序贯模式，患者感到末梢部位不适，可以选择蠕动模式进行治疗。

3. Pretherapy—预治疗模式

预治疗模式是模拟手法淋巴引流的治疗顺序和压力，先按摩胸、背、腋窝部等无水肿区域，再按摩肢体。此模式可以用于提前开放淋巴管通路，为后续淋巴液的引流做准备，也可用于治疗近心端水肿。

（六）淋巴水肿专用空气波腔数

淋巴水肿专用的空气波常见的腔数有 4 腔、8 腔、12 腔、24 腔。腔数越多、加压覆盖的范围就越广，加压更均匀、细腻，疗效也就越好。4 腔、8 腔的空气波仪器比较便捷、小巧，更适合家用，12 腔、24 腔空气波仪器适合医用。

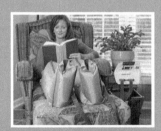

图 10-1　8 腔腿套

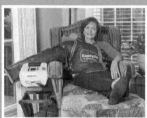

图 10-2　8 腔单臂压力衣

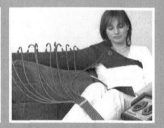

图 10-3　12 腔套臂

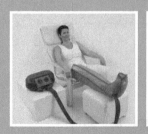

图 10-4　12 腔腿套

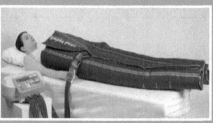

图 10-5　24 腔腿套

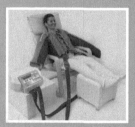

图 10-6　24 腔压力衣

（七）注意事项

1. 治疗前检查设备是否完好。

2. 每次治疗前检查患肢是否有未结痂的溃疡或压疮，如有，应该加以隔离保护后再进行治疗，如果有伤口出血则应暂缓治疗。

3. 治疗应在患者清醒状况下，且无感觉障碍时进行。

4. 治疗过程中应注意观察患肢的肤色变化情况，并询问患者的感觉，根据情况及时调整治疗剂量。

5. 向患者说明治疗作用，解除其顾虑，鼓励患者积极参与配合治疗。

6. 对老年、血管弹性差的患者，压力值从小开始，逐步增加到耐受为止。

7. 病人如果暴露肢体部位，请注意穿一次性棉质隔离衣或护套，防止交叉感染。

8. 提倡初次使用正压顺序疗法的治疗人员先亲身试用一下仪器，以便为感觉障碍的病人治疗时有常规剂量可依。

9. 治疗过程中多巡视病人，及时处理异常。

二、低强度激光治疗 LLLT

（一）低强度激光治疗的定义

低强度激光治疗（low-level laser therapy，LLLT），又称为低能量光线疗法或光生物调节，是一种通过作用于皮肤和组织以促进细胞健康的光疗法。近来的报告表明 LLLT 治疗淋巴水肿有效。

（二）低强度激光治疗的作用原理

低强度激光（5～500 mW）之所以有治疗效果，是因为细胞对其有反应。当激光被施加至细胞，这被称为光生物刺激。光生物刺激同时也会激活一些细胞的功能，如促进愈合、促进胶原蛋白生产、促进酶的生产和增加细胞生长等。随着胶原蛋白水平的提高，受损皮肤细胞数量降低，有助预防疤痕组织形成。除了刺激细胞生长，低强度激光照射还可以缓解疼痛。激光还有消炎的特性，这样可以减少组织肿胀。LLLT疗法在临床中能够形成刺激作用生成新的淋巴管，增加淋巴回流，降低患者皮下组织纤维化情况，实现对淋巴水肿的有效改善。

（三）低强度激光治疗的临床应用

1. 适应证：①减少炎症、浮肿和慢性关节疾病；②促进伤口、深层组织和神经的愈合；③治疗神经系统疾病和疼痛。

2. 低强度激光治疗的禁忌证：①窦性心动过缓患者；②患有皮肤癌或者相关性疾病患者。

3. 低强度激光治疗指导

低强度激光治疗淋巴水肿目前尚没有明确使用规定，前提是使用的激光功率低。靳松等在研究中采用LLLT疗法治疗15例BRCL患者，每周3次，连续治疗3周为1个疗程，在治疗2个疗程后对患者患侧上臂及健侧上臂周径进行测量，发现1个疗程后患者周径差值明显减少，2个疗程后周径差值减小更明显，显著改善患者生活质量。低强度激光治疗或可导致皮肤相关损害，故使用时须在专业人员密切观察下谨慎实施。

4. 低强度激光治疗的发展

1903年，尼尔斯·芬森博士（1860—1904）因其在医学上做出的贡献，特别是他用集中的光辐射治疗寻常性的红斑狼疮，获得了诺贝尔奖。

1960年，梅曼·T.H.教授（1927—2007）制造了第一台红宝石激光器。

1999年，惠兰·H等人介绍了他们在NASA空间站上将LED应用在医生上。之后，低强度激光治疗被普遍应用在各种领域，医学领域的应用也逐渐增加。

三、肌内贴布 KT

（一）肌内贴布治疗的定义

肌内贴布技术是一种将肌内效胶布贴于体表以达到增进或保护肌肉骨骼系统、促进运动功能的非侵入性治疗技术。肌内贴布是一种带有弹性的超薄透气胶带，有不同的宽度、颜色和弹性，可以根据治疗需要将其需要剪切成不同的形状，贴在需要治疗的皮肤、肌肉和关节上。肌内贴布治疗可通过将皮肤提升离开筋膜来促进淋巴回流，减少作用区域的间质压力，促进血液和淋巴流入低压区域，对治疗淋巴水肿起到治疗和预防作用。在炎热和潮湿环境，传统的弹力衣或绷带等其他治疗方法会明显影响患者生活质量，淋巴贴布就能发挥很好的作用。

（二）肌内贴布治疗的作用原理

肌内贴布在淋巴水肿的治疗中逐渐开展，主要作用包括 5 个方面：

1. 缓解疼痛。

2. 增强受损肌肉的收缩能力，降低肌肉疲劳，减轻肌肉过度伸展及痉挛。

3. 加速贴扎部位的血液与淋巴循环，改善水肿或内出血，降低炎症反应。

4. 加强关节部位稳定性，改善关节活动度。

5. 刺激皮肤肌肉神经末梢，起到镇痛的效果。肌内贴布的治疗原理是利用爪形肌内贴布的分叉尾端向锚点产生持续的回缩力，产生类似于人工淋巴引流的作用，同时贴布的回缩力增加了皮肤与肌肉之间的间隙，加速了血液循环和淋巴回流，从而促进淋巴水肿消退。

有国外研究报道：肌内贴布对于淋巴水肿的改善效果同多层绷带缠绕治疗的效果相当。尽管他们没有发现两组疗效的统计学差异，但是研究显示肌内贴布治疗更容易被患者接受。由于肌内贴布具有类似于皮肤的触感和有防水特性，因此在日常使用中从舒适和方便的角度比传统的绷带缠绕治疗更利于患者接受。

（三）肌内贴布的临床应用

1.乳腺癌术后上肢淋巴水肿贴扎方式

（1）手臂贴扎:采用爪形贴布，前臂掌侧贴扎时肘关节伸直，腕背伸位，锚位于肘关节肘窝，尾沿前臂掌侧延长，采用10%拉力；上臂掌侧贴扎时肘关节伸直，肩关节外展，锚位于锁骨下肩峰端，尾沿上臂掌侧延伸至肘关节，采用10%拉力；前臂背侧贴扎时肘关节伸直，腕关节掌指关节屈曲位，锚位于肱骨外侧髁上方，尾沿前臂伸展至手背，自然拉力；上臂背侧贴扎肩前屈肘关节屈曲位，锚位于肩关节后部，尾沿上臂背侧至肘部，采用10%拉力。每持续贴扎3天后，去除贴布休息1天，之后再次敷贴，连续20天。

（2）手部肿胀贴扎:手部的肿胀主要出现在手背侧，对于手部的贴扎，首先要准确地度量出腕关节四指末端的距离。然后以腕横纹远端为锚点，腕关节和掌指关节、指间关节都处于最大程度的屈曲位，然后将肌内贴布以25%的拉力拉开,分别固定到四个手指上进行贴扎。而对于大拇指来说，则需要另外剪一条宽度和另外四条条带相同的贴布，度量腕横纹远端到拇指末端的距离，同样地以25%的拉力进行贴扎。

2.宫颈癌术后下肢淋巴水肿贴扎方式

患者取仰卧位，清洁贴扎部位皮肤，自然伸直膝关节，沿淋巴回流方向在患肢前面及后面各贴扎三条"6～8"爪形肌内贴布，锚位（贴扎的起始端）分别从患肢腹股沟淋巴结、髂外淋巴结、腘淋巴结发出，向下自然延伸，发出的多尾呈网状交叉均匀分布于下肢（肌内贴布贴扎应采用自然拉力或拉力小于10%）；每3日1次，维持72小时左右，连续10次。

（四）肌内贴布治疗的注意事项

1.肌内贴布使用前需清洁皮肤，保持皮肤干燥。

2.可通过周径测量的方法用来进行效果评价。

3.肌内贴布不必频繁更换，可 3 ～ 7 天更换一次，避免皮损的发生。

4.取下肌内贴布时，需边扯边按压住贴布处皮肤，避免机械性皮损。

四、高压氧治疗 HBO

（一）高压氧治疗的定义

高压氧治疗（hyperbaric oxygen therapy，HBO）是将患者置于高压（或超过常压）的环境下，呼吸纯氧或高浓度氧以治疗缺氧性疾病和相关疾患的方法。常以 ATA 来表示，1ATA=760 mmHg（101.32 kPa）一般治疗使用 2 ～ 3ATA。由于加入了负离子生成装置，可以说这是一种生态级的治疗措施，既没有侵害性，又没有毒素，通过患者在高气压下吸入含有负离子的纯氧，促进机体的自我更新，增强免疫细胞活力，以对抗疾病，从而使患者逐渐康复。

（二）高压氧治疗的作用机理

（1）促进细胞有氧代谢，纠正细胞缺氧，使细胞能够充分地进行有氧代谢。

（2）有广谱的抗菌作用，不仅可以抗厌氧菌，也可以抗需氧菌，可以使水肿部位的动脉收缩，减少局部的血容量，减少渗出和水肿。尽管此时动脉血减少，因血中的氧含量很高，进入组织的氧仍然是增加的。

（3）提高白细胞的杀菌作用。

（4）提高某些抗生素的抗菌作用，比如链霉素、异烟肼、对氨基水杨酸钠。

（5）增加血—脑屏障的通透性，当颅内有病变时，高压氧和药物同时使用可以提高颅内药物的浓度，增加疗效。

（6）促进有害气体的排出，比如煤气、二氯甲烷等。

（7）调节免疫功能，目前为止，研究发现高压氧对免疫功能有双向调节作用——过敏可以抑制，免疫力可以增强。

（8）保健作用。随着年龄的增加，人的部分细胞（如脑细胞）会出现缺血缺氧、有氧代谢不足、变性死亡的情况。如果在这些细胞死亡之前，定期给予充分的供氧，可以延缓和减少细胞死亡的速度和数量。

（三）高压氧的临床应用

1.适应证

（1）各种中毒，如一氧化碳中毒、二氧化碳中毒、硫化氢中毒、氰化物中毒、氨气中毒、农药中毒、化学药物中毒等。

（2）溺水、自缢、电击伤、麻醉意外以及其他原因引起的脑缺氧、脑水肿、减压病等。

（3）心血管系统疾病：冠心病、心绞痛、心肌梗死、心源性休克。

（4）消化系统疾病：胃和十二指肠溃疡、术后溃疡。

（5）感染：气性坏疽、破伤风及其他厌氧菌感染、病毒性脑炎等。

（6）空气栓塞。

（7）脑血栓形成、脑栓塞、脑萎缩、脑供血不全、脑挫伤、脑外伤后综合征、骨髓炎、截瘫、周围神经损伤、多发性神经炎。

（8）皮肤移植、断肢（指）再植术、脉管炎、顽固性溃疡、骨筋膜间隔区综合征、术后伤口不愈、骨愈合不良、放射性骨髓炎、挤压伤。

（9）新生儿窒息、三岁之前的脑瘫等。

（10）中心性视网膜脉络膜炎、视网膜动脉栓塞、突发性耳聋、口腔溃疡。

2. 禁忌证

（1）未经处理的气胸和活动性出血，无医务人员陪同不能进舱治疗。如病情需要，可在医务人员陪同下，边处理边治疗。

（2）血压过高：一般认为血压超过 160/110mmHg 不能接受治疗。临床上通常较灵活的处理这类病人，如病人前一天血压 195/110mmHg，经处理血压降为 165/110mmHg，虽然血压仍然较高，也可以酌情给予治疗。若病人平时血压偏低，比如 135/90mmHg，但病人有头痛、恶心、心跳加快等，无工作人员陪同也不能进舱治疗。

（3）严重肺气肿疑有肺大泡者。如需治疗该种病人应注意在减压时避免屏气，除去容易引起咳嗽等使肺泡压力升高的因素，必要时医务人员陪舱。

（4）上呼吸道感染时，有引起中耳气压伤和鼻旁窦气压伤的危险。较重的上呼吸道感染应暂停治疗，较轻的病人可酌情给予治疗。

（5）患有流感、肺结核、肝炎等传染病的病人应与其他病人隔离。

（6）过去有人认为癫痫病人不宜高压氧治疗。发作较轻的病人，不必限制治疗；严重的癫痫发作有些是脑损伤引起的，脑损伤不治疗，癫痫就不会消失，只要有医务人员陪舱，癫痫患者同样可以接受治疗。

（7）妊娠：动物实验证明妊娠早期行高压氧治疗，可增加先天性畸形的发病率，但没有实验证明人的情况。如有紧急情况，如一氧化碳中毒等，则应首先考虑孕妇的治疗。

3. 高压氧治疗的注意事项

（1）高压氧单独治疗疾病的情况是少见的：就供氧角度来说，高压氧是最经济、最安全的供氧方式。尽管这样，高压氧也要根据不同的疾病，结合不同的药物，才能取得较好的疗效。

（2）根据不同的疾病选择不同的治疗时程：每种疾病治疗多长时间，是根据该种疾病的性质和病人的个体差异而定的。对于普通的肢体外伤，缺氧、缺血组织的成活多在两周左右就可见分晓了；对于冠心病这样的心血管疾病，1个月左右病人会发现心前区不适减少了，减轻了，用药少了；但对于神经系统的疾病，如脑损伤，轻的病人数星期，重的病人可能要数月；对于植物状态的治疗有时可达半年以上。

（3）每次吸氧的时间不宜过长，一般控制在 60～90 分钟，要采取间接吸氧，避免氧中毒。另外，患者不得将火柴、打火机和易燃、易爆物品带入舱内，不能穿化纤衣物进舱，以免发生火灾。患者进舱前不吃产气多的食物，如豆制品、薯类等。进舱前还应排空大小便。患者要服从医务人员的安排，掌握吸氧的方法。治疗中发现异常，应通过舱内电话与医护人员联系。

4. 高压氧治疗在淋巴水肿患者中的应用

目前，国内对于高压氧在淋巴水肿方面的应用比较少，国外研究表明，高压氧可以减少与乳腺癌治疗相关的乳腺水肿。国际首次发表的淋巴水肿和高压氧研究报道了一例在乳腺癌手术和放疗后发生乳房水肿的病例，经过高压氧治疗后得到改善。亦有研究发现，经放射线诱发的臂丛神经病变在进行了 30 次高压氧治疗后，6 名乳腺癌患者中有 2 名患者的手臂淋巴水肿减轻。受影响手臂的淋巴水肿体积比未受影响的手臂小 40%，并且 1 名患者的受影响腕部测量值降低了 5 cm。在接下来的 12 个月中，这两个受试者均未复发。另外，有 2 名受试者报告了高压氧治疗后神经生理功能改善（温暖的感觉知觉）。Gothard 等人对 19 名伴明显淋巴水肿（未受影响的手臂体积的 30%）的患者进行了 30 次 HBO 治疗（在 2.4 ATA 时 100% 的氧气 100 分钟），开始治疗后 12 个月，淋巴水肿量平均减少了 15.6%。

第二节　辅助药物治疗

淋巴水肿是因外部或自身因素引起的淋巴管输送功能障碍造成的渐进性发展的疾病，早期以水肿为主，晚期以组织纤维化、脂肪沉积和炎症等增生性病变为特征。目前国际上对淋巴水肿的最为公认的治疗方式是淋巴水肿综合消肿（CDT）治疗。治疗效果的维持与稳定需要患者后期长期穿戴压力袖套和手套以及患者自我手法引流和绷带包扎，但由于患者的依从性等原因而难以维持。此时，我们需要改变治疗方式，其中药物治疗是一种可考虑和探讨的治疗方案。

一、利尿剂

（一）作用原理

利尿剂的作用机制与淋巴水肿形成的机制相悖，可在综合治疗开始前或患有外周淋巴水肿和恶性淋巴管堵塞的患者可通过短期的利尿剂治疗改善，但疗效有限。利尿剂起效快，在短时间内可使间隙中的水分排出，从而达到缩小患肢的目的。

（二）常用药物

常用的利尿剂有氢氯噻嗪、螺内酯、呋塞米。

（三）副作用

长期使用可出现液体失衡和电解质紊乱，同时肢体水分大量丢失会造成蛋白质淤积，进而加重肢体的炎症反应和纤维化病变。

二、抗生素类药物

（一）作用机制

大约45%的非致癌性淋巴水肿患者都会出现急性炎症发作，有些患者每隔几周就会复发，临床特征为发热、局部疼痛和边缘不清的皮肤红肿。慢性淋巴水肿患者表现出表皮增厚和角化过度、皮脂腺分泌物减少，导致皮肤干裂并丧失免疫功能。皮肤变得易受传染性病原体，如链球菌和葡萄球菌的侵害，淋巴水肿蜂窝织炎最常见的诱因是微生物 A、B 和 G 组溶血性链球菌。抗生素主要抑制葡萄球菌和耐药性金黄色葡萄球菌（MRSA）这两种引发蜂窝织炎的感染菌。

（二）常用药物

在急性蜂窝织炎发作期，由链球菌引起的感染通常用具有抗菌性青霉素酶活性的 β–内酰胺类抗生素治疗，为防止反复感染，应及时治疗。如果感染是由耐药性金黄色葡萄球菌引起的，仅出现化脓性蜂窝织炎未形成脓肿的情况下，万古霉素是最佳治疗药物。如果患者对万古霉素不耐受，可使用氟喹诺酮类、甲氧苄啶—磺胺甲恶唑、克林霉素和米诺环素。

（三）药物使用

对于蜂窝织炎年复发达到 3 次或 3 次以上的患者，应考虑长期采用预防性抗生素治疗。由于大多数蜂窝织炎是由对单一青霉素治疗敏感的链球菌引起的，除了葡萄球菌性蜂窝织炎外，常用青霉素治疗；对于葡萄球菌性蜂窝织炎，建议选用青霉素酶拮抗剂。Cochrane 研究了预防性抗生素药物结合适当皮肤护理可显著降低淋巴水肿患者急性炎症发生频率和严重程度。

三、维生素类药物

（一）作用机制

A、C、E 和 B 族维生素，矿物质包括锌、硒和铜，由于它们的抗氧化特性和在促进伤口愈合及免疫方面的作用，因此被认为对于淋巴水肿具有相应的疗效。硒已被证明是治疗淋巴水肿的新方法，但未被广泛接受。早期临床研究表明，对于慢性淋巴水肿的患者，口服硒补充亚硒酸钠可抑制氧自由基产生，减轻淋巴水肿的程度，增加物理治疗淋巴水肿的功效，并降低丹毒感染的发生率。由于这些研究并没有纳入大量的研究人群及使用标准的淋巴水肿系统分期，所以对他们的研究结果很难做出客观的评价。

对硒减轻淋巴水肿的药理机制目前研究较少。在慢性肢体淋巴水肿的患者中，过量的间质蛋白和细胞碎片触发氧自由基的产生，进而导致淋巴淤滞、组织纤维化和慢性炎症。硒诱导激活谷胱甘肽过氧化物酶（glutathione peroxidase，GPX）减少自由基的生成，可能在上述病理过程中起重要作用。其他临床前期的研究表明，硒可以通过诱导 GPX 和硫氧化还原蛋白还原酶来保护人类内皮细胞免受氧化损伤。

维生素 E 和己酮可可碱被探索用来治疗医源性淋巴水肿引起的纤维化。维生素 E 是一种脂溶性维生素和过氧自由基清除剂，可保护脂质膜免受氧化损伤，还可以防止多不饱和脂肪酸的氧化。另外，维生素 E 可以调节结缔组织生长因子，促进伤口愈合。己酮可可碱是一种甲基化黄嘌呤衍生物，可抑制环磷酸腺苷磷酸二酯酶以增加血流量，还可降低血浆纤维蛋白原，增加纤维蛋白溶解活性。

（二）副作用

目前尚未观察到硒治疗淋巴水肿的副作用。美国国家研究委员会确定硒的最大安全膳食摄入量为每日 600μg，无不良反应摄入量为每日 800μg。长期高剂量硒摄入会导致皮肤和神经系统病变、恶心腹泻、牙釉质异常、指甲脆弱、脱发、疲劳、易怒和神经系统症状。

四、中药治疗

（一）七叶树籽提取物

1.作用机制

七叶树籽提取物（horse chestnut seed extract，HCSE）的活性成分是七叶素，是一种可以抑制弹性蛋白酶和透明质酸酶活性的三萜皂苷。这些酶通常会降解毛细血管内皮中的蛋白聚糖并促进血管渗漏，从而加重淋巴系统负荷。HCSE 还能增加酸性蛋白酶活性水平，增加水肿消退速率，减少肿胀，因此对治疗淋巴水肿有一定功效。

2.副作用

使用后可引起肌肉抽搐、精神萎靡、协调受损、瞳孔散大、头晕、头痛、瘙痒、呕吐和腹泻等副作用。由于存在肾毒性的风险，剂量不应超过每日 600 mg/d。此外，孕妇或哺乳期妇女、出血性疾病患者、肾脏或肝脏功能不全者或服用抗凝血剂者慎用。

（二）金雀花（假叶树提取物）

金雀花的活性成分包括螺旋甾烷醇皂苷和新鲁斯皂苷元，具有抗炎、抗刺激和减轻水肿的特性。

（三）银杏（银杏提取物）

银杏的主要活性成分是银杏内酯和黄酮类化合物，其功效是保护细胞溶酶体免受自由基侵害，并改善胶原纤维的完整性。Cluzan 等研究了银杏提取物（ginkgo biloba extract，GBE）对乳腺癌相关手臂淋巴水肿患者的影响。研究的 48 名患者肢体体积得到显著改善。然而，关于这种中药对淋巴转移速度的影响还没有明确的结论。

（四）β 七叶皂苷钠（迈之灵片）、地奥司明

β 七叶皂苷钠（迈之灵片）是欧洲马栗树籽提取物，地奥司明是一

种纯化、微粒化的复方制剂主要治疗慢性静脉功能不全和静脉曲张药物。β七叶皂苷钠和地奥司明都可以降低微血管和细胞的通透性，增加血管弹力，提高静脉张力，加快静脉回流，减轻静脉淤血症状，减少炎性介质，减轻炎症和渗出，两者都主要用于治疗慢性静脉功能不全以及各种原因所致的软组织肿胀、静脉性水肿，对单纯的淋巴水肿效果不显著。

（五）复方中药淋巴方

复方中药淋巴方由苦参、丹参等多味药物组成，药物之间具有协同作用，对治疗淋巴水肿有着更好的疗效，苦参来自豆科槐属植物苦参的干燥根，主要的有效成分为苦参碱。苦参碱有很强的抗菌及抗皮肤纤维化的作用，血小板源性生长因子和转化生长因子分别在成纤维细胞的生长及胶原的合成中起了重要作用，是表皮纤维化的调控因子。研究发现，苦参碱对诱导的小白鼠成纤维细胞增殖和诱导的胶原合成都有很强的抑制作用，故能有效减轻患肢表皮纤维化的症状。中药丹参是一种常用的活血化瘀药物，其药理作用广泛，有很好的抑制血小板聚集、促进纤维蛋白溶解、增加毛细血管张力、改善微循环、降低毛细血管脆性和降低血液黏稠度的作用，也具有抗菌、抗炎、类激素样作用。丹参中含有丹参彤，该物质能增强基因的表达，从而使过氧化物酶体增值物激活受体的表达受到抑制，进而减少机体的脂质沉积和炎症反应。这两味中药协同应用，具有很好的抗炎、抗纤维化和抗脂质沉积的作用，并能改善微循环，减轻淋巴系统负荷，促进淋巴液回流，减轻水肿。

五、淋巴丝虫病的药物治疗

（一）作用机制

淋巴丝虫病的药物治疗通常为抗感染，如果治疗及时是可以预防慢性淋巴水肿的发展。

（二）适应证

1. 乙胺嗪（DEC）是淋巴丝虫病单病原性感染患者的首选治疗药物。DEC 是一种哌嗪类衍生物，可通过破坏微丝虫表面黏膜和增强宿主免疫力对丝虫达到有效的杀菌和杀螨作用。

2. 伊维菌素由于其具有微杀菌活性也可用于治疗淋巴丝虫病，缺点是不能成功地清除微丝蚴，须用重复剂量施治杀死每一代微丝蚴。尽管如此，它仍是盘尾丝病患者的首选治疗方案。单次剂量的伊维菌素（150mg/kg）有助于清除盘尾丝虫微丝蚴，1 个月后再给予 DEC。

（三）禁忌证

盘尾丝虫病患者及孕妇禁用乙胺嗪（DEC），罗阿丝虫病（亦称丝虫病或眼蠕虫病）患者禁用伊维菌素。

（四）副作用

乙胺嗪（DEC）不良反应包括发热、头痛、厌食、恶心和关节痛，出现此类症状可以配合退热药和抗感染药治疗，伊维菌素存在治疗后感染脑病的风险。

淋巴水肿是一组复杂的病理改变，包括组织间隙的水肿、大分子物质滞留、慢性炎症、组织纤维化和脂肪沉积等，因此单一的药物治疗效果非常有限。药物治疗往往不是治疗淋巴水肿的最佳临床方案，需要通过保守治疗和手术治疗等对患者进行长期管理，另一个原因是药物治疗本身缺乏强有力的临床试验来佐证其功效。

第十一章

淋巴水肿的生活管理

本章介绍

　　概述了慢性病的生活管理原则、淋巴水肿对生活的影响，详细介绍了淋巴水肿患者饮食、穿着、运动、做家务活、工作、外出与旅游等注意事项。

学习目标

　　1. 了解慢性病的生活管理原则、淋巴水肿对生活的影响。

　　2. 掌握淋巴水肿患者饮食、穿着、运动、做家务活、工作、外出与旅游等生活注意事项。

第一节　慢性病的生活管理原则

一、慢性病概论

　　慢性非传染性疾病（noninfectious chronic disease，NCD），简称慢性病，是一类起病隐匿、病程长且病程迁延不愈、缺乏明确的生物病因证据，病因复杂或是病因尚未完全确认的疾病总称。随着我国社会经济水平的不断提升、人口老龄化日益加剧、生活方式的改变以及膳食摄入不科学等，慢性病已成为中国居民死亡的首位死因，是影响居民健康和社会发展的公共卫生问题。慢性病的发生与发展遵循"健康高风险状态—疾病—严重并发症—死亡"的规律，慢性病高风险人群被称为慢性病的"后备军"，每年我国有大量慢性病高风险人群转归为慢性病患者，严重威胁国民健康。"三低三高"——低的居民健康状况知晓、治疗和控制率，较高的发病、病死和致残率，是慢性病呈现的总体现象。目前，我国慢性病患者已超 2.6 亿，我国居民每年因慢性疾病死亡的人数占因病死亡总人数的 86.6%，造成的疾病负担超过总疾病负担的 70%，而慢性疾病患者往往对慢性病的危害了解严重不足，最终导致病情越来越重，这不仅损害个人的身心健康，还会加重家庭、社会经济负担。

慢性病的危害是多方面的，是当前造成居民死亡的主要原因。同时，慢性病会严重降低居民的生命质量，一些慢性病会形成终身性残疾，患病后无法彻底治愈。疾病长期的伤残和疼痛影响，会大大降低患者生命质量。同时长时间承担高额的医药费，也会降低生活质量。由于病程漫长，随时可能进一步发展，给患者及家属也带来很大的心理压力。慢性病对社会经济发展也有着明显的拖累，例如，每年应用于心脑血管疾病的医疗费用可达数千亿元。很多城镇居民由于慢性病住院，都可能花费城市人均年收入的一半以上。当前慢性病的特点主要是服务需求大、患病时间长、医疗成本高、患病人数多，因而对于社会经济发展造成了很大的负担。

引起慢性病的危险因素相当多，概括起来主要包括四类：①环境危险因素。包括生物、化学和物理等自然环境因素，以及与人类健康有关的如人口状况、社会经济制度等诸多社会环境因素；②不良的生活行为方式。WHO（世界卫生组织，World Health Organization，WHO）发布，饮酒、吸烟、不健康饮食等十种行为危险因素导致了全球三分之一以上的死亡；③生物遗传危险因素对糖尿病、心血管疾病、某些肿瘤等许多疾病的发生、发展及分布起重要影响作用；④医疗卫生服务中的危险因素。医疗保健机构的布局、居民医疗服务的支付能力、医疗保健技术和医疗服务的质量和规范等，对人群的健康和疾病的转归都有直接的影响。由上述危险因素可见，慢性病在很多方面是可以进行有效预防、干预的。

二、慢性病的生活管理

慢性病的生活管理是指通过慢性病专业的医师、护士、康复师、药剂师等组成的医疗团队对处于慢性病发生、发展不同阶段的健康人群或患者提供全程、全面、主动的管理，以达到促进健康、延缓慢性病病程、预防或减少并发症、降低致残率、降低病死率、提高生活质量并降低医疗费用的科学管理模式。下面主要就慢性病的日常生活管理进行阐述。

1. 健康体检与评估

每年定期体检，根据医生给予的书面健康评估和健康管理计划进行后续的治疗和自我管理，并定期复查。

2. 健康教育

参加社区举办的健康讲座、沙龙等多种形式的慢性病科普知识宣传活动，养成良好的生活习惯，培养自我健康管理意识和自我管理能力。

3. 膳食管理

根据《中国居民膳食营养指南》推荐，注意均衡营养。针对体重超重或肥胖、血压值高、糖调节受损等对象，膳食结构应以植物性食物为主、动物性食物为辅，食物来源多样化，在日常膳食中加入奶类、豆类、蔬菜、水果以及谷物杂粮，增加膳食纤维摄入量，控制油脂、盐和肉类的摄入。

针对蛋白质摄入不足或动植物蛋白摄入失衡，导致氨基酸摄入不均衡、营养不良的状况，膳食结构中应加入优质的动植物蛋白，平衡动植物蛋白的摄取，提高蛋白质吸收率，同时减少蛋白质摄取过程中油脂、胆固醇等物质的摄入。改变不良饮食习惯，养成定时、定量、定餐进食习惯。针对不同的疾病结合自己的实际情况在营养师的指导下制定个体化膳食食谱，并坚持执行。

4. 控制体重

肥胖者和超重者慢性病的发病率高于体重正常者，因此体重管理非常重要。参加相关讲座或学习相关资料，了解超重和肥胖的危害及产生原因、预防和控制方法、营养均衡进食合理的重要性、日常饮食食谱等。根据体重和疾病情况，为其制定合理的运动方案、体重控制方案，并调整好饮食结构。配备体重秤、腰围尺、BMI 换算表等体重管理工具，每日监测体重。

5. 规律运动

身体活动和规律运动在预防许多慢性病的发生发展中发挥着直接作用。对于病情稳定的慢性病患者，可以按照 WHO 的建议进行普惠式运动指导，即每周有 150 ～ 300 分钟中等强度的有氧运动，或者 75 ～ 150 分钟较大强度的有氧运动；每周 2 ～ 3 次抗阻练习；每周还应进行 2 ～ 3 次柔韧性练习，适时进行平衡练习。此外，应增加生活中的体力活动，如购物、家务劳动、步行、骑车、上楼梯等也能提升健康水平，但是这些活动不能代替规律运动。另外，减少静坐少动的生活习惯，每坐 1 小时进行 1 ～ 5 秒的轻体力活动，如站立，慢速走动等。慢性病患者不要盲目增大运动强度、延长运动时间或者进行不熟悉的运动方式，要在专业人员的指导下制定适合自己的运动方案，避免出现运动损伤和其他不良事件的发生。

6. 个体戒烟、限酒等指导

吸烟是心血管代谢疾病的独立危险因素并且效应较强，应避免吸入任何形式的烟草。如果有吸烟习惯，一定要尽早戒烟。如果存在戒断困难，可以去专业戒烟的医疗服务机构寻求指导和帮助，同时，动员家人和朋友帮助自己戒烟，增强戒烟的信心。对于饮酒者应限制每天酒精摄入量，成年男性< 25 g，成年女性< 15 g；或酒精摄入量每周≤ 100 g。肝肾功能不良、糖尿病、高血压、心房颤动患者不应饮酒。由于饮酒引起的健康风险可能大于潜在的心血管健康获益，因此不建议不饮酒者通过少量饮酒预防心血管病。

7. 心理疏导

抑郁、焦虑、持久性心理压力等精神疾病或心理问题会增加心血管代谢疾病等慢性病的风险。由于慢性病高危人群长期被自身疾病折磨，极易出现负面情绪。因此，患者要学会自我心理疏导，可通过交谈、听音乐等方法，发泄、转移心中的负面情绪；同时，家庭及社会的支持也非常重要，家人朋友尽量多陪伴患者，让其感受到温暖、不孤单。

第二节　淋巴水肿对生活影响

淋巴水肿是因外部或自身因素引起的淋巴管输送功能障碍造成的渐进性发展的疾病，早期以水肿为主，晚期以组织纤维化、脂肪沉积和炎症等增生性病变为特征。目前淋巴水肿不能根治，需长期甚至是终生的维护和呵护，给患者日常生活带来了极大的不便，严重影响患者生活质量。

1. 自我形象紊乱

肢体淋巴水肿患肢外形增粗，容积进行性增大，随着病情进展，皮肤及皮下组织纤维化，肢体增厚、增粗、发硬，外观上肿胀更严重、表皮粗糙甚至出现疣状增生，最后形成象皮肿病变，使患者自我形象受到影响。头颈部淋巴水肿不仅会影响舌、口腔、咽喉部功能，引起疼痛、说话困难、吞咽障碍和呼吸困难等，还会引起颈肩部活动范围变小、身体形象受损更严重。

2. 生活受限，家庭角色功能减弱

很多患者由于肢体肿胀和不适导致不能像患病前一样做家务劳动、照顾家人或分担一定的经济压力，导致分担家务能力下降、照护能力减弱和经济能力下降，在家庭中的角色功能减弱，对他人的依赖程度增加。

3. 社会活动的参与度下降

患者由于肢体的肿胀，进行体力劳动时可能会因不能胜任工作岗位要求而被迫调离原岗位，甚至失业。很多患者为了避免增加患肢受伤的风险，选择隐藏自己的娱乐爱好和需求，避免了出门旅行等娱乐活动。很多爱好广场舞的下肢淋巴水肿患者也因此割舍了此项兴趣爱好，久而久之患者容易失去自信，尤其是不得不依赖他人的时候，加重了患者的不安全感，导致患者部分社会活动功能丧失。

4. 负性情绪体验

肿瘤综合治疗后发生继发性淋巴水肿的患者可谓是经历癌症治疗后的又一重大创伤事件，给患者心理造成了又一次伤害，容易出现痛苦、恐惧感。肿胀的肢体损害了患者的身体形象，部分患者因此感到自卑和沮丧。由于目前国内淋巴水肿专科治疗机构相对较少，很多偏远地方的医疗机构没有设立淋巴水肿门诊，患者面对肿胀的肢体容易出现求助无门、无能为力的焦虑感。

5. 经济负担较重

淋巴水肿一旦确诊，需要长期治疗，压力制品也需要终生佩戴，医疗费用不同程度地增加了患者的经济负担。部分患者因为经济原因无法接受水肿的治疗。有研究发现，经济因素是部分重度淋巴水肿患者延迟就诊的主要原因之一。

第三节 淋巴水肿生活注意事项

淋巴水肿自我照护也称自我管理，是指患者在经过专业的医务人员指导后，以自身为主要参与者，借助或不借助他人的帮助采取一些特殊的措施以预防或减轻水肿。淋巴水肿的居家自我照护对维持强化治疗后的水肿改善效果起重要作用，同时可减少其不舒适症状。淋巴水肿自我照顾包括对饮食、穿着、运动、家务活、工作、外出旅游等生活的管理，下面介绍淋巴水肿患者生活的注意事项。

一、饮食

在临床上，经常会有淋巴水肿病友咨询该如何日常饮食或有无特别饮食注意事项等，其实，目前并无针对淋巴水肿患者的特殊饮食指南，根据《中国居民膳食营养指南》推荐，注意均衡营养、保证理想体重最为重要，其原因主要如下。

1. 有研究报道，肥胖可影响淋巴管的生成与发育，引起结构损伤，淋巴管通透性增加，从而影响淋巴液的生成与转运。因此，避免肥胖、保持理想体重非常重要，尤其对于下肢淋巴水肿患者。

2. 淋巴水肿并无特殊饮食要点，但多数营养学家推荐低盐、低脂肪、高纤维饮食，这与《中国居民膳食营养指南》健康饮食要点是一致的。

3. 减少蛋白质摄入并不会减少水肿中蛋白质的成分，还可能造成严重的健康问题，因此需保证饮食中蛋白质的正常摄入。

4. 食物的卫生与新鲜十分重要，建议多食用新鲜、未包装、无添加剂的食品。

5. 改变不良饮食习惯，养成定时、定量、定餐进食习惯，并配合正确的功能锻炼，也有利于淋巴水肿患者保持理想体重。

二、穿着

淋巴水肿患者日常穿着与功能锻炼、皮肤保护息息相关，以下是需要引起注意的事项：

1. 穿着应是宽松、透气、棉质、舒适的，穿着运动紧身衣、紧身裤或戴塑形胸罩等都可能加重淋巴水肿，应该避免。

2. 穿干净吸汗的袜子，不要穿带有松紧口的袜子和短裤，运动、长途旅行时应穿弹力袜子甚至使用弹力绷带。

3. 穿舒适、合脚的软底防滑鞋。

三、运动

淋巴水肿患者可以而且应该经常运动锻炼，正确、规律的运动有助于通过改善淋巴回流来减轻肿胀，并为患者保持良好形体、恢复日常生活提供重要的帮助。但运动需要注意以下事项：

1. 所有运动在穿着压力手臂套 / 压力袜或其他压力制品的基础上进行，如果能先进行自我简单手法淋巴引流效果更好。

2. 运动前后应进行 5 ～ 10 秒热身和放松活动，以避免扭伤和肌肉损伤。尽量白天运动，餐后间隔半小时开始。

3. 运动强度适度，在不引起呼吸急促、身体不适、肌肉疼痛或酸痛的强度下进行运动；运动后应放松，放松时间至少与运动时间对等。

4. 运动穿着应是宽松、棉质、舒适的，穿着运动紧身衣、紧身裤或戴塑形胸罩等都可能加重淋巴水肿，应该避免。

5. 建议在团体或家人、朋友监督环境中进行锻炼以提高依从性。

6. 建议在专业人员指导下制定一个自己能做到、并符合兴趣爱好的运动计划，计划不应太难或太长，方案可以定期改变，关键在于坚持。

7. 运动期间定期评估，若水肿加重或出现肢体疼痛、发红等，应停止运动并咨询治疗师或医护人员。

四、家务活

淋巴水肿患者回归家庭可以继续在家做家务活，只是在细节上要多加注意。

1. 不要长时间不停做家务，每半小时家务后要有 5 ～ 10 分钟的小休憩。

2. 不要做重复性的动作，例如剁肉馅、剁鸡，长时间拖地、炒菜等。

3. 患侧手臂禁止提重物，如需购买大量物品可使用手推车。

4. 做家务会增加皮肤受伤的风险，做家务时要保护好皮肤，防止各类划伤。包括洗碗、洗鱼洗虾、园艺、烹饪、干农活或收拾房间等注意带好橡胶手套或穿长袖、长裤避免划伤；夏日在室外干活患肢注意防晒，避免晒伤脱皮；做针线活小心扎破手指等。

5. 平时需经常锻炼患肢肌肉的力量，使它们的负重量逐渐增强，以应付日常生活的需要。大幅度减少使用患肢会令肌肉萎缩，影响淋巴循环，适得其反。

五、工作

重返工作岗位是评估淋巴水肿患者生活质量的重要指标之一，对社会和个人的发展均有着重要意义。重返工作岗位有利于促进患者身心康复，提高生活质量。但是重返工作需要注意以下事项。

1. 定期复查

定期去医院复查，让康复医师、治疗师进行评估是否还有继续工作的能力，提供返回工作的最佳时机、制定工作计划，进行重返工作的健康教育，并提供相关症状的处理措施等。平时工作时避免久坐、久站，避免保持同一姿势太久。

2. 适度运动

平时适度进行有氧运动来缓解疲乏、促进淋巴回流，常见的有氧运动方式包括瑜伽、散步、中医养生操等，以增强心、肺的耐受力，促进淋巴回流。

3. 调整好心态

自身应保持积极乐观的心态，消除自身的病耻感，提升自身实力，积极拓展自身技能，加强身体锻炼，认清工作对于自身的价值，主动寻求工作相关信息，根据自身情况寻找与之相适应的工作岗位。

六、外出与旅游

淋巴水肿是一种慢性疾病，在康复治疗与自我管理基础上，如何提高生活质量值得我们积极思考与关注。很多热爱生活、喜欢外出旅行的淋巴水肿患者，通过提前计划与安排，同样能安全出行，享受精彩生活。

1. 提前计划：建议淋巴水肿病友旅行前咨询医生和淋巴水肿治疗师，确定淋巴水肿病情与自我管理效能，以正确评估、合理建议，确保旅行安全性。

2. 旅行地点：尽量避免蚊子出没的地方。

3. 交通工具：乘坐汽车、火车或飞机旅行时，在日常穿戴压力制品（压力袜、压力手臂套等）之外，额外加戴绷带或袜子，期间不要脱鞋。并避免长时间乘坐交通工具，特别是乘坐飞机，因为随着高度的增加，空气的密度也会降低，压力也会减小。

4. 乘坐位置：如果可能的话，尽量选择一个出口座位，这样可以定时起身，并提供更多的腿部空间，注意尽可能多抬高腿。

5. 携带物品：针对淋巴水肿，特别备好压力制品、绷带、护肤液及雨鞋。

6. 携带药物：常规皮肤外用药，如果目的地在炎热或蚊子出没的地方，需要特别采取预防措施，备好防晒乳、驱蚊剂及抗生素。

7. 旅行衣物：穿宽松、舒适的衣服和舒适的鞋子。

第十二章

淋巴水肿的心理护理

本章介绍

概述了淋巴水肿对患者的心理影响、淋巴水肿患者常见心理困扰、淋巴水肿患者心理评估方法，详细介绍了淋巴水肿患者的心理护理方法。

学习目标

1. 了解淋巴水肿对患者心理的影响。

2. 熟悉淋巴水肿患者常见心理困扰及心理评估方法。

3. 掌握淋巴水肿患者心理护理方法。

淋巴水肿作为一种目前无法彻底治愈的慢性病，其发生机制为富含大分子的水肿液滞留在组织中，导致组织变硬，纤维组织和脂肪不断增生，患病的肢体或器官增大增粗，变得沉重，严重者导致感染甚至发生更严重的并发症（详见本书第二章第五节），导致患者的生存质量受到极大的影响，并且给患者的心理带来不同程度的困扰。所以对于淋巴水肿患者或者淋巴水肿易患人群，应在目前生物—心理—社会医学模式的前提下做到早诊断，早预防，早控制，对已经发生淋巴水肿的患者要做到早确诊，早治疗。

第一节　淋巴水肿对患者的心理影响

淋巴水肿作为一种慢性的、不可治愈的病理状态，影响患者的社交、心理以及患肢功能，患者容易出现焦虑、抑郁、睡眠质量差、疲劳等现象，从而引起患者精神迟缓、注意力下降、记忆减退等。患者自我感觉紧张、焦虑，自闭，不愿进行社交活动，随着水肿的逐渐加重或治疗效果不理想，患者会感觉疾病失去控制，对生活失去自信，内心的不安全感等直接影响患者的社会活动功能。患者患病后，经历愤怒、悲伤、抑郁等负性情绪，生活在无尽的担忧中，部分患者在此过程中可能对水肿所致的慢性、长久性的不适状态感到绝望。患者长期处于这种心理压力中，这比疾病本身更能给患者带来痛苦。

综上所述，为淋巴水肿患者提供护理服务的过程中需重视患者的心理状态，正确评估患者的心理健康水平，区分患者的一般心理问题及严重心理问题，当患者出现一般心理问题时，护士应及时运用正确的心理干预方法，如支持性心理干预、正念干预、叙事治疗、尊严治疗等，缓解患者的心理压力，激发患者自身的积极力量，有针对性地提供帮助，从而减轻患者的心理负担，促进其整体舒适，帮助患者走出负性情绪。国外有研究报道，在发展中国家，心理困扰的管理应该是淋巴水肿管理项目的重要组成部分。

当患者出现严重心理问题或者出现妄想、幻觉、错觉、情感障碍、哭笑无常、自言自语、行为怪异、意志减退等症状时，护士应及时与家属沟通并转介心理医生进行治疗。

一、患者心理健康的具体表现

1.了解自我、接纳自我。

2.接受他人，善与他人相处。

3. 正视现实，接受现实。

4. 能协调与管理情绪，心境良好。

5. 热爱生活，乐于生活。

6. 人格完善和谐，心理行为符合年龄特征。

7. 智力正常，智商在 80 分以上。

二、患者心理不健康的分类及表现

1. 一般心理问题

（1）由现实生活、工作压力、处事失误等因素而产生的内心冲突，并因此体验到的不良情绪（如厌烦、后悔、懊丧、自责等），这种内心冲突是常形的。

（2）不良情绪不间断持续 1 个月或者不良情绪间断持续 2 个月仍不能自行化解。

（3）不良情绪反应仍在相当程度理智控制下，始终能保持行为不失常态，基本维持正常生活、学习、社会交往，但效率有所下降。

（4）自始至终不良情绪的激发因素仅仅局限于最初事件；即使是与最初事件有联系的其他事件，也不引起此类不良情绪。

一般心理问题是由现实因素激发、持续时间较短、情绪反应能在理智控制之下、不严重破坏社会功能，情绪反应尚未泛化的心理不健康状态，在心理咨询过程中，往往以情绪是否泛化来区别一般心理问题和严重心理问题。

2. 严重心理问题

（1）引起严重心理问题的原因一般是较为强烈的对个人威胁较大的现实刺激，时常产生内心冲突。在不同刺激作用下，求助者会体验到不同的痛苦情绪（如悔恨、冤屈、失落、恼怒、悲哀等）。

（2）从产生痛苦情绪开始，痛苦情绪间断或不间断地持续时间在2个月以上，半年以下。

（3）遭受的刺激强度越大，反应越强烈。大多情况下，会短暂地失去理性控制；在后来的持续时间里，痛苦可逐渐减弱，但是单纯地依靠自然发展或非专业的干预，却难以解脱；对生活、工作和社会交往有一定程度的影响。

（4）痛苦情绪不但能被最初的刺激引起，而且与最初刺激相类似、相关联的刺激，也可以引起此类痛苦，即反应对象被泛化。

严重心理问题的心理冲突是常态的，持续时间半年以内，由相对强烈因素激发，是一种初始情绪反应强烈、持续时间较长、内容充分泛化的心理不健康状态。社会功能破坏程度也可以作为参考因素，社会功能方面如果出现严重缺损，必须提高警惕，应作为可疑似神经症或其他精神障碍对待。

第二节 淋巴水肿患者常见的心理困扰

淋巴水肿是因为淋巴循环障碍引起的淋巴液在组织间隙滞留所引起的，包括组织水肿，慢性炎症和组织纤维化等一系列的病理变化，呈慢性进行性发展，如果护理得当，淋巴水肿可缓解。但如果早期没有得到正确的诊断与治疗，则会延误最佳治疗时机，导致不可逆的损伤甚至更严重的并发症发生，同时也给患者带来心理困扰。目前，国内外有关淋巴水肿心理困扰的研究将淋巴水肿患者常见的心理困扰归纳如下几点：

一、恐惧疾病进展

恐惧疾病进展（fear of progression，FOP）是 DanKer 在 2003 年提出，指个体对于一切与其现实存在疾病相关事物的恐惧心理，不同于传统的心理功能失调（如焦虑、抑郁等）。淋巴水肿属于慢性非传染性疾病，患者对疾病进展的恐惧已成为慢性病患者重要压力源之一。段艳芹等对14例淋巴水肿患者的访谈发现，随着水肿的逐渐加重或治疗效果不理想，患者会感觉疾病失去控制，加重了患者的不安全感，患者表达出"很担心，是不是乳腺癌复发的先兆，担心是不是癌细胞扩散了"等担忧。在Ridner等调查中发现，淋巴水肿症状出现频率与患者负性情感之间存在关联，淋巴水肿症状会加重患者患病角色的带入，可能导致患者对疾病过度担心及恐惧。淋巴水肿部位的肿胀、疼痛，让患者产生消极的情绪，产生恐惧悲伤和担心。周文红等对乳腺癌术后上肢淋巴水肿患者生活质量的调查结果显示，淋巴水肿不仅对自理活动，如梳头、穿衣等造成影响，肿胀的上肢甚至比乳房切除更令患者紧张、情绪低落，水肿给患者带来了对自己体型的不满，会时刻提醒自己患有乳腺癌。

二、焦虑、抑郁情绪

淋巴水肿患者因身体形象及功能受损、生活质量下降，淋巴水肿症状带来的不适，使患者经历不同程度的心理困扰，国外研究发现，淋巴水肿患者对治疗结果的信念、对淋巴水肿治疗的有效性和可控性的认知、对消极情绪的自我调节能力、自我形象紊乱和淋巴水肿症状的情况与抑郁、焦虑和压力得分相关。Mei等调查发现淋巴水肿的分期、位置和疼痛与淋巴水肿患者的焦虑和心理压力增加有关。B.Person等在对下肢淋巴水肿患者访谈时，患者表达出患病的绝望感使其希望尽快结束生命，出现拒绝服药等行为。因此护士在为患者提供护理服务时，应积极关注患者的心理痛苦情况，心理痛苦得分高，伴有疼痛、肿胀患者，及时评估患者是否有抑郁、焦虑情绪，以便提供正确的心理护理。

三、病耻感

病耻感（stigma）是指"被剥夺全部社会认可资格的个人情况"，其本质是把一个整体或正常的人贴上标签、做上标记，标志着他们是不同的，导致他们在别人眼中贬值，被诋毁，是一种广泛的、消极的、刻板的社会现象。由于淋巴水肿会引起明显的身体外观变化，患者感到没有吸引力、羞耻和尴尬。国外研究表明约50％～80％的不同系统慢性病的患者有轻到中度的病耻感，存在严重的疾病和心理问题。

四、社交孤立与绝望感

淋巴水肿不仅是一种长期的疾病，也是一种毁容的疾病。国内有关淋巴水肿患者心理干预的文献不多，相关研究更着重于改善患者的躯体症状。通过一些质性研究发现，淋巴水肿患者在认知上会感到失望、无助；行为上表现否认、回避、反复求医。官慧敏等的研究发现，绝大多数病人对自己的未来抱有希望，但依然有0.8％的病人对自己失去信心，2.5％的病人觉得做人没什么意思，14.2％的病人感觉人生像战场。B.Person等研究发现，多数患有淋巴水肿的女性都存在一定心理困扰，患者在社会交往中感到尴尬和羞愧，以下肢淋巴水肿的患者为例，患者感觉身边的每个人都在议论自己的腿，由于下肢的肿胀，不能穿鞋子或特定类型的衣服，身边人的议论与异样的眼神使患者在社交时感受到孤立与绝望。此外，在淋巴水肿进展期，肿胀疼痛的肢体，也让患者感到沮丧与和无助。

五、低自我效能感

自我效能感是美国心理学家Bandura在1977年提出的，是社会认知理论中的一个核心概念，是指个体对自己能否在一定水平上完成某一活动所具有的能力判断、信念或主体自我的把握与感受。根据钱会娟等研究发现，在糖尿病、关节炎、心血管疾病和癌症等慢性病的自我管理中，自我效能感已成为预测病人健康行为、疾病应对能力、康复训练和生活质量的一个强预测指标。上肢淋巴水肿的患者，患侧肢体的肿胀会使患者不能从事一些需要灵活运用手部的工作，比如使用电脑打字等，这让一部分患者失去了工作，甚至从此被贴上"生病"的标签，社会功能的丧失，让患者感觉自己拖累家人，感到失落与自卑。戴琴等在进行抑郁与自尊水平、自我效能感的关系研究中发现，患者的自尊水平、自我效能感与抑郁得分显著负相关，即自尊水平、自我效能感越高，抑郁得分越低，这进一步说明自尊水平、自我效能感与抑郁状态密切相关，自尊水平和自我效能感可在一定程度上反映个体的抑郁状态。

第三节　淋巴水肿患者的心理护理

淋巴水肿分为原发性淋巴水肿和继发性淋巴水肿两大类（详见本书第二章第二节），目前常见的治疗方法为保守治疗和外科治疗两种，根据患者治疗方式的不同，其心理干预方式不同。本书主要阐述淋巴水肿患者的康复护理技术，故在本小节淋巴水肿患者心理护理中，主要围绕淋巴水肿康复护理过程中出现的心理困扰进行心理护理内容的叙述。根据淋巴水肿患者常见心理困扰，总结出如下方法，希望能对淋巴水肿的心理护理提供借鉴。方法包括：支持性心理干预、正念干预、叙事治疗、尊严治疗、音乐疗法，而对于一部分需外科手术治疗的患者，可在术后卧床期间采取放松疗法帮助患者减轻心理压力。

一、实施心理护理

护士关注患者，耐心地提供患者所需的心理护理方法，对于心理痛苦评分较高而社会支持得分较低的患者，应重点关注患者的心理情绪问题，并且根据患者出现的心理困扰提供针对性的心理干预，通过正确的心理护理措施，帮助患者加强自身的心理建设，提高心理抗压能力，调节自身的情绪，能够主动地解决及寻求问题的答案，建立积极乐观的生活态度，促进护患沟通，提升患者的生活质量。

二、心理干预方法

1. 支持性心理疗法

支持性疗法（supportive psychotherapy）又称支持性心理疗法，该方法不用去分析患者的无意识，主要针对患者能够意识到的、当下的表面问题给予及时的指导、鼓励、解释和安慰，以减轻或者消除患者的心理困扰，恢复患者心理平衡。其基本技术包括：倾听、解释、保证、鼓励、指导与建议、环境改变。护士在为淋巴水肿患者开展支持性心理疗法时，首先需确定哪些患者需要实施支持性心理疗法。

实施内容包括：收集患者资料，包括发生淋巴水肿的各种因素、生活条件、家庭情况、社会背景、人际关系、患者人格特点等资料。了解患者目前疾病状态，选择适当的时间、场所，双方以亲切的方式进行，不能行走的患者，在床旁进行。耐心倾听患者倾诉病情，以及其对疾病的看法和感受，不要打断患者的谈话，必要时可提一些启发性的问题。护士根据患者倾诉的问题以及所掌握的患者的病历资料，对患者进行分析，并结合解释、指导、建议、保证、鼓励等方法进行。在此过程里，护士应认真听取患者的不同意见，切记不可与患者争辩、争吵。每次治疗时间不应过长，一般为 1 小时左右。每次治疗只能解决患者的部分问题，治疗频率为每周不超过 3 次为宜，疗程长短视患者病情需要决定。

2. 正念干预

由于淋巴水肿患者生活质量低下，佟阳等研究发现，患者的生活质量与正念水平呈正相关，所以，护士对正念水平低的淋巴水肿患者进行正念干预，可以帮助患者获得一项正念技能，使患者在日常生活中增强正念意识，任何一项技能如果能起作用，即可实现这个目标。正念减压训练既可以在团体中进行，也可以在个体的心理治疗中起到积极的作用，正念减压训练的正念练习包括三大核心技能：静坐冥想、身体扫描、瑜伽和非正式的正念练习。

正念减压训练的方法：

（1）躯体扫描冥想：指导患者放松平躺，轻闭双眼，根据指导语依次关注身体的每一个部位，以觉知并探索此刻身体的各种感觉，逐渐训练觉知，能根据意愿注意到身体的不同地方，达到和身体建立亲密、友好联结的目的。

（2）正念呼吸：指导患者取舒适坐姿，背部挺直且尽量不依靠椅背，脚放松放于地板上，轻闭双眼，觉知身体与地面接触，感受呼吸时小腹隆起与落下的变化，并将注意力放在腹部感觉方面，留意呼气与吸气间停顿，且让呼吸自然进行，无须以任何方式控制呼吸，若意识到心理游离，带着友善及好奇的态度予以关注，之后再回到腹部隆起或落下的变化中，回到正在进行的呼吸上。

（3）正念呼吸与身体觉察：延伸正念呼吸，将正念觉知逐渐扩展到整个身体上，觉知任何情绪，包括愉悦、不愉悦或中性感受，尝试觉知躯体感觉强烈的部分。

（4）正念瑜伽:采用传统哈达瑜伽练习,将正念融入瑜伽动作与姿势中,使患者集中注意力觉知内心感受与身体动作,体验当下。

（5）正念行走:指导患者头颈放松,睁开眼睛,保持平衡、自然行走,维持舒适且最慢的步伐,站立时留意自己站姿1分钟,手臂可根据自己意愿随意放于身体两侧或前后侧,吸气的同时提起一只脚的脚跟,呼气时放下,再吸气提起另一只脚,呼气放下脚在地上,双脚依次重复。

（6）3分钟呼吸空间:分3个部分,首先觉察自己身体、思想及情绪,其次再将注意力集中在呼吸带来的躯体感觉中,体会呼吸过程,以呼吸将自己定于当下,最后将意识逐渐从呼吸扩大至全身。每周两次,每次时间控制在90分钟左右,连续训练2周。

3.叙事疗法

叙事疗法是指心理治疗师通过倾听病人的故事,运用适当的方法,帮助病人找出遗漏片段,使问题外化,从而引导其重构积极故事,以唤起其发生改变的内在力量的过程。国内学者李春教授将叙事医学与护理相结合,提出叙事护理理念,通过运用五大核心技术,即外化、结构、改写、外部见证人、治疗文件,来对访者进行心理疏导,护士以尊重、谦卑、好奇、陪伴、共情的态度让患者讲出自己的生命故事,并以此为主轴,再通过和病人的重写,丰富故事的内容,并且强调将人与问题分开,即"人不同于问题,问题才是问题"。邀请患者探索问题、感受、想法的来历与历史,以及它们的影响力和结果,邀请患者看自己是如何被建构,提供从不同的观点和角度来看自己故事的机会,从而引出其他可能的故事。发现患者主线故事之外的故事,通过丰富这些支线故事,挖掘患者故事中的亮点及特殊意义事件,陪伴患者发现自己的力量,看到自己不容易的地方,再引导患者带着现在的这种力量看原来的自己,发现新的自我认同。护士与患者的主要照顾者要同理患者的难得与不容易，并且联系自己的生命经验，找出被患者启发的地方，让患者觉得自己的故事是有贡献的、珍贵的，能够给人启发的。在叙事治疗的不同时期，都可以举行不同的仪式，包括问题界定仪式、阶段性进步仪式和治疗结束仪式。

4. 尊严治疗

根据研究，最常见的继发性淋巴水肿为乳腺癌根治术后的上肢淋巴水肿以及宫颈癌、子宫内膜癌、卵巢癌根治术后的下肢淋巴水肿。部分疾病进展期的继发性淋巴水肿患者在心理上常常有羞愧和不安全感，这些感受与患者抑郁、无望和求死相关联。尊严治疗是一种患者认可的心理学干预手段，多在癌症患者中应用，目前已拓展至神经退行性病变、终末期肾病和虚弱的老人中应用。尊严治疗是帮助患者回忆其生命中所经历的事件、重要的思想和感受、有意义的事和已取得的成就，鼓励患者与所爱的人分享他们的希望与梦想，并向他们生命中最重要的人传达忠告以及他们离世后被人们怀念的方式。尊严疗法采用访谈形式，由接受过尊严疗法培训的医护人员、心理治疗师或精神学家实施，访谈依据访谈提纲进行，国内学者根据国外的研究制定了中文版的访谈提纲，访谈提纲内容如下：

（1）请介绍一些关于您人生历程的事情，尤其是您记忆深刻或认为重要的人生经历。

（2）您有哪些事想让家人了解或记住吗？分别是什么？

（3）在生活中您承担过的最重要角色（如家庭、工作或社会角色）是什么？为什么您认为这些角色是最重要的？在这些角色中，您取得了哪些成就？

（4）您这一生中最大的成就是什么？最令您自豪的事是什么？

（5）您有哪些事想要告诉您爱的人？有哪些事还需要和他们再说一次？

（6）您对您爱的人有什么期望或梦想吗？

（7）您在生活中有哪些宝贵的人生经验想传授给家人吗？或有哪些人生建议及忠告想告知您的子女、配偶、父母或他人吗？

（8）您对家人有什么需要特殊叮嘱的吗？

访谈过程中访谈者可根据被访者情况调整访谈提纲。访谈前向被访者介绍、解释尊严疗法的目的、内容，被访者阅读访谈提纲并思考可能的回答。3～4天后由访谈者对被访者进行采访并录音，采访过程大约为60分钟。将录音转录成文本，整理、编辑、提炼成条理清晰的叙事文本，在3～4个工作日内返回给被访者，指导其阅读并纠正与其描述有歧义或有误的地方。最后将修订好的文本返回给被访者及他们所希望的人，同时收集对尊严疗法的评价及对文本信息的评价。尊严疗法的实施过程是对被访者治疗的过程。要求访谈者具备较高的访谈水平，使用温和、尊敬的语气认真聆听，并尊重被访者，重视与被访者的情感交流。

5. 音乐治疗

世界音乐治疗联合会将音乐疗法定义为取得资格认证的音乐治疗师对他的客户使用音乐或音乐元素（声音、节奏、旋律与和声），达到促进沟通、建立良好人际关系、学习、动员、表达、组织和其他相关的治疗目的，以满足治疗对象身体、情绪、心理、社会和认知需求。音乐疗法目前被广泛运用于癌症等慢性病患者的心理治疗中，孙倩等认为护士可作为音乐疗法的主体实施者，为癌症患者提供专业的音乐疗法，并随时观察效果及时调整。杨小红等研究发现，音乐疗法可提高患者神经细胞的兴奋性，改善患者抑郁及焦虑状态，并通过神经及体液的调节，使免疫功能得到进一步增强。因此，护士在对淋巴水肿患者进行康复治疗时，可适当播放一些患者喜好的音乐，促进患者的心理舒适，改善焦虑抑郁情绪。音乐疗法的具体实施：可根据患者的喜好选择合适的音乐，音乐疗法的实施应在安静、舒适的环境中进行，可选择 CD、MP3、吉他、贝斯等为载体，音乐疗法的音量需比背景音量较高，一般控制在 55～70 分贝，实施时间一般在 15 分钟到 1 小时，可单次疗程，也可多个疗程，在个体治疗中，干预时间为 7 周，在团体治疗中，干预时间为 6 周，可取得良好效果。

6. 淋巴水肿外科手术治疗后患者情绪干预

患者因长期饱受淋巴水肿带来的生活不便，对手术的期望值大，容易产生异常紧张、担心的心理。手术前护士应关心患者，让患者尽量稳定情绪，排除紧张、恐惧心理，使其积极配合治疗护理。术后患者由于疼痛以及手术部位制动，可采取松弛疗法缓解患者紧张情绪。具体实施方法为：放松疗法应在指导下进行，患者置身于安静的环境中，取舒适体位，松开衣物，发指令时做平稳深呼吸；嘱患者闭上眼睛，静听有暗示性的词语，缓慢逐个部位地体验肢体沉重感训练、温暖感训练、呼吸训练、心脏训练、腹部温暖感训练以及前额清凉感训练。指导语包括：我的双手、双臂沉重而发热；我的双腿、双脚沉重而发热；我的腹部暖和、舒服；我的呼吸沉稳而平稳、我的心跳平稳而规则；我的额头冰凉；当接近结束时，深吸一口气，慢慢睁开眼睛，说："我感到生命和力量流遍了全身，我会保持松弛和精力充沛的良好状态。"放松过程中如有身体瘙痒感觉或身体发热、沉重，偶尔的肌肉抽动、颤动、麻木感等，都是紧张消除的表现。

第四节　常用的心理评估方法

一、头颈淋巴水肿症状强度和困扰调查量表

头颈淋巴水肿症状强度和困扰调查量表（lymphedema symptom intensity

and distress survey-head and neck，LSIDS-H & N），是一项专门用来测量头颈肿瘤患者淋巴水肿症状以及水肿相关心理抑郁程度的量表。包括 64 个症状及心理相关条目，要求参与者指出症状的存在（"是"或"否"），并在 2 个单独的 10 点数字量表上对强度和痛苦的所有"是"症状进行评分。主要由 6 个板块组成：感觉改变症（13 项）、颈肩肌肉骨骼 / 皮肤症状（10 项）、头部和颈部特异性功能改变（23 项）、心理社会症状（8 项）、全身症状（3 项）和部位特异性肿胀（6 项）。该量表较全面反映了以患者为主体的水肿相关生理和心理问题。

二、焦虑自评量表

焦虑自评量表（self-rating anxiety scale，SAS），该量表由华裔教授 Zung 于 1971 年编制，共包括 20 个条目，根据症状出现的频度分 4 级。该量表是一种评定和分析患者焦虑主观感受的临床工具，具有较好的有效性、可靠性和客观性，已广泛应用于临床研究。

三、抑郁自评量表

抑郁自评量表（self-rating depression scale，SDS）是一个含有 20 个项目、分为 4 级评分的自评量表，其特点是使用简便，能相当直观地反映忧郁病人的主观感受。

四、恐惧疾病进展简化量表

恐惧疾病进展简化量表（fear of prog-ression questionnaire-short form，FoP-Q-SF），是由德国的 Mehnert 于 2006 年在 FoP-Q 的基础上研制的单维度简化量表，共 12 个条目，采用 Likert 5 级评分法，由患者自评，总分最低 12 分，最高 60 分，分数越高表示患者对于疾病进展的恐惧程度越高。

该量表由吴奇云于2015年根据英文版FoP-Q-SF进行了汉化和信效度分析，结果证明汉化版FoP-Q-SF具有良好的信度和效度，可适用于国内患者恐惧疾病进展心理测评工具。量表内容包括患者对其自身疾病健康方面的恐惧（包含条目1、2、3、5、9、10共6项）以及患者对其社会家庭功能方面的恐惧（包含条目4、6、7、8、11、12共6项）。

五、患者尊严量表

该量表是由国内学者葛国靖等对中文版患者尊严量表（patient dignity inventory，PDI）进行了初步修订及信效度评价后而形成的，中文版患者尊严量表用于评估患者尊严受损情况。包括症状困扰、心理状况、依赖性、精神安宁和社会支持5个因子共25个条目。每个条目按0～4分共5级进行评分，即0、1、2、3、4分，分别为无困扰、轻度困扰、中度困扰、重度困扰、非常严重困扰，量表总分为0～100分，分数＞50分可认为被试者尊严受损，分数越高尊严受损程度越严重。信度检验结果显示，量表的总体Cronbach's α系数和分半信度分别为0.924和0.885，提示中文修订版PDI量表是比较可靠的心理测量工具。

六、心理痛苦温度计

心理痛苦温度计（distress thermometer，DT），为一个单项条目的心理痛苦自评工具，包括从0～10之间11个尺度（0—无痛苦；10—极度痛苦），指导患者在最符合他/她近一周所经历的平均痛苦水平的数字上做出标记。心理痛苦温度计得分≥4分的患者需要转诊到专业的心理学专家和精神科接受进一步的评估和治疗。心理痛苦温度计还包括一项问题列表（Problem List，PL）。该问题列表涵盖了癌症患者患病后遇到的各种问题，被分成了5个目录：实际问题、家庭问题、情感问题、灵性/宗教担忧和躯体症状。

七、心理弹性量表

心理弹性量表（connor-davidson resilience scale，CD-RISC），由 Connor 和 Davidson 等学者在 2003 年编制而成，由国内学者肖楠等在 2007 年翻译及修订。该量表共包括 25 个条目，分为 3 个维度：坚韧（13 个条目）、自强（8 个条目）、乐观（4 个条目）。每个条目采用 Likert 5 级评定，得分范围为 0 ～ 100 分，得分越高证明个体的心理弹性水平越好。该量表具有良好的内部一致性，各维度 Cronbach's α 系数为 0.910，此量表已在临床患者中得到广泛验证及使用。

八、正念注意觉知量表

正念注意觉知量表（mindful attention awareness scale，MAAS），为测量正念水平最常用的工具，该量表是单维度量表，由 Brown 和 Ryan 等编制，用来测评个体对当下体验的注意和觉知的总体状态，量表包括 15 个条目，采用 Likert 6 级评定评分，得分范围在 15 ～ 90 分，得分越高表示个体的正念水平越高，总体状态越好。陈思佚等在 2012 年对其进行中文版修订和信效度分析，研究结果显示该量表内部一致性良好，Cronbach's α 系数为 0.890。

|第十三章|

淋巴水肿康复护理门诊

> **本章介绍**
>
> 概述了淋巴水肿康复护理门诊的开设背景、运作模式、工作范围、核心制度与流程以及门诊运行中存在的问题，介绍了淋巴水肿专科护士的角色与作用、培养、工作的核心能力、淋巴水肿专科使用以及发展中存在的问题。
>
> **学习目标**
>
> 1. 了解淋巴水肿康复护理门诊的背景、运作模式，淋巴水肿专科护士的角色、作用以及培养。
>
> 2. 熟知淋巴水肿康复护理门诊的工作范围。
>
> 3. 掌握淋巴水肿康复护理门诊工作核心制度与流程，淋巴水肿专科护士的核心能力。

随着淋巴水肿患者的增多以及治疗需求的增加，淋巴水肿康复护理门诊和淋巴水肿专科护士发展的重要性也逐渐凸显出来了。怎样开展和运作淋巴水肿康复护理门诊，怎样培养合格的淋巴水肿专科护士成为许多医疗单位面临的问题。

第一节 淋巴水肿康复护理门诊

一、开设淋巴水肿康复护理门诊的背景

（一）国际形势

淋巴水肿是严重影响人类健康和生活质量的疾病之一。淋巴水肿如果得不到及时治疗，将引起疼痛、肿胀、肢体活动障碍、并发丹毒感染等，甚至致残，致残率位于致残疾病第二位，严重影响患者的健康和生活质量。目前全世界约有 1.7 亿人患有各种类型的淋巴水肿，在最常见的慢性疾病中，淋巴水肿排在第 11 位。目前淋巴水肿虽无法根治，但可以通过正确的治疗与管理得到缓解。欧洲淋巴水肿标准化治疗方法，即手法淋巴引流综合消肿治疗是近年来国际上使用最为广泛、疗效最好的淋巴水肿治疗方法。

（二）国内背景

随着肿瘤专业技术的发展，越来越多的淋巴结清扫手术和放疗开始应用，出现继发性淋巴水肿的患者越来越多。我国原发性及继发性淋巴水肿患者逐年攀升，特别是每年接受乳腺肿瘤、妇科肿瘤、男性泌尿生殖系统肿瘤手术和放射治疗的患者中，出现淋巴水肿的比例高达 10% ～ 60%。而目前我国的淋巴水肿专科还处于初期发展阶段，淋巴水肿专业知识尚不普及，淋巴水肿康复护理技术也有待传播和推广。相对于国内接近千万的淋巴水肿患者而言，我国专业的淋巴水肿康复护理门诊和从事淋巴水肿康复护理的淋巴水肿专科护士严重不足，淋巴水肿 CDT 治疗应用尚不普遍，医疗缺口极大。并且，在目前临床工作中，由于医护人员对淋巴水肿认知缺乏，通常忽略了对恶性肿瘤术后复诊患者进行淋巴水肿的评估及早期干预。为了更好地指导高危人群预防淋巴水肿、尽早发现淋巴水肿并及时给予干

预措施，从而达到延缓淋巴水肿发展进程、改善淋巴水肿患者的生活质量的目的，开设淋巴水肿康复护理门诊、培养专业的淋巴水肿专科护士迫在眉睫。

二、淋巴水肿康复护理门诊运作模式

由于国内起步较晚，淋巴水肿康复护理门诊尚无统一固定的运作模式，但通常有以下几个特点：

1. 护士独立门诊与 MDT 模式相结合

护士独立门诊由获得国际淋巴水肿治疗师资格证书的专科护士主导的护理小组来实践。由小组成员轮流坐诊，由负责人实行季度排班制，并提交门诊办统一管理。患者可通过各种挂号平台，如医院服务号、APP、官网平台、自助机及现场人工等多种方式挂号，按挂号顺序看诊，无须通过医生转诊。同时制定医院门诊系统"淋巴水肿护理门诊病历记录单"，包括初诊与复诊，不仅规范门诊电子病历管理，也满足了护理专科信息化建设要求。

淋巴水肿的筛查、确诊、治疗、康复、评估需要联合医疗、影像等多学科参与，采用多学科团队协作（multiple disciplinary team，MDT）模式从专业技术层面保证康复管理的安全性、合理性与有效性。

2. 康复护理门诊与治疗中心相结合

淋巴水肿康复护理门诊的专科护士接诊患者后需要评估水肿类型与程度，与 MDT 医疗团队对接，对确诊淋巴水肿且符合 CDT 治疗方法的患者进行收治，并制定个体化的 CDT 治疗方案，由门诊的淋巴水肿专科护士和治疗中心的淋巴水肿专科护士或淋巴水肿临床经验护士一起对患者进行全面规范的 CDT 治疗与评估。

3. 医院—居家联动延续护理服务模式

淋巴水肿是一种慢性进行性疾病，目前尚无根治的方法，只能通过一定的治疗和管理进行缓解。因此，不论是轻度无须行 CDT 治疗的淋巴水肿患者，还是完成 CDT 治疗后的患者，都必须进行终生的自我管理以达到缓解和控制淋巴水肿发展的目的。在门诊和治疗期间，门诊和治疗中心可制作展板供患者阅读，帮助患者及其家属获取淋巴水肿相关知识，淋巴水肿专科护士发放淋巴水肿宣教手册和随访手册，指导患者进行皮肤护理、功能锻炼等自我管理方法；患者居家期间，淋巴水肿康复护理门诊可通过微信公众号、微信交流群等方式定期推送淋巴水肿管理知识，与患者建立沟通渠道，及时了解患者居家状态和病情变化，帮助其制定功能锻炼计划，指导其正确使用锻炼工具，自我监测淋巴水肿，按时复诊。

此外，各医院可根据自身情况设立 1 ～ 2 名个案管理师，负责淋巴水肿康复护理门诊的日常管理、患者康复档案数据库的建立和录入、协助淋巴水肿专科护士进行淋巴水肿的评估和干预、追踪和记录淋巴水肿患者的居家状况和病情变化等。

三、淋巴水肿康复护理门诊工作范围

1. 护理专科门诊

初诊：①淋巴水肿专科护士负责首诊，通过患者病史资料结合症状、体征、实验室检查结果、影像学检查结果及人体成分分析测试结果进行初诊，再通过 MDT 医疗组会诊进行确诊；②护士测量记录患者双侧肢体周径、皮肤状况等，留取相关照片，并完善病历资料；③专科护士综合分析病史病情资料，制定个体化治疗方案或进行转诊；④淋巴水肿专科护士或临床经验护士根据治疗方案准备患者治疗阶段需要的用物，预约治疗时间、交代注意事项；⑤实施 CDT 治疗，专科护士参与并随时指导治疗过程，根据病情及时调整治疗方案；⑥治疗结束后，录入患者数据，完善病历资料，递交 MDT 医疗组审核签字并归档。复诊：流程基本同初诊，主要内容为监测人体成分分析数据、肢体周径、活动度及皮肤状况等变化，了解患者出院后自我护理能力和康复管理效果，评估患者是否需要巩固治疗等。复诊周期：第 1 次为初诊治疗后第 3 个月，以后每 6 个月复诊 1 次。

2. CDT 治疗

淋巴水肿专科护士应参与到治疗中心的 CDT 治疗中去，可以根据淋巴水肿部位分为上肢组、下肢组及特殊部位组，由对应科室的临床经验护士组成，淋巴水肿专科护士担任组长，由门诊和治疗中心负责人根据治疗量统一调配，集中管理。可采取周一至周六治疗工作制，保证 CDT 治疗的连续性。

3. 病例会诊

（1）院内会诊

设立淋巴水肿护理会诊专家 1～2 名，工作采取月轮换制。院内会诊由科室责任护士按照医院会诊申请流程进行申请，会诊需 24 小时内到达现场并给出意见，3 天后对会诊病例进行随访，如需特殊处理则转诊至淋巴水肿康复护理中心治疗，与主管医生沟通后按照常规诊疗程序进行。

（2）院外会诊

院外会诊按各医院院外会诊流程执行即可，也可以通过远程网络会诊系统，以图片、视频的方式进行口头及书面会诊意见指导，可要求被会诊单位于 3 天后提供病例转归反馈。

（3）疑难病例国际远程会诊

如有与国外医疗机构签订合作意向的单位，应遵守"跨境远程医疗基本法律要求"开展疑难病例远程会诊工作。

4. 专科培训

（1）院内培训

根据临床工作中发现的问题并结合国内外淋巴水肿学科最新发展动态，开展全院性淋巴水肿基本知识培训，以提高全院护士认知，做好淋巴水肿预防的健康教育，及时发现淋巴水肿，更好地配合淋巴水肿康复护理门诊开展工作。

（2）项目培训

根据各地情况，淋巴水肿康复护理门诊可承担起下级医院淋巴水肿专科护士的临床实践培训工作，包括从诊断与鉴别诊断、肢体周径测量与记录、CDT 治疗至模拟出院指导与电话回访的全过程，以提高其临床胜任力。

5. 健康教育与科普宣传

目前，淋巴水肿相关知识的普及度还不高，门诊可通过互联网、报纸、电视、口头等媒介进行健康教育和科普宣传。通过制作简易版徒手淋巴引流及上肢与下肢功能锻炼微视频，将患者最疑惑、最关心的问题制作成科普文章、康复前后患者对比图及感谢信等方式，增强患者康复的信心，提高患者治疗依从性与自我管理效能。

四、淋巴水肿康复护理门诊工作核心制度与流程

CDT 治疗疗效确切、安全无痛，但存在急性深静脉血栓、恶性病变等绝对禁忌证，并要求全程、规范化治疗与个体化评估相结合。由于国内起步晚，无统一参考标准，安全、有效的康复管理是重中之重。因此，我们应通过加强制度建设，重视质量管理，确保各项工作安全、平稳运行。下面列举几项制度供大家参考：

（一）淋巴水肿康复护理门诊管理制度

1.专人负责管理，门诊和治疗中心统一管理。

2.室内布局合理，严格区分清洁区与污染区，治疗物品专柜放置。

3.设专人负责，备好各种治疗物品，物品定位放置。

4.医护人员进入门诊和治疗室应衣帽整齐、戴口罩，操作前后洗手，防止交叉感染；看诊和治疗后应保持门诊和治疗室室内清洁。

5.掌握每天的门诊量和需要进行淋巴水肿治疗的人次，实施预约管理。

6.看诊和治疗前做好解释工作，消除患者不必要的顾虑，取得其信任和配合。调节室内温度、保护患者隐私。

7.治疗时播放轻音乐，尽量减轻患者痛苦。

8.观察患者治疗时的反应，如有异常情况及时处理并上报。

9.治疗人员应负责按收费标准进行记账。

（二）淋巴水肿康复护理门诊工作制度与流程

1.淋巴水肿专科护士通过门诊或会诊对患者进行病史了解、评估、检查，与临床医生一起确定是否为淋巴水肿。

2.确诊为淋巴水肿后，临床医生协助开具相关检查：血常规、凝血功能、肝肾功能、B超等，并协助淋巴水肿专科护士一起排除淋巴水肿CDT治疗的禁忌证。

3.淋巴水肿专科护士向患者详细讲解淋巴水肿CDT治疗前、治疗期间以及治疗后的相关注意事项，取得患者的理解和配合并签署淋巴水肿CDT治疗知情同意书。

4.按照淋巴水肿CDT治疗的标准进行治疗。

5.做好健康宣教工作。

6. 做好出院随访工作。

7. 召开分享淋巴水肿工作成果的会议，讨论存在的问题并进行分析，做好改善工作，更好地推行淋巴水肿 CDT 治疗工作。

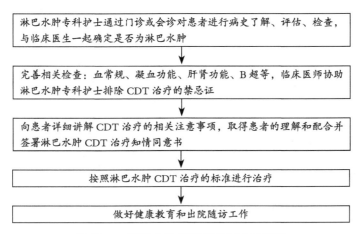

图 13-1　淋巴水肿 CDT 治疗工作流程图

（三）淋巴水肿康复护理门诊专科护士职责

1. 履行治疗职责，准确实施治疗

淋巴水肿专科护士承担着淋巴水肿诊断、评估、治疗的主要任务。因此，要准确、规范地实施 CDT 治疗，更好地减轻患者的痛苦，早日达到治疗目标。

2. 积极参加培训，不断加强学习

淋巴水肿专科护士除积极参与医院及科室组织的相关培训学习外，自己还可以通过查阅文献、阅读相关书籍等，加强淋巴水肿治疗专业素养，更好地为患者服务。

3. 落实人文关怀，做好健康指导

CDT 治疗除了单纯的手法淋巴引流，还要结合弹力绷带包扎和皮肤护理以及功能锻炼等辅助治疗，才能达到和维持最佳的治疗效果。因此，淋巴水肿专科护士在患者治疗后尤其是出院后，要加强患者这方面的宣教，指导患者学会自我观察，学会正确的功能锻炼。

4. 树立关怀理念，做好协调沟通

在确诊并排除 CDT 治疗的禁忌证以后，淋巴水肿专科护士成了治疗的执行者和指导者。在治疗的过程中，专科护士一方面要加强与患者的沟通，了解患者淋巴水肿的程度，是否有皮肤改变，同时还要聆听患者的主诉，是否有疼痛感、沉重感等，从而制定个性化治疗方案。另一方面，专科护士还需要加强医护沟通，将治疗效果反馈给医生，从而决定出院日期，协助患者定制好弹力袜、办理出院手续。

5. 开展延展服务，加强社会支持

建立一个长期的随访机制，提供远程护理（如：电话、QQ、微信等）。一方面，淋巴水肿专科护士能随时发现病情变化，给予及时处理和治疗；另一方面，随访本身对病人情感心理也是一种鼓励和支持，更有助于长期治疗的坚持；另外，获得了更多的反馈信息，专科护士也有了进一步指导修订、调整治疗方案的依据。

6. 开拓创新思维，积极开展科研

淋巴水肿专科护士在淋巴水肿 CDT 治疗中也应该拓展思路，发挥科研创新精神，积极撰写相关论文、参与课题研究，用临床实践拓展理论知识。

（四）淋巴水肿康复护理门诊消毒隔离制度

1. 门诊和治疗室各室内布局合理，清洁区、污染区分区明确，标识清楚，并设有流动洗手设施。

2. 严格执行消毒与灭菌管理制度，工作人员要衣帽整齐、戴口罩，保持室内空气清洁，不必要的人员及生活用品不准入室。

3. 各种物品按照灭菌、清洁、污染分区放置。

4.备好快速手消毒剂。评估和治疗前后用肥皂或抗菌皂液彻底洗手，为避免交叉感染，评估和治疗后要更换垫巾。

5.严格遵守无菌操作原则。治疗物品一人一套，污物当日处理，污物桶每日消毒。

6.室内保持清洁、整齐，光线明亮，通风良好。每日紫外线照射1次，每次60分钟，并认真填写登记。每季度对工作人员手、物体表面、空气监测一次，并记录。

7.门诊和治疗室要保持整洁，每日清洁、消毒，地面湿式清扫，拖把、抹布应专用，用后清洁、消毒晾干。

8.设专人管理。

（五）淋巴水肿康复护理门诊健康教育制度

1.针对重点人群，做好预防宣教

在全院范围内，加强工作人员对重点人群，包括淋巴结清扫术后、放疗术后及外阴部肿瘤切除术后的患者进行健康宣教。主要宣教的预防措施如下：

（1）提高机体抵抗力，避免过度劳累。

（2）积极治疗足癣，减少感染并发症。

（3）勤修剪指甲，避免甲沟炎。

（4）避免长久坐姿。

（5）坐飞机长途旅行时建议穿着弹力裤袜。

（6）有静脉曲张瓣膜功能不全病史者应长期穿着弹力袜。

（7）一旦发生丹毒等皮肤感染立即就医，尽早使用抗生素控制。

（8）关注肢体皮肤的护理，保持皮肤清洁，常换鞋袜，使用护肤用品，防治皮肤干燥。

（9）长途行走和攀爬时建议穿着弹力裤袜，避免在没有穿着弹力袜或绷带的情况下做剧烈或长时间的运动。

（10）关注下肢是否有水肿，一旦发现应立即去专科门诊就诊。

（11）避免穿过紧的鞋子。

2. CDT 治疗期间的健康指导

CDT 治疗不是单纯依靠手法淋巴引流，而是手法淋巴引流结合弹力绷带包扎和皮肤护理以及功能锻炼等辅助治疗，才能达到和维持最佳的治疗效果。因此，淋巴水肿专科护士在治疗期间要做好健康指导。

（1）治疗期间，手法淋巴引流后需 23 小时使用弹力绷带，护士要指导患者学会自行使用弹力绷带。

（2）指导患者功能锻炼每天 1～1.5 小时。

（3）指导患者保护皮肤，防止皮肤感染。

（4）饮食指导：低盐、低脂饮食。

（5）由于淋巴水肿是尚未能根治的疾病，所以应指导患者终生穿戴弹力裤袜或弹力手臂套。

3. 延续指导

通过建立 QQ 群、微信群、电话册等方式对出院患者进行回访，针对出现的问题进行指导，起到巩固治疗的作用。

各医院可根据自身情况建立更全面的工作制度。同时也应积极打造人文康复护理环境，走廊可设置护理专家风采、国际国内交流、健康教育及病友留言等专栏；门诊和治疗室墙面可采用充满希望和生机的淡绿色并配备人体淋巴系统简图，带给患者积极心理暗示；还可增设功能锻炼室以提高患者功能锻炼自我管理效能，将人文关怀渗透到康复管理各个环节，提高患者就医感受，体现护士从事淋巴水肿康复管理的职业优势。

五、淋巴水肿康复护理门诊运行中存在的问题

由于淋巴水肿专科在我国发展时间不长，因此淋巴水肿专科的发展和淋巴水肿康复护理门诊的运行还存在许多问题。

1. 由于国内尚无统一的淋巴水肿治疗指南，各地淋巴水肿的治疗存在一定的差异（如不同分期手法引流的时长、是否配合其他治疗方法等）。

2. 由于需要 CDT 治疗的患者较多且每次治疗时长仅 1～2 小时，许多医院无法供给足够的床位让其住院治疗，给患者带来了不便。

3. 国内尚无统一的淋巴水肿治疗项目收费标准，相关项目收费条目单一，不同部位、不同程度的淋巴水肿治疗无法体现差异。

4. 相对于淋巴水肿发病率高、需要终身康复管理而言，我国医保政策对康复治疗支持力度很小，部分患者只能放弃治疗。

5. 虽然淋巴水肿专科护士及临床经验护士都经过专业培训、具备相应的临床胜任力，但目前国内尚无淋巴水肿专科护理标准与专科护士资质认证。

第二节　淋巴水肿专科护士

一、淋巴水肿专科护士的角色与作用

淋巴水肿专科护士在淋巴水肿的预防、诊断、评估和治疗都具有至关重要的作用，其具体承担了哪些角色、起到哪些作用呢？

1. 具体治疗者的角色

首先，由于护理工作的连续性、24 小时不间断性，护士在治疗过程中与病人接触密切，能及时发现病人淋巴水肿的变化，从而更早地进行治

疗。其次，CDT 治疗持续时间长，一般 15 ～ 21 天为 1 个疗程，每天 1 次，治疗时间每次≥ 1 小时，医生的医疗任务重，无法抽出专门的时间来为病人进行 CDT 治疗，因此，经过培训的淋巴水肿专科护士更有优势。最后，CDT 治疗中手法淋巴引流需要更多的耐心，符合护士的职业特质，护士也可在治疗期间对病人及家属进行心理护理，更好地发挥护理专科优势。

2. 健康教育者的角色

首先，护士在肿瘤病人进行手术、放化疗等综合治疗期间及时导入淋巴水肿的概念，使病人及家属能及时发现淋巴水肿症状，及早就诊，以取得更好的治疗效果。其次，在进行系统的淋巴水肿 CDT 治疗前，专科护士向病人讲解 CDT 治疗的 4 个步骤，即手法淋巴引流、弹性压力包扎、患肢功能锻炼及个性化皮肤护理的目的、方法及重要性，帮助病人实现认知层面的转变，以提高其对治疗的配合程度。特别是病人在治疗初期往往会出现对弹性压力包扎的不习惯或不耐受，功能锻炼配合依从性也会随之降低，故治疗前的健康教育能让病人做好积极的心理及生理准备，从而有利于提高治疗依从性，帮助其取得更好的治疗效果。最后，病人在医院接受一个疗程的系统治疗后，出院即进入巩固治疗阶段，要求病人自身必须结合弹力袜 / 弹力袖套、皮肤护理以及功能锻炼等辅助治疗才能达到和维持最佳的治疗效果。因此，护士在病人 CDT 治疗出院后加强对病人进行相关的健康宣教，指导病人学会自我观察、自我管理、自我功能锻炼，发现问题及时咨询或就诊。

3. 沟通协调者的角色

在 CDT 治疗过程中，一方面，淋巴水肿专科护士要加强与病人及家属的沟通交流，积极倾听病人的主诉，如皮肤肿胀感、肢体沉重感有无减轻等，从而开展个体化的 CDT 治疗。另一方面，专科护士还需加强与医生的沟通，及时将治疗效果如纤维化程度、肢体周径、水分子含量等反馈给医生，从而及时调整治疗计划或确定出院日期。此外，当病人并发脂肪水肿或静脉疾病时专科护士也应与整形外科医生、血管科医生、营养师、心理咨询师等取得联系，加强多学科协作，共同参与淋巴水肿疾病管理，保证病人治疗效果，促进淋巴水肿专科的发展。

4. 延续护理管理者的角色

由于淋巴水肿还是一个不能根治的疾病，和其他慢性疾病一样，需要长期的治疗和管理。因此，对于目前国内病人淋巴水肿知识普遍未知的现状，建立一个长期的随访机制，提供远程护理（如电话、QQ、微信等）非常重要。一方面，淋巴水肿专科护士能随时发现病情变化，给予病人及时的信息和处理；另一方面，随访本身对病人情感及心理也是一种鼓励和支持，更有助于提高其对治疗的依从性；再者，专科护士可获得更多的反馈信息，可进一步指导自身提高 CDT 治疗水平，并给调整治疗方案提供依据。

5. 科研教学者的角色

符合条件的淋巴水肿专科护士也承担了像更多的护理工作者以及相关医务人员开展教学的工作，以使更多的专业人员能认知淋巴水肿，了解淋巴水肿的预防、诊断及治疗。同时，淋巴水肿专科护士在淋巴水肿 CDT 治疗中也应拓展思路，发挥科研创新精神，丰富专科知识，提高技术水平，更好地为病人服务。

6. 专科发展者的角色

目前，国内淋巴水肿治疗团队主要有医生、淋巴水肿专科护士及物理治疗师等。其中，淋巴水肿专科护士不仅具备基础医学、护理学、康复学及人文学等多学科综合知识，而且具备伤口造口管理、肿瘤康复等临床护理工作经验，这不仅决定了淋巴水肿专科护士在这一领域的重要地位，而且在促进专科发展上更是优势明显、贡献突出。

此外，淋巴水肿专科护士应努力提高自身综合素质，充分发挥多角色的职能及作用，管理者应重视专科护士专业及相关能力的培养并提供相应支持，从而更好地减轻病人淋巴水肿，提高病人生活质量。

二、淋巴水肿专科护士的培养

国内目前尚无统一的淋巴水肿专科护士培训体制与监管机制，但淋巴水肿患者的治疗需求日益增多使得淋巴水肿专科护士的培养迫在眉睫。

1. 培训单位的资质与条件

首先，培训单位需要有足够的临床治疗基础作依托，有单独的淋巴水肿门诊和治疗中心、合格的理论和操作培训场地、专业的淋巴水肿评估和辅助治疗仪器等基础设施条件；其次，培训单位的师资力量需注意临床能力与教学能力并重，一般选择有多年淋巴水肿临床与教学工作经验，最好是国外专业认证的培训机构或者国内知名淋巴水肿治疗与康复专家。

2. 淋巴水肿专科护士的选择

由于集中培训周期较短，因此需要淋巴水肿专科护士具有良好的理论基础、较好的接受能力以及动手操作能力。淋巴水肿专科护士的选择标准（供参考）：具有中华人民共和国护士执业资格证书并在有效期内；拥有正规护理院校大专及以上学历；3年及以上的临床护理工作经验；人际沟通能力强；拥有淋巴水肿临床护理经验者优先；需要护士有一定的英语基础。

3. 淋巴水肿专科护士的培训

培训通常包括理论培训、操作培训、临床实践、考核几个方面。

（1）理论培训：理论培训通常采用集中授课形式，分为三个模块。第一模块为基础课程，包括淋巴水肿概论、淋巴系统解剖和生理、淋巴水肿的病因病理、诊断与鉴别诊断、测量与效果评估及淋巴水肿防治与并发症管理。第二模块为核心课程，即淋巴水肿CDT，包括人体淋巴路线图的绘制、不同部位手法淋巴引流的原理与方法、皮肤护理方法及要点、压力治疗及压力制品的选择与使用、功能锻炼与康复指导等，是专科护士的临床核心胜任力课程。第三模块为延展课程，主要包括淋巴水肿患者的资料收集、个案管理、健康教育、居家护理以及专科护理相关科研与写作技巧等，旨在提高淋巴水肿CDT护士的综合能力。

（2）操作培训:操作培训在形式上可采用"总、分、总"三步进阶模式。第一步，老师先选取1名志愿者扮演患者，开展操作演示集中培训，其后该学员分享治疗体验，再针对全员进行答疑，以确保每位学员的正确理解。第二步，根据学员学号、两两一组进行操作练习，操作培训老师点对点负责指导及评价。第三步,由志愿者在老师身上实施操作，其余学员进行评价，最后由该老师进行治疗体验分享与综合评价。在内容上主要根据淋巴水肿发生部位进行CDT培训，包括上肢、下肢、头面部、颈部、外阴部及其他部位，同时增加自制品压力包扎、特殊功能锻炼指导等操作培训课程。

（3）临床实践：临床实践依托培训单位淋巴水肿治疗中心的平台，选取临床上常见的上肢、下肢及其他部位淋巴水肿病例，学员分组进行病例管理。要求从淋巴水肿病例的诊断与鉴别诊断、淋巴水肿的评估、数据测量、记录与分析至淋巴水肿CDT具体实施，最后模拟出院指导与电话回访的全过程。例如，一组学员对1例高龄乳腺癌患者综合治疗后发生上肢淋巴水肿的病例进行管理。学员们首先从患者的病历资料结合症状、体征、影像学检查结果、原发病及其治疗资料等，肯定了患者"左侧乳腺癌综合治疗后左上肢淋巴水肿"的诊断。通过一般情况评估、实验室检查及超声鉴别诊断等，为其制定了一个疗程为期 10 天的 CDT 方案，包括手法淋巴引流、弹力绷带包扎、功能锻炼及皮肤护理，治疗过程中密切观察病情，加强心理护理、健康教育等。每日治疗前进行患肢的周径测量，分别于治疗第 1 次、第 4 次、第 7 次、第 10 次前进行人体成分分析测试，用以观察治疗效果。每天一次手法淋巴引流，每次 1 小时，其后使用低弹力绷带加压包扎患肢，治疗过程中边做边说，为患者进行功能锻炼及相关知识的指导。治疗完成后模拟出院指导和电话回访，强化患者功能锻炼、自我淋巴引流、保护皮肤等知识的掌握，及时解除患者疑虑，帮助患者及家属建立正确、积极的康复观念。病例管理全过程老师都进行监管与指导，确保治疗的质量与安全。学员们通过病例管理，可以更好地将理论与实践相结合，进一步巩固了所学知识。

（4）考核：考核主要包括理论部分与操作部分。理论考核的形式为闭卷考试，考核的主要内容为理论课与操作课老师讲述的重点与难点，包括淋巴系统的解剖与生理、淋巴水肿的诊断与鉴别诊断、淋巴水肿手法引流的原理与步骤、手法引流与绷带包扎的适应证与禁忌证、皮肤护理与功能锻炼的要点等。操作考核可两两一组搭档，具体流程为一个学员先进行病例抽签，然后对所抽病例进行病情及治疗方法的分析，再对搭档进行具体治疗方法的操作。每个学员均抽取两个及以上病例，考核多个操作，包括淋巴水肿手法引流和肢体的绷带包扎。理论和操作考核均合格后颁发淋巴水肿专科护士的证书。

目前国内淋巴水肿专科护士培训还缺乏规范，需要大家的共同努力。在今后的淋巴水肿专科护士的培训工作中，第一，需要明确培训机构的资质问题，规范淋巴水肿专科护士的培训途径；第二，淋巴水肿专科护士培养和发展需要明确专科岗位和角色职能，制定统一的岗位管理制度，减少专科人才流失，体现专业培训价值、真正实现学以致用；第三，希望出台符合我国国情的淋巴水肿专科护士资质认证及再认证标准，承认淋巴水肿专科护士的行业地位，促进淋巴水肿专科护理的可持续发展。

三、淋巴水肿专科护士的核心能力

专科护士核心能力是专科护士在为患者提供安全及符合伦理准则的护理服务时所应具备的独特知识、技能、判断力及个人素质。患者对护士的专业能力需求逐渐增强，促进了专科护士的产生与发展，也对专科护士的核心能力提出了更高的要求。

1. 专业知识与专业技能

由于淋巴水肿专科护士在淋巴水肿 CDT 治疗中承担了具体治疗者的角色，因此，专业知识与专业技能是不可或缺的核心能力。专业知识主要包括淋巴系统解剖和生理，淋巴水肿概念、分类、病理生理与诊断，以及肿瘤手术后的淋巴水肿治疗与预防等；专业技能主要有淋巴水肿的 CDT 治疗原则与基本技术、疗效评估方法等，重点需掌握淋巴水肿手法引流术、压力治疗等。

2. 健康教育与咨询能力

淋巴水肿专科护士承担着淋巴水肿健康教育者的角色。针对高风险的患者，淋巴水肿专科护士需要进行"有效预防及早期发现淋巴水肿"的健康教育与咨询服务；在进行系统的淋巴水肿 CDT 治疗前，专科护士需向病人讲解 CDT 治疗的目的、方法及重要性，以提高其对治疗的配合程度；在患者经过系统的 CDT 治疗出院后，需要专科护士提高健康教育水平与技巧，加强对患者的健康宣教，指导患者学会自我观察、自我管理、自我功能锻炼，发现问题能及时咨询或就诊。

3. 沟通与协调能力

淋巴水肿专科护士在工作中不仅要学会与患者及时沟通，解决患者的疑惑，帮助患者认识淋巴水肿，还需要做好患者与医生的沟通与协调工作，及时反馈患者情况，与医生一起调整患者治疗方案或确定出院日期。

4. 临床科研教学能力

淋巴水肿专科护士不仅需要开展临床科研工作，也承担了向更多护理工作者以及相关医务人员进行教学的工作。

5. 专业态度与发展能力

目前，国内淋巴水肿治疗团队主要有医师、专科护士及物理治疗师等。其中，淋巴水肿专科护士的工作贯穿于淋巴水肿治疗的全过程，她们的专业态度与发展能力对促进专科发展至关重要。淋巴水肿专科护士的最终目标是患者受益、老百姓满意，好的疗效来自扎实的专业技术与真挚的人文关怀。在淋巴水肿治疗道路上，我们应践行重专科、重技术、重人文。

淋巴水肿专科护士不仅需要具备基础医学、护理学、康复学及人文学等多学科综合知识，而且需要具备伤口造口管理、肿瘤康复等临床护理工作经验。因此，重视和提升淋巴水肿专科护士的核心能力，使其能够将自己的知识和技能传授给更多的护理工作者及其他医务人员，并能发挥科研创新精神，提升专科知识、提高技术水平，从而更好地减轻患者淋巴水肿程度，提高患者生活质量。

四、淋巴水肿专科护士的使用

淋巴水肿专科护士拥有丰富的淋巴水肿健康知识和专业的淋巴水肿治疗技能，如何将淋巴水肿专科护士的能力充分地应用到临床工作中，更好地发挥他们的作用是一个值得探讨和探索的问题。

1.病源丰富的大型医疗机构，可以成立一个淋巴水肿康复中心，将淋巴水肿专科护士集中起来，进行淋巴水肿诊断、评估、治疗、教学、科研等工作，这样既可以方便患者求医，又可以更系统、更规范地开展工作，促进淋巴水肿专科的发展。

2.对于淋巴水肿患者相对较少或者没有条件成立淋巴水肿康复中心的中小型医疗机构，可以将淋巴水肿的治疗工作合并到康复科的工作中去，让淋巴水肿专科护士处于相对集中的工作环境中，以便更好地开展工作；而对于没有单独康复科的医疗机构，则可以把淋巴水肿专科护士安排到各个与淋巴水肿密切相关的如肿瘤科、乳腺科、妇科等科室，让淋巴水肿专科护士可以在临床护理工作中普及淋巴水肿预防知识，给予更好的指导建议甚至在必要时进行淋巴水肿治疗工作。

五、淋巴水肿专科护士发展中存在的问题

相比于国外淋巴水肿发展较好的国家，我国淋巴水肿专科发展较迟，淋巴水肿专科护士的发展也存在一些问题。

首先，虽然我国拥有一些国际淋巴水肿治疗师专科护士及临床经验护士且都经过专业培训、具备相应的临床胜任力，但目前国内尚无统一的淋巴水肿专科护理标准与淋巴水肿专科护士资质认证。

其次，国内暂时没有明确淋巴水肿专科岗位和角色职能，许多淋巴水肿专科护士只能在临床护理工作之余来从事淋巴水肿相关工作，降低了他们的工作积极性。

另外，还有很多地区没有开展淋巴水肿专科，使淋巴水肿患者无法得到有效的治疗和专业的指导。

参考文献

一、著作

[1] 欧阳钧，温广明 . 人体解剖学标本彩色图谱（第 2 版）[M]. 广州：广东科技出版社，2010.

[2] 刘宁飞 . 淋巴水肿——诊断与治疗 [M]. 北京：科学出版社，2014.

[3] 福迪 M，福迪 E 著 . 福迪淋巴学（第 3 版）[M]. 曹烨民，阙华发，等译 . 上海：上海世界图书出版公司，2017.

[4] 刘牧之 . 人体淋巴系统解剖图谱 [M]. 北京：科学出版社，1982.

[5] 王文萍 . 肿瘤与淋巴水肿 [M]. 北京：中国中医药出版社，2007.

[6] 潘伟人 . 人体躯干淋巴系统解剖图谱 [M]. 北京：人民卫生出版社，2014.

[7] 窦祖林 . 作业治疗学 [M]. 北京：人民卫生出版社，2008.

[8] 王静 . 淋巴水肿综合消肿护理指引 [M]. 上海：复旦大学出版社，2020.

[9] Peter C，Neligan 著 . 章一新等译 . 淋巴水肿全面管理与手术治疗 [M]. 上海：上海科学技术出版社，2020.

[10] 郭念峰 . 心理咨询师基础知识 [M]. 北京：民族出版社，2015.

[11] 李春 . 叙事护理 [M]. 赤峰：内蒙古科学技术出版社，2016.

[12] 唐丽丽 . 癌症患者心理治疗手册 [M]. 北京：北京大学医学出版社，2016.

[13] 王伟 . 临床心理学 [M]. 北京：人民卫生出版社，2009.

[14] Joseph G. McCarthy，Rober D. Galiano，等 . 现代整形外科治疗学 [M]. 赵敏，译 . 北京：人民卫生出版社，2007.

[15] Foldi M. Lymphangiology[M].Stuttgart：FK Schattauer Verlag，1983.

[16] Greene A K，Slavin S A，Håkan B. Lymphedema presentation，diagnosis and treatment[M].Springer New York，2015.

[17] Foldi M，Foldi E. Foldi's textbook of lymphology[M].Sinapore：Elsevier GmbH，2017.

[18] Wigg J. Lyphoedema training book[M].Lymphoedema Training Academy，2019.

二、期刊

[1] 初国良 . 人体解剖学标本彩色图谱 [J]. 解放军医学杂志，2008，5（7）：1.

[2] 张惠爱 . 人体淋巴系统标本的制作与体会 [J]. 解剖学研究，2010，32（1）：77-78.

[3] 何玉龙，朱元贵，李伯良，等 . 淋巴管系统相关研究现状与展望 [J]. 科学通报，2017，62（10）：1030-1040.

[4] 曾凡强，潘伟人，王德广 . 趾足部浅淋巴管分布及其临床意义 [J]. 中国临床解剖学杂志，2014，32（6）：655-658.

[5] 陆树良，黄继宗 . 应用人淋巴液促进烧伤创面愈合的研究 [J]. 上海第二医科大学学报，1998，18（3）：263-264.

[6] 安彩霞，马少林 . 乳腺癌术后上肢淋巴水肿的治疗研究进展 [J]. 实用医学杂志，2007，23（18）：2816-2818.

[7] 姜艳华，朱霖，李慧友，等 . 腋窝淋巴结移植的应用解剖 [J]. 临床军医杂志，2005，33（6）：661-662.

[8] 王国英，钟世镇，刘牧之 . 淋巴水肿时淋巴管收缩的实验研究及其临床意义 [J]. 中国临床解剖学杂志，1985，6（2）：67-70.

[9] 陈振光，何同群，何泽霖，等 . 淋巴管静脉吻合术治疗四肢淋巴水肿（附 19 例报告）[J]. 湖北医学院学报，1983，22（1）：1-5.

[10] 陈思伕，崔红，周仁来，等 . 正念注意觉知量表（MAAS）的修订及信效度检验 [J]. 中国临床心理学杂志，2012，20（2）：148-151.

[11] 中华整形外科学分会淋巴水肿学组 . 外周淋巴水肿诊疗的中国专家共识 [J]. 中华整形外科杂志，2020，36（4）：355-360.

[12] 陈玉杰，穆兰 . 吲哚菁绿造影在淋巴水肿中的应用进展 [J]. 中国修复重建外科杂志，2019，12（33）：12.

[13] 蔡珍珍，毛宇星，姜嫚，等 . 手法淋巴引流的临床运用研究进展 [J]. 中国康复理论与实践，2017，23（12）：1411-1414.

[14] 景珂，何慧琳 . 淋巴水肿综合消肿治疗法（CDT）在乳腺癌术后上肢淋巴水肿中的应用 [J]. 饮食保健，2018，5（50）：36.

[15] 刘士强，马显杰 . 淋巴水肿的显微外科治疗进展 [J]. 中国修复重建外科杂志，2018，32（9）：1223-1226.

[16] 王成龙，栾杰，穆大力，等 . 乳腺癌术后上肢淋巴水肿的治疗进展 [J]. 中华整形外科杂志，2018，34（7）：578-582.

[17] 李伟玲，谌永毅 . 北美淋巴水肿治疗师培养、认证及对我国的启示 [J]. 护理研究，2020，34（9）：1600-1601.

[18] 王蓓，周琴，王水，等 . 乳腺专科淋巴水肿护理门诊的建设与管理 [J]. 中国护理管理，2017，17（10）：1318-1321.

[19] 刘高明，谌永毅，黄钢，等 . 湖南省国际合作淋巴水肿手法引流综合消肿治疗护士的培训实践 [J]. 中国护理管理，2019，19（8）：1176-1179.

[20] 刘高明，李旭英，谌永毅，等 . 肿瘤医院淋巴水肿康复护理中心运行实践 [J]. 护理学杂志，2020，35（9）：51-54.

[21] 王征宇，迟玉芬 . 焦虑自评量表（SAS)[J]. 上海精神医学，1984（2）：73-74.

[22] 赵晨，赵自刚，牛春雨 . 淋巴管与肥胖发生的相互关系 [J]. 生理科学进展，2016，47（6）：463-464.

[23] 官慧敏，史亚楠，郭巧英，等 . 乳腺癌相关淋巴水肿对术后患者心理状况和生活质量的影响 [J]. 健康研究，2018，38（3）：288-289.

[24] 韩凌华，刘宁飞，于子优，等 . 皮肤纤维化测量仪对淋巴水肿疾病的诊断价值 [J]. 组织工程与重建外科杂志，2015，11（1）：23-25.

[25] 古亮，江宁，李阳，等 . 头颈肿瘤继发淋巴水肿的评估与治疗进展 [J]. 肿瘤学杂志，2020，26（4）：329-335.

[26] 刘长建 . 下肢水肿病因和鉴别诊断 [J]. 中国实用外科杂，2010，30（12）：1073-1074.

[27] 刘兆喆 . 淋巴水肿背景介绍 [J]. 创伤与急危重病医学，2017，5（2）：65.

[28] 李科，刘宁飞，付兰芬，等 . 烘绑疗法治疗肢体慢性淋巴水肿 [J]. 组织工程与重建外科杂志，2014，10（2）：92-95.

[29] 何翠环，戴巧艳，胡蓉，等 . 带皮瓣淋巴结移植治疗下肢淋巴水肿的围手术期护理 [J]. 护士进修杂志，2018，33（18）：1684-1686.

[30] 中国抗癌协会乳腺癌专业委员会 . 中国抗癌协会乳腺癌诊治指南与规范 [J]. 中国癌症杂志，2019，29（8）：609-680.

[31] 王霞，蔡慧媛，丁焱 . 妇科恶性肿瘤患者术后下肢淋巴水肿评估方法的研究进展 [J]. 中华护理杂志 .2017，49（1）：311-315.

[32] 茅范贞，徐祥珍，金小林，等. 江苏省慢性丝虫病现状调查 [J]. 中国血吸虫病防治杂志，2018，30（5）：563-566.

[33] 郑莹，吴春晓，张敏璐. 乳腺癌在中国的流行状况和疾病特征 [J]. 中国癌症杂志，2013，23（8）：561-569.

[34] 李丹，楼寒梅. 妇科恶性肿瘤相关的下肢淋巴水肿的防治 [J]. 中华整形外科杂志，2019，35（7）：710-713.

[35] 沈志莹，丁四清，王芳. 头颈部癌症患者淋巴水肿评估工具的研究现状 [J]. 中华耳鼻咽喉头颈外科杂志，2020，55（4）：421-426.

[36] 王学文，张敬悌，葛文安. 阴茎阴囊及右股部先天性淋巴水肿1例 [J]. 罕少疾病杂志，2003，10（1）：53-54.

[37] 王宗平，徐一鹏，李方印，等. 腹腔镜下阴茎癌改良腹股沟淋巴结清扫术 23 例临床报道 [J]. 浙江医学，2017，39（12）：1014-1016.

[38] 王晓伟，黄亚胜. 原发性阴茎非霍奇金淋巴瘤 2 例 [J]. 实用医学杂志，2018，34（3）：514-515.

[39] 高国栋. 重度阴囊淋巴水肿治疗（附 10 例报告）[J]. 医学理论与实践，2007，20（9）：1063-1064.

[40] 赵景良. 阴茎阴囊先天性淋巴水肿并左侧精索静脉曲张一例 [J]. 中华临床医师杂志，2012，6（15）：4549-4550.

[41] 王月，魏爱华，刘文斌，等. 黄甲综合征一例 [J]. 实用皮肤病学杂志，2018，11（1）：58-59.

[42] 吴海霞，傅燕，鞠进. 头颈部肿瘤术后放疗后淋巴水肿发生的影响因素 [J]. 实用肿瘤杂志，2017，32（4）：329-331.

[43] 李振生，李月，耿文慧，等. 术后放疗和 BMI 与乳腺癌相关淋巴水肿的发生关系分析 [J]. 中国肿瘤临床，2020，47（6）：294-298.

[44] 唐小乔，苏磊，桑剑锋.乳腺癌改良根治术后上肢淋巴水肿与腋窝淋巴结阳性率的相关性分析 [J].中华普外科手术学杂志，2020，14（1）：74–77.

[45] 邓媛.宫颈癌治疗后下肢淋巴水肿危险因素的 Meta 分析 [J].护士进修杂志，2019，34（6）：498–502.

[46] 张艳芳.乳腺癌术后淋巴水肿治疗护理进展 [J].护理实践与研究，2017，14（5）：19–21.

[47] 张惠婷，钟巧玲，张慧珍，等.七步综合消肿疗法对乳腺癌术后上肢淋巴水肿的效果 [J].中国康复理论与实践，2017，23（9）：1015–1020.

[48] 李建华，许玉芳，王晓娥，等.正念干预对抑郁症患者病耻感和应对方式的影响 [J].中国健康心理学杂志，2019，27（4）：484–489.

[49] 冯凤芝,向阳.盆腔淋巴结切除术后下肢淋巴水肿的预防与处理 [J].中国实用妇科与产科杂志，2014，30（11）：843–846.

[50] 王霞，丁焱.宫颈癌术后下肢淋巴水肿的研究进展 [J].护理研究，2014，（26）：3209–3212.

[51] 张叶宁，张海伟，宋丽莉，等.心理痛苦温度计在中国癌症患者心理痛苦筛查中的应用 [J].中国心理卫生杂志，2010，24（12）：897–902.

[52] 丁岩，张梦蕾，丁景新，等.外阴癌腹股沟淋巴结清扫术的研究新进展 [J].中国计划生育和妇产科，2019，11（10）：24–29.

[53] 黄娟，陈晓慧，翟瑞萍，等.鼻咽癌调强放射治疗设置头颈前部淋巴引流保护区的剂量学可行性研究 [J].中国癌症杂志，2018，28（9）：692–697.

[54] 葛国靖，曹艳梅，刘捷，等.中文版患者尊严量表初步修订及信、效度评价 [J].中国公共卫生，2016，32（8）：1088–1091.

[55] 王鹤玮, 贾杰. 乳腺癌术后上肢淋巴水肿的检查与评估研究进展 [J]. 中国康复理论与实践, 2017, 23（9）: 1001–1006.

[56] 李昆, 安力彬, 路潜. 妇科恶性肿瘤术后下肢淋巴水肿的评估与管理研究进展 [J]. 护理学杂志, 2013, 28（24）: 79–81

[57] 杨小红. 音乐疗法对胃癌患者化疗期间焦虑状态及免疫功能的影响 [J]. 中国实用护理杂志, 2008（6）: 11–13.

[58] 孙倩, 王璐, 谢建飞, 等. 音乐疗法改善癌症患者身心结局的应用进展 [J]. 解放军护理杂志, 2019, 36（10）: 63–66.

[59] 强万敏, 郑瑞双. 尊严疗法在癌症患者中的研究进展及对我国临终护理的启示 [J]. 中华护理杂志, 2013, 48（10）: 949–952.

[60] 赵帅. 运动健康管理商业模式构建研究 [J]. 当代体育科技, 2019, 9（35）: 6–8.

[61] 吴奇云, 叶志霞, 李丽, 等. 癌症患者恐惧疾病进展简化量表的汉化及信效度分析 [J]. 中华护理杂志, 2015, 50（12）: 1515–1519.

[62] 靳松, 孙自强, 金星, 等. 继发性淋巴水肿的诊治进展 [J]. 中国血管外科杂志, 2017, 9（4）: 316–320.

[63] 唐镔镔, 张喜平, 戴金锋. 乳腺癌术后上肢淋巴水肿的防治策略研究进展 [J]. 中华全科医师杂志, 2017, 16（2）: 159.

[64] 杨伊兰, 龙笑. 继发性淋巴水肿的治疗进展 [J]. 医学研究杂志, 2020, 49（3）: 170–174.

[65] 唐英华, 承晓定. 肌内贴布联合等速肌力训练治疗乳腺癌术后淋巴水肿的疗效 [J]. 中国肿瘤临床与康复, 2019, 26（2）: 184–187.

[66] 陈季松, 高欣, 张凯, 等. 等速肌力训练联合肌内贴布治疗乳腺癌术后淋巴水肿的临床研究 [J]. 中华物理医学与康复杂志, 2018, 40（3）: 206–208.

[67] 严鹏，宫晨，黄燕，等 . 肌内贴布治疗乳腺癌根治术患者放疗后上肢肿胀的疗效观察 [J]. 中华物理医学与康复杂志，2016，38（10）：764-767.

[68] 李婧，夏文广 . 肌内贴布结合手法淋巴引流综合消肿疗法治疗宫颈癌术后下肢淋巴水肿 [J]. 现代医学与健康研究电子杂志，2018，2（7）：140-142.

[69] 刘宁飞 . 外周淋巴水肿的治疗 [J]. 中华整形外科杂志，2018，34（4）：252-255.

[70] 郭昊然，赵天易，赵美丹，等 . 妇科恶性肿瘤术后下肢淋巴水肿治疗的中西医临床研究进展 [J]. 环球中医药，2020，13（3）：511-517.

[71] 王征宇，迟玉芬 . 抑郁自评量表（SDS）[J]. 上海精神医学，1984，6（2）：71-72.

[72] 段艳芹，李惠萍 . 乳腺癌术后上肢淋巴水肿患者治疗期间体验的质性研究 [J]. 护理学报，2010，17（7）：30-32.

[73] 敖炼，李红梅 . 乳腺癌术后患者淋巴水肿真实体验质性研究的系统评价 [J]. 解放军护理杂志，2018，5（20）：23-28.

[74] 周文红，张玄，井月秋，等 . 乳腺癌术后上肢淋巴水肿患者生活质量的调查 [J]. 中华护理杂志，2008（7）：661-664.

[75] 李利平，孙建萍，吴红霞，等 . 慢性病患者病耻感的研究现状 [J]. 解放军护理杂志，2020，37（3）：75-78.

[76] 潘梦婷，孟爱凤，孙孟青，等 . 乳腺癌术后淋巴水肿患者患病期间真实体验的质性研究 [J]. 解放军护理杂志，2017，34（12）：35-38.

[77] 钱会娟，袁长蓉 . 慢性病自我效能感评估工具的研究进展 [J]. 护理研究，2010，24（25）：2266-2269.

[78] 戴琴，冯正直 . 抑郁与自尊水平、自我效能感的关系研究 [J]. 中国临床心理学杂志，2008（3）：283-285.

[79] 佟阳，金咏梅，王恬，等. 心理弹性在女性乳腺癌术后上肢淋巴水肿患者正念水平与生活质量间的中介效应 [J]. 护理学报, 2019, 26（10）:7-10.

[80] Alcorso J，Sherman K A. Factors associated with psychological distress in women with breast cancer-related lymphoedema[J].Psycho-Oncology,2016,25(7):1.

[81] Ozaslan C，Kuru B. Lymphedema after treatment of breast cancer[J]. American Journal of Surgery，2004，187（1）: 69-72.

[82] Hart W J. Progress in the treatment of primary lymphoedema is not surgical[J].Acta Chirurgica Scandinavica Supplementum，1990，555（1）: 245-248.

[83] Veronesi U. Surgical treatment of primary breast cancer according to disease extent[J].Progress in Clinical & Biological Research，1977，12（107）: 347.

[84] Zung W W. A rating instrument for anxiety disorders[J]. Psychosomatics，1971，12（6）: 371.

[85] Wolff H A，Overbeck T，Roedel R M，et al. Toxicity of daily low dose cisplatin in radiochemotherapy for locally advanced head and neck cancer[J].J Cancer Res Clin Oncol，2009，135（7）: 961-967.

[86] Lasinski B B. Complete decongestive therapy for treatment of lymphedema[J].Semin Oncol Nurse，2013，29（1）: 20-27.

[87] Szuba A，Cooke J P，Yousuf S，et al. Decongestive lymphatic therapy for patients with cancer-related or primary lymphedema[J].Am J Med，2000，109（4）: 296-300.

[88] Brown K W，Ryan R M. The benefits of being present : mindfulness and its role in psychological well-being[J].Journal of Personality and Social Psychology，2003，84（4）: 822-848.

[89] Michelini S，Paolacci S，Manara E，et al. Genetic tests in lymphatic vascular malformations and lymphedema[J].J Med Genet，2018，55（4）: 222-232.

[90] Karkkainen M J R, Ferrell C, Lawrence, et al. Missense mutation interfere with VEGFR-3 signalling in primary lymphoedema [J].Nature Genetics, 2000, 25（2）: 153-159.

[91] G Brice, A H Child, A Evans. Phenotype milroy disease and the VEGFR-3 mutation[J].Med Genet, 2005, 42（1）: 98-102.

[92] Liu N F, Yan Z X. Classification of lymphatic system malformations in primary lymphoedema based on M R lymphangiography[J].Eu J Vascu Endo Surg, 2012, 44（3）: 345-349.

[93] International Society of Lymphology. The diagnosis and treatment of peripheral lymphedema : 2013 Consensus Document ofthe International Society of Lymphology[J].Lymphology, 2013, 46（1）: 1-11.

[94] International Society of Lymphology. The diagnosis and treatment of peripheral lymphedema.2009 Concensus Document of the International Society of Lymphology[J].Lymphology, 2009, 42（2）: 51-60.

[95] Todd M. Understanding lymphoedema in advanced disease in a palliative care setting[J].Int J Palliat Nurse, 2009, 15（10）: 474-480.

[96] Yu X N, Zhang J X. Factors analysis and psychometric evaluation of the Connor-davidson ResilienceScale（CD-RISC）with Chinese People[J].Soc Behav Personal, 2007, 35（1）: 19-30.

[97] Felmerer G, Sattler T, Lohrmann C, Tobbia D. Treatment of various secondary lymphedemas by microsurgical lymph vessel transplantation[J]. Microsurgery, 2012, 32（3）: 171-177.

[98] Olszewski W L. Lymphovenous microsurgical shunts in treatment of lymphedema of lower limbs : a 45-year experience of one surgeon/one center[J]. Eur J Vasc Endovasc Surg, 2013, 45（7）: 282-290.

[99] Dean S M, Valenti E, Hock K, et al. The clinical characteristics of lower extremity lymphedema in 440 patients[J].Vasc Surg Venous Lymphat Disord, 2020, 25（6）: 1-9.

[100] Gregory K, Schiech L. Looking into secondary lymphedema[J]. Nursing, 2017, 47（11）: 34-42.

[101] Watanabe Y, Koshiyama M, Seki K, et al. Development and themes of diagnostic and treatment procedures for secondary leg lymphedema in patients with gynecologic cancers[J]. Healthcare, 2019, 7（3）: 2-18.

[102] Gillespie T C, Sayegh H E, Brunelle C L, et al. Breast cancer-related lymphedema : risk factors, precautionary measures and treatments[J]. Gland Surg, 2018, 7（4）: 379-403.

[103] Fu M R. Breast cancer-related lymphedema : symptoms, diagnosis, risk reduction and management[J].World J Clin Oncol, 2014, 5（3）: 241-247.

[104] Paskett E D, Dean J A, Oliveri J M, et al. Cancer-relatedlymphedemarisk factors, diagnosis, treatment, and impact:a review[J].J Clin On-col, 2012, 30（30）: 3726-3733.

[105] Bidstrup P E, Christensen J, Mertz B G, et al. Trajectories of distress, anxiety and depression among women with breast cancer : looking beyond the mean[J]. Acta Oncol, 2015, 54（5）: 789-796.

[106] Dunberger G, Lindquist H, et al. Lower limblymphedema in gynecological cancer survivors-effect on daily life functioning[J].Support Care Cancer, 2013, 21（11）: 3063-3070.

[107] Tada H, Teramukai S, Fukushima M, et al. Risk factors for lower limb lymphedema after lymph node dissectionin patients with ovarian and uterine carcinoma[J].BMC Cancer, 2009, 5（9）: 47.

[108] Beck M, Wanchai A, Stewart B R, et al. Palliative care for cancer-related lymphedema : a systematic review[J].J Palliat Med, 2012, 15（7）: 821-827.

[109] Frid M, Strang P, Friedrichsen M J, et al. Lower limb lymphedema : Experiences and perceptions of cancer patients in the late palliative stage[J].J Palliat Care, 2006, 22（1）: 5-11.

[110] Allam O, Park K E, Chandler L, et al. The impact of radiation on lymphedema : a review of the literature[J]. Gland Surg, 2020, 9（2）: 596-602.

[111] Rebecca L, Kimberly D, Ahmedin J. Cancer statistics [J]. CA Cancer J Clin, 2018, 68（6）: 7-30.

[112] Xie X D, Liu Z Z, Qu S X, et al. 169 patients with postoperative breast cancer on xercisig the function of limbs and investigating quality of life : a clinical study[J]. Chinese-German Journal of Clinical Oncology, 2010, 9（10）: 590-593.

[113] Ribeiro P A, Koifman R J, Bergmann A. Incidence and risk factors of lymphedema after breast cancer treatment : 10 years of follow-up[J]. Breast, 2017, 36（2）: 67-73.

[114] Chen W, Zheng R, Zhang S, et al. Cancer incidence and mortality in China in 2013 : an analysis based on urbanization level [J].Chin J Cancer Res, 2017, 29（1）: 1-10.

[115] Biglia N, Zanfagnin V, Daniele A, et al. Lower body lymphedema in patients with gynecologic cancer[J].Anticancer Res, 2017, 37（8）: 4005-4015.

[116] Hgk A, Gomes R Z, Paludo K S, et al. The influence of allopurinol and post-conditioning on lung injuries induced by lower-limb is chemia and reperfusion in Wistar rats[J].Acta Cirurgica Brasileira, 2017, 32（9）: 746-754.

[117] Chotipanich A, Kongpit N. Precision and reliability of tape measurements in the assessment of head and neck lymphedema[J].PLOS ONE, 2015, 15（5）:1-7.

[118] Jama N, Ebersole B, Erman A, Chhetri D. Maximizing functional outcomes in head and neck cancer survivors assessment and rehabilitation[J]. Otolaryngol Clin N Am, 2017, 50（4）: 837–852.

[119] Macintyre L, Baird M. Pressure garments for use in the treatment of hypertrophic scars : a review of the problems associated with their use[J].Burns, 2016, 32（1）: 10–15.

[120] Karakashian K, Pike C, Van Loon R.Computational investigation of the laplace law in compression therapy[J].J Biomech, 2019, 85（2）: 6–17.

[121] Nowicki J, Siviour A. Best practice skin care management in lymphoedema[J]. Wound Practice and Research, 2013, 21（2）: 61–65.

[122] Haesler. Evidence summary : lymphoedema : skin care[J].Wound Practice and Research, 2016, 24（4）: 266–268.

[123] Uzkeser H, Karatay S, Erdemci B, Koc M, Senel K. Efficacy of manual lymphatic drainage and intermittent pneumatic compression pump use in the treatment of lymphedema after mastectomy : a randomized controlled trial[J]. Breast Cancer, 2015, 22（3）: 300–307.

[124] Cotler H B, Chow R T, Hamblin M R, Carroll J.The use of low level laser therapy（LLLT）for musculoskeletal pain[J].MOJ Orthop Rheumatol, 2015, 2（5）: 68.

[125] Betty Smoot, Laura Chiavola–Larson, Jeannette Lee, et al. Effect of low–level laser therapy on pain and swelling in women with breast cancer-related lymphedema : a systematic review and meta–analysis[J].Journal of Cancer Survivorship, 2015, 9（2）: 287–304.

[126] E Lima M T, E Lima J G, De Andrade M F, Bergmann A. Low-level laser therapy in secondary lymphedema after breast cancer : systematic review[J]. Lasers Med Sci, 2014, 29（3）: 1289-1295.

[127] Moskvin S V. Low-level laser therapy in russia : history, science and practice[J].J Lasers Med Sci, 2017, 8（2）: 56-65.

[128] Carl U M, Feldmeier J J, Schmitt G, Hartmann K A. Hyperbaric oxygen therapy for late sequelae in women receiving radiation after breast-conserving surgery[J].Int J Radiat Oncol Biol Phys, 2001, 49（4）: 1029.

[129] Carl U M, Hartmann K A. Hyperbaric oxygen treatment for symptomatic breast edema after radiation therapy[J].Undersea Hyperb Med, 1998, 25（4）: 233.

[130] Gothard L, Stanton A, MacLaren J, et al. Non-ran-domised phase II trial of hyperbaric oxygen therapy in patients with chronic arm lymphoedema and tis-sue fibrosis after radiotherapy for early breast cancer[J].Radiother Oncol, 2004, 70（3）: 217.

[131] Bandura A. Self-efficacy : tow arda unifying therapy of behavior change[J].Psycho Rev, 1977, 84（2）: 191-215.

[132] Barlow S, Dixey R, Todd J, et al. "Abandoned by medicine" ? a qualitative study of women's experiences with lymphoedema secondary to cancer, and the implications for care[J].Primary Health Care Research & Development, 2013, 15（4）: 452-463.

[133] Pritchard J, Anand P, Broome J, et al. Double-blind randomized phase II study of hyperbaric oxygen in patients with radiation-induced brachial plexopathy[J].Radiother Oncol, 2001, 58（3）: 279.

[134] Fu M R, Ridner S H, Hu S H, et al. Psychosocial impact of lymphedema : a systematic review of literature from 2004 to 2011[J]. Psycho–Oncology, 2013, 22（7）:1.

[135] Drada A A, Philips T J. Lymphedema : pathophysiology and clinical manifestation[J].J Am Acad Dermatol, 2017, 77（6）: 1009–1020.

[136] Person B, Addiss D, Bartholomew L K, et al."Can it be that god does not remember me" : a qualitative study on the psychological distress, suffering, and coping of dominican women with chronic filarial lymphedema and elephantiasis of the leg[J].Health Care For Women International, 2008, 29（4）: 65.

[137] A Dankert, G Duran, U Engst–Hastreiter, et al. Fear of progression in patients with cancer, diabetes mellitus and chronic arthritis[J]. Rehabilitation, 2003, 42（3）: 155–163.

[138] Ridner S H, Sinclair V, Deng J, et al. Breast cancer survivors with lymphedema : glimpses of their daily lives[J].Clin J Oncol Nurs, 2012, 16（6）: 609–614.

三、学位论文

张叶宁 . 心理痛苦温度计中文版在中国癌症患者中应用的信度和效度研究 [D]. 北京 : 北京大学临床肿瘤学院，2010.

附　录

附录一

上肢淋巴水肿临床相片采集指南

为了清晰评估上肢淋巴水肿程度，动态评价 CDT 治疗效果，特制订此上肢淋巴水肿 CDT 治疗图片采集指南。具体内容如下。

（一）入院时（至少 10 张）

1. 双上肢及胸部整体照正面、双上肢背面及背部整体照（要求裸露胸背部）。

2. 双上肢局部正面照（上臂、前臂、手部各 1 张）。

3. 患肢特殊部位照（用手指硬结、皮肤纤维化或皮肤问题的特殊部位）。

4. Stemmer 征检查照。

5. 上肢活动度照（双手环抱、双手交叉、抬手照各 1 张）。

（二）治疗期间

1. 每次治疗前（至少 6 张）：①双上肢正面照（有测量点标识）；②双上肢背面照（有测量点标识）；③双上肢局部照（上臂、前臂、手部各 1 张）；④患肢特殊部位观察照。

2. 治疗时：① MLD 进行照（护士与患者，注意保护患者隐私）；②压力治疗进行照（护士与患者，注意保护患者隐私）。

3.每次治疗后:① MLD 后双上肢正面照;②压力绷带后双上肢正面照;③功能锻炼照（如扩胸、抬手、爬墙等）。

（三）出院时（至少 12 张）

1.同入院时的 10 张。

2.患者穿弹力袖套 1 张。

3.治疗团队与患者合照 1 张。

（四）出院后（至少 5 张）

1.治疗师随访照。

2.双上肢不穿弹力袖套时正面照。

3.双上肢穿弹力袖套时正面照。

4.患者全身生活照。

5.患者功能锻炼照。

下肢淋巴水肿临床相片采集指南

为了清晰评估下肢淋巴水肿程度，动态评价 CDT 治疗效果，特制订此下肢淋巴水肿 CDT 治疗图片采集指南。具体内容如下。

（一）入院时（至少 10 张）

1.双下肢及下腹整体照正面、双下肢背面及臀部整体照（要求裸露臀部）。

2.双下肢局部正面照（大腿、小腿、足部各 1 张）。

3.患肢特殊部位照（有手指硬结、皮肤纤维化或皮肤问题的特殊部位）。

4.Stemmer 征检查照。

5.下肢活动度照（双手抱腿、抬脚、半搭照各 1 张）。

（二）治疗期间

1. 每次治疗前（至少6张）：①双下肢正面照（有测量点标识）；②双下肢背面照（有测量点标识）；③双下肢局部照（大腿、小腿、足部各一张）；④患肢特殊部位观察照。

2. 治疗时：① MLD 进行照（护士与患者，注意保护患者隐私）；②压力治疗进行照（护士与患者，注意保护患者隐私）。

3. 每次治疗后：① MLD 后双下肢正面照；②压力绷带后双下肢正面照；③功能锻炼照（如散步、跷二郎腿、交叉站立等）。

（三）出院时（至少12张）

1. 同入院时的10张。

2. 患者穿弹力袜1张。

3. 治疗团队与患者合照1张。

（四）出院后（至少5张）

1. 治疗师随访照。

2. 双下肢不穿弹力袜时正面照。

3. 双下肢穿弹力袜时正面照。

4. 患者全身生活照。

5. 患者功能锻炼照。

附录二

上肢淋巴水肿测量登记表

编　号：_____姓名：_____性别：_____年龄：_____

住院号：_____身高：_____体重：_____电话：_____

临床诊断：_____化疗：□_____放疗：□_____

手术时间 / 名称：_____

淋巴水肿分期：_____Stemmer 征：_____

编号	治疗日期	水分测定		虎口处		腕横纹上 5cm		肘横纹下 10cm		肘横纹上 10cm		腋窝处		治疗者
		健侧	患侧	健侧	患侧	健侧	患侧	健侧	患侧	健侧	患侧	健侧	患侧	

备注：_____

附录三

下肢淋巴水肿测量登记表

编　号：＿＿＿＿＿姓名：＿＿＿＿＿性别：＿＿＿＿＿年龄：＿＿＿＿＿

住院号：＿＿＿＿＿身高：＿＿＿＿＿体重：＿＿＿＿＿电话：＿＿＿＿＿

临床诊断：＿＿＿＿＿＿＿＿＿化疗：□＿＿＿放疗：□＿＿＿

手术时间 / 名称：＿＿＿＿＿＿＿＿＿＿＿＿＿＿＿＿＿＿＿＿＿

淋巴水肿分期：＿＿＿＿＿＿＿＿＿Stemmer 征：＿＿＿＿＿＿＿＿＿

编号	治疗日期	水分测定		中趾上		外踝上		髌骨下缘		髌骨上10cm		髌骨上20cm		治疗者
		健侧	患侧	健侧	患侧	健侧	患侧	健侧	患侧	健侧	患侧	健侧	患侧	

备注：＿＿＿＿＿＿＿＿＿＿＿＿＿＿＿＿＿＿＿＿＿＿＿＿＿＿＿＿＿＿＿

附录四

CDT 治疗知情同意书模板

淋巴水肿综合淋巴引流治疗（CDT）是采用手法按摩、弹力绷带加压包扎或穿弹力衣袜等手段治疗淋巴水肿，是一种非手术治疗方法，虽然该治疗方法对人体无创伤，但在治疗过程中仍然存在着一定的风险，故治疗前告知如下。

一、下列情况是治疗的禁忌证，治疗前应将相关病情告知医生或操作护士。

1. 有全身病症者：任何种类的急性感染；心源性水肿；恶性病变；肾功能衰竭；急性深静脉血栓；严重的外周神经病变；严重动脉供血不足（ABPI < 0.5）。

2. 颈部手法引流禁忌证：心律不齐；> 60 岁（相对禁忌）；甲状腺功能亢进或甲状腺机能减退；颈动脉窦高度敏感。

3. 腹部手法引流禁忌证：怀孕；月经期；近期腹部手术放射性大肠炎、膀胱炎；肝纤维化（门脉高压）；腹主动脉瘤。

4. 肢体水肿系肿瘤手术引起，近期复查有异常发现。

二、治疗过程中注意事项

1. 肢体绷带包扎后出现疼痛，麻木、肿胀加重以及指（趾）末端出现苍白、青紫等情况须立即告知主管医生或值班护士。

2. 肢体包扎后出现皮肤过敏症状者，应就诊或告知主管医生。

3. 治疗疗程结束后，回家继续淋巴水肿复合引流治疗者，同样需要注意以上情况，并定期到医院复诊或通过其他途径与医生或操作护士沟通。

三、淋巴水肿治疗阶段一个疗程（1个月左右）一般为15次～21次，疗效需穿压力制品终身巩固。

我已认真阅读以上内容，并且完全理解，故同意该治疗方法。

患者签名：

经治医生签名：

治疗师签名：

年　月　日

附录五

CDT 治疗单模板

序号	姓名	性别	年龄	职业	文化程度	劳动强度	理解能力	水肿部位	水肿程度	水肿潜状期	水肿时间	发炎次/年	Stemmer症	原发肿瘤名称	病理及分期	合并症情况	手术	化疗	放疗	手术名称	淋巴清扫个数（转移/总数）	化疗方案	放疗规程	治疗次数	治疗依从性	患者来源

治疗: 放疗 / 化疗 / 手术

附录六

淋巴水肿专科护士考试试题

注意：选择题均为单选题。

1. 名词解释：淋巴水肿（注意：不是它的类型）。

2. 列出慢性水肿的 3 种类型。

3. 列出淋巴水肿管理的 5 个基本组成部分。

4. 皮肤护理在淋巴水肿治疗中的目的是什么？

5. 淋巴管吸收液体的初始激发机制是什么？

6. 解释弹力袜有效的 3 个原因。

7. 列出多层淋巴水肿绷带的 5 个适应证。

8. 列出 MLLB 起效的 5 种方式。

9. 短拉伸绷带用于 MLLB，因为它实现了高_____压和低_____压。

10. 列出改变多层系统压力的 5 种方法。

11. 拉普拉斯定律中"压缩"的定义是什么？

12. 列出用绷带包扎时使用填充的 2 个原因。

13. 列出多层包扎的 3 个禁忌证。

14. 列出淋巴水肿使用逆行性泵的 2 个原因。

15. 说出 3 个使你决定增加病人压力的原因。

16. 淋巴引流由什么起作用：

A. 刺激肌肉泵　　　　　　B. 充盈容量血管　　　　　C. 刺激神经纤维

17. 乳头状瘤病属于：

A. 淋巴管水疱　　　　　　B. 纤维性初始淋巴管　　　C. 癌性的

18. 胸导管是：

A. 汇入淋巴系统的静脉

B. 汇入颈静脉或锁骨下静脉干的淋巴收集系统

C. 流经右上身的血管

19. 以下何种途径深入肱骨血管蒂：

A. 肱二头肌途径　　　B. 贵要静脉　　　　　C. Mascagni 途径

20. 以下哪种情况会有填充机制：

A. 组织增厚处　　　B. 软组织位置　　　　C. 解剖上的收集系统位置

21. "冲洗"技术的第一个目标是：

A. 填塞淋巴管　　　B. 清空淋巴收集系统　　C. 引流淋巴组织水肿

22. 需要多少次"冲洗"来清空收集系统：

A. 2　　　　　　　　B. 3　　　　　　　　C. 5

23. 需要多少次"填充"以确保引流：

A. 4　　　　　　　　B. 1　　　　　　　　C. 3

24. 首次需要使用多少种运动来引流结节：

A. 2　　　　　　　　B. 5　　　　　　　　C. 10

25. 以下医用淋巴引流最有效的部位是：

A. 浅表淋巴管　　　　B. 深淋巴管　　　　　C. 静脉系统

26. 每一个 MLD 周期从哪里开始：

A. 引流到结节　　　　B. 收集系统冲洗　　　C. 深呼吸练习

27. Mascagni 间接通道定位：

A. 锁骨下　　　　　　B. 肩胛骨上　　　　　C. 锁骨上

28. MLD 的禁忌证是：

A. 静脉功能不全　　　B. 淋巴功能不全　　　C. 感染

29. 非癌相关下肢淋巴引流，膝下水肿从哪里开始：

A. 腘窝　　　　　　　B. 腹股沟淋巴结　　　　C. 腋窝

30. 冲洗从哪里开始：

A. 手平放在腿上　　　B. 拇指远端　　　C. 拇指 / 手在垂直位置

31. 下肢浅淋巴集流系统定位：

A. 沿大隐静脉　　　　B. 沿小隐静脉　　　C. 沿大、小隐静脉

32. 短 / 下隐支蒂引流：

A. 至腹股沟淋巴结　　　B. 至腘窝淋巴结　　　C. 至阴蒂淋巴结

33. 淋巴结是：

A. 淋巴管的一段，由两个瓣膜隔开　　　B. 原淋巴管的一个运动单位

C. 淋巴管病理性肿胀

34. 浅淋巴管较深淋巴管少：

A. 正确　　　　　　　B. 错误

35. 乳腺癌相关肘下水肿的淋巴引流最好引流向：

A. 对侧腋窝淋巴结　　　B. Mascagni 通路　　　C. 肩胛下淋巴结

36. 整个腿部水肿的淋巴水肿开始于：

A. 腋窝　　　　　　　B. 颈　　　　　　　C. 腹股沟淋巴结

37. 液体在收集系统发生转移时：

A. 锚丝被拉伸　　　　B. 腿静止　　　C. 淋巴管内的压力很高

38. 以下关于收集系统内的淋巴液流动的判断，正确的是：

A. 每分钟 16 ～ 20 次　　　B. 每次系统内都要达到一定的压力

C. 持续流动

39. 提供"填充"动作所需的力要求：

A. 切向力　　　　　　B. 法向力　　　　　　C. 两者

40. 间质液穿过中间线：

A. 只有 X 线透视检查才可以看到　　　　　B. 只有在有分水岭的地方

C. 只有在有病理条件下

41. 长隐静脉／蒂引流：

A. 引流至膝关节　　　　　B. 在踝部后面　　　　　C. 前踝

42. Mascagni 途径是：

A. 乳腺癌手术期间的毁损　　　　　B. 放疗期间毁损

C. 至少有 76％ 的患者存在

43. 在荧光透视中发现星尘提示：

A. 初始淋巴管和预收集系统的高压或回流　　B. 扩张的初始淋巴管

C. 对收集血管的阻塞

44. 如果在透视检查中发现真皮重组提示：

A. 扩张的预收集系统　　　　B. 扩张的初始淋巴管　　C. 收集血管的阻塞

45. 以下哪种情况适合实施 MLD：

A. 患者头部和颈部水肿　　　B. 患者有糖尿病　　　　C. 未确诊的癌症

46. 以下哪项可以在淋巴透视检查下可视：

A. 毛细血管网　　　　　B. 淋巴管　　　　　C. 静脉

47. 淋巴管平均闭塞压为：

A. 76 mmHg　　　　　B. 17 mmHg　　　　　C. 84 mmHg